U. Kastner, R. Löbach

Handbuch Demenz

Ulrich Kastner, Rita Löbach

Handbuch Demenz

4. Auflage

ELSEVIER

ELSEVIER
Hackerbrücke 6, 80335 München, Deutschland
Wir freuen uns über Ihr Feedback und Ihre Anregungen an books.cs.muc@elsevier.com

ISBN 978-3-437-28003-0
eISBN 978-3-437-18185-6

Wichtiger Hinweis für den Benutzer
Ärzte/Praktiker und Forscher müssen sich bei der Bewertung und Anwendung aller hier beschriebenen Informationen, Methoden, Wirkstoffe oder Experimente stets auf ihre eigenen Erfahrungen und Kenntnisse verlassen. Bedingt durch den schnellen Wissenszuwachs insbesondere in den medizinischen Wissenschaften sollte eine unabhängige Überprüfung von Diagnosen und Arzneimitteldosierungen erfolgen. Im größtmöglichen Umfang des Gesetzes wird von Elsevier, den Autoren, Redakteuren oder Beitragenden keinerlei Haftung in Bezug auf jegliche Verletzung und/oder Schäden an Personen oder Eigentum, im Rahmen von Produkthaftung, Fahrlässigkeit oder anderweitig, übernommen. Dies gilt gleichermaßen für jegliche Anwendung oder Bedienung der in diesem Werk aufgeführten Methoden, Produkte, Anweisungen oder Konzepte.

Für die Vollständigkeit und Auswahl der aufgeführten Medikamente übernimmt der Verlag keine Gewähr.
Geschützte Warennamen (Warenzeichen) werden in der Regel besonders kenntlich gemacht (®). Aus dem Fehlen eines solchen Hinweises kann jedoch nicht automatisch geschlossen werden, dass es sich um einen freien Warennamen handelt.

Bibliografische Information der Deutschen Nationalbibliothek
Die Deutsche Nationalbibliothek verzeichnet diese Publikation in der Deutschen Nationalbibliografie; detaillierte bibliografische Daten sind im Internet über http://www.d-nb.de/ abrufbar.

20 21 22 23 5 4 3 2

Um den Textfluss nicht zu stören, wurde bei Patienten und Berufsbezeichnungen die grammatikalisch maskuline Form gewählt. Selbstverständlich sind in diesen Fällen immer Frauen und Männer gemeint.

Planung: Regina Papadopoulos, München
Projektmanagement und Herstellung: Christine Kosel, München
Redaktion: Dr. Antje Kronenberg, Gronau (Westf.)
Satz: abavo GmbH, Buchloe
Druck und Bindung: Drukarnia Dimograf Sp. z o. o., Bielsko-Biała/Polen
Umschlaggestaltung: SpieszDesign, Neu-Ulm
Titelfotografie: © Adobestock.com/halfpoint

Aktuelle Informationen finden Sie im Internet unter **www.elsevier.de**

Vorwort zur 4. Auflage

Liebe Leserinnen und Leser,

die nunmehr 4. Auflage des Handbuch Demenz bietet vier Jahre nach dem Erscheinen der vorangegangenen erneut aktualisierte, erweiterte und ergänzte Inhalte, mit medizinischen Grundlagen und gerontopsychiatrisch-pflegerischem Praxiswissen im Hinblick auf chronische Verwirrtheit als Folge von Demenzerkrankungen, von denen in Deutschland aktuell ca. 1,6 Millionen Menschen betroffen sind.

Das vorhandene pflegefachliche Wissen sowie die gesetzlichen Rahmenbedingungen befinden sich in dynamischer Entwicklung und Veränderung und gehen einher mit deutlich gestiegenen Anforderungen in der professionellen Pflege chronisch verwirrter Menschen. So fokussiert beispielsweise der im Januar 2017 eingeführte neue Pflegebedürftigkeitsbegriff nicht mehr auf wenige, abgegrenzte Verrichtungen im Alltag, sondern nimmt erstmals auch die psychosozialen Bedarfe und Bedürfnisse der pflegebedürftigen Menschen explizit in den Blick, die resultierend kritisches Denken und klinische Entscheidungsfindung erfordern. Die Strukturierte Informationssammlung (SIS®) des Strukturmodells zur Entbürokratisierung der Pflegedokumentation als weiteres Beispiel richtet den Fokus auf die Stärkung und konsequente Beachtung von Individualität und Selbstbestimmung der pflegebedürftigen Person. Im Falle einer chronischen Verwirrtheit infolge Demenzerkrankung erfordern das Aushandeln und die Konsensfindung beispielsweise aufgrund beeinträchtigter Kommunikationsfähigkeit der pflegebedürftigen Person oder bei abweichenden oder gar gegensätzlichen Erwartungen der Angehörigen entsprechend hohe fachspezifische Kompetenzen auf Seiten der Pflegefachperson.

Schließlich formuliert das neue Pflegeberufegesetz die Anwendung und Steuerung des Pflegeprozesses zwar erstmals als Vorbehaltsaufgabe der Pflegefachpersonen, gleichwohl ist der Pflegeprozess noch immer nicht überall in der Berufswelt der Pflegefachpersonen als konstitutiver Kern der professionellen Pflege akzeptiert und implementiert.

Hauptadressaten des Handbuchs Demenz sind deshalb angehende Pflegefachpersonen in der beruflichen Ausbildung und praktizierende Pflegefachpersonen, die sich mit diesen gestiegenen Anforderungen in der Praxis konfrontiert sehen. Sie übernehmen darüber hinaus eine der anspruchsvollsten gesellschaftlichen Aufgaben, indem sie über die Beziehungsgestaltung in der Interaktion direkt das Wohlbefinden von Menschen mit Demenz maßgeblich beeinflussen. Die in den Pflegekapiteln dargestellten Inhalte und Fallbeispiele zur Beziehungsgestaltung und Pflegeprozessplanung berücksichtigen die neuen Rahmenbedingungen und Anforderungen und sollen der Veranschaulichung und als Anregung für den Berufsalltag dienen.

Die in Deutschland noch vergleichsweise junge Versorgungsforschung hat sich inzwischen etabliert und in den vergangenen Jahren deutlich dazu beigetragen, dass wissenschaftlich fundierte Erkenntnisse für die Pflege von Personen mit Demenz vorliegen. Diese müssen in die Versorgungspraxis implementiert werden, was einen Grade- und Skillmix im Hinblick auf die Expertise und formale Qualifikation der Pflegefachpersonen erfordert. Um chronisch verwirrte Personen in hochkomplexen Pflegesituationen kompetent pflegetherapeutisch zu behandeln, ist vertieftes Wissen und Können

z. B. zur Recherche und Anwendung forschungsbasierter Verfahren und Interventionen nötig. Das Handbuch Demenz möchte auf der Grundlage aktueller Forschungsergebnisse notwendiges Basiswissen vermitteln.

Im März 2018
Rita Löbach und Ulrich Kastner

Vorwort zur 1. Auflage

Wie kaum eine andere Erkrankung fordert die Demenz das gesamte Gesundheitssystem und die Familie des Betroffenen. Über alle Grenzen der Berufsgruppen hinweg besteht die Notwendigkeit einer intensiven Zusammenarbeit, um aus ganzheitlicher Sicht die möglichst optimale, dem jeweiligen Erkrankungsstadium angepasste Versorgung und Therapie zu gewährleisten.

Aus diesem Grund haben wir versucht, in diesem Handbuch die pflegerische und die medizinische Sichtweise auf Erkrankungsursachen, Diagnostik, Pflegeplanung und Umgang mit den Betroffenen zu vereinen, ergänzt um Informationen aus der Rechtsprechung und zu finanziellen Fragestellungen.

Um den vielfältigen Entwicklungen in der Alten- und Krankenpflege Rechnung zu tragen und den aktuellen Stand der medizinischen Forschung und Therapie darzustellen, trugen wir übergreifend das aus unserer Sicht aktuelle Wissen zusammen und ergänzten es um die eigenen persönlichen Erfahrungen in der Arbeit mit Demenzerkrankten im Gerontopsychiatrischen Zentrum Bonn seit seiner Gründung im Jahr 1993. Das Zentrum vereinte von Beginn an die Arbeit einer Gedächtnisambulanz mit der längerfristigen ambulanten oder teilstationären Therapie des Betroffenen und seiner Familie. Abgesehen von Angehörigengruppen und ambulanten Einzeltherapien gehören die Versorgung in der häuslichen Umgebung, in einer Wohngemeinschaft oder einer Altenhilfeeinrichtung mit zur täglichen Arbeit. Neben ärztlicher Diagnostik und medizinischer Versorgung bildet das pflegerische Assessment, sowohl im Rahmen der Erstuntersuchung als auch in der Versorgung von Betroffenen in Heimen einen wesentlichen Baustein der täglichen Arbeit.

Dieser Idee folgend beschreibt das Handbuch das Erkrankungsbild über alle Stadien hinweg – beginnend vom Tag der ersten Diagnosestellung bis zur Begleitung in schweren Krankheitsstadien. Komplexere medizinische Zusammenhänge werden eingängig dargestellt, die Kapitel zur Pflegeplanung sollen an konkreten Fallbeispielen Formulierungshilfen geben und so Lösungen mit anstoßen.

Damit richtet sich das Handbuch an jeden, der im Kontakt zu demenziell Erkrankten steht.

Ein Handbuch kann nicht die persönlichen Erfahrungen im Umgang mit chronisch Kranken ersetzen, wir hoffen aber mit dem vorliegenden Buch, wertvolle Hinweise und Ergänzungen für die tägliche Arbeit geben zu können.

Ulrich Kastner und Rita Löbach im Juni 2007

Die Autoren

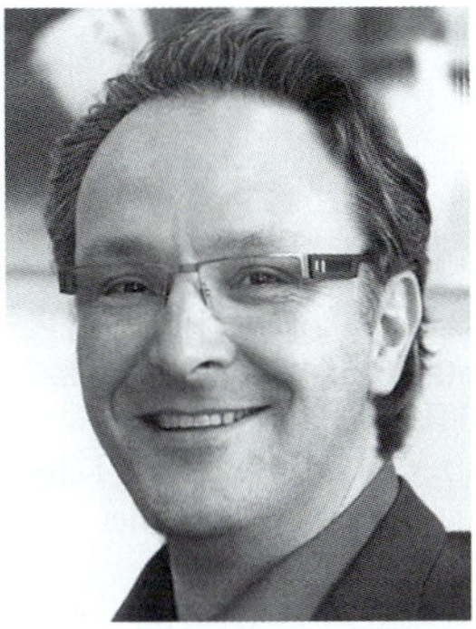

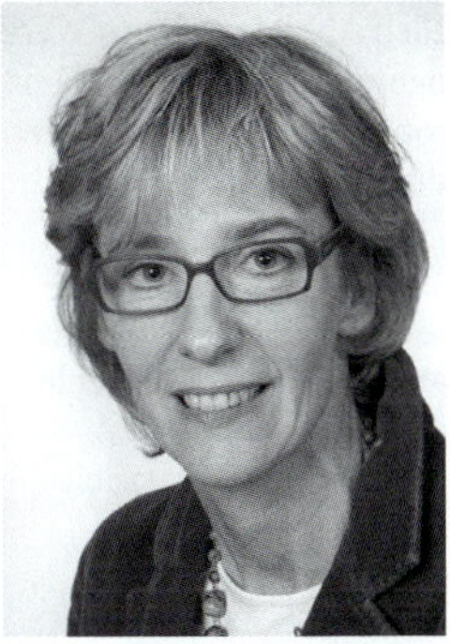

Dr. Ulrich Kastner
Facharzt für Psychiatrie und Psychotherapie, Studium in Erlangen-Nürnberg, Facharztausbildung in Rheinau, Zürich und Gallway. Ab 1994 in den Rheinischen Kliniken in Bonn. 2000 bis 2007 Leiter der Gedächtnisambulanz im Gerontopsychiatrischen Zentrum Bonn und tätig in der fachärztlichen Versorgung Demenzerkrankter in Altenhilfeeinrichtungen.

Dozent an verschiedenen Alten- und Krankenpflegeschulen. 2007 bis 2014 leitender Oberarzt der Psychosomatischen Abteilung der Steigerwaldklinik und Klinik am Eichelberg in Burgebrach und ärztlicher Psychotherapeut am Medizinischen Versorgungszentrum Burgebrach.

Ab 2014 Chefarzt Psychotherapie, Psychosomatische Medizin und Gerontopsychiatrie.

Seit 2016 Ärztlicher Direktor der Helios Fachkliniken Hildburghausen.

Rita Löbach
Ausbildung/Weiterbildung: Altenpflegerin, WB Leitung einer Station/eines Wohnbereiches, WB Fachpflege Psychiatrie/Schwerpunkt Gerontopsychiatrie, WB Dementia Care Mapping (Basic User), WB Case Management (DGCC).

Studium: Psychiatrische Pflege, Abschluss: Bachelor of Arts (B. A.).

Tätigkeit: Nach der Ausbildung in der stationären Altenhilfe als Altenpflegerin, Wohnbereichsleiterin und stellv. Pflegedienstleiterin tätig.

Von 1991 bis 2001 in der Abteilung Gerontopsychiatrie der LVR-Klinik Bonn als Pflegefachfrau und stellv. Stationsleiterin einer beschützenden Aufnahmestation.

Seit 2001 in der Institutsambulanz des Gerontopsychiatrischen Zentrums der LVR-Klinik Bonn als Expertin für Psychiatrische Pflege.

Nebenberufliche Tätigkeit als Autorin und Dozentin in der beruflichen und hochschulischen Fort- und Weiterbildung zu pflegespezifischen Themen der (Geronto-)Psychiatrie.

Abbildungsnachweis

Der Verweis auf die jeweilige Abbildungsquelle befindet sich bei allen Abbildungen im Werk am Ende des Legendentextes in eckigen Klammern. Alle nicht besonders gekennzeichneten Grafiken und Abbildungen © Elsevier GmbH, München.

A300–190	Reihe Pflege konkret, Elsevier/Urban & Fischer – G. Raichle, Ulm
A400–157	Reihe Klinik- und Praxisleitfaden, Elsevier/Urban & Fischer – S. Adler, Lübeck
J787	Colourbox.com
K157	W. Krüper, Bielefeld
K313	S. Vavra, München
L106	H. Rintelen, Velbert
L143	H. Hübner, Berlin
L190	G. Raichle, Ulm
L253	Dr. W. Zettlmeier, Barbing
M426	Dr. Dr. A. Teufel, Mainz
M663	J. Manville, Schweifurt
R132	Classen, M./Diehl, V./Kochsiek, K.: Innere Medizin. Elsevier. 5. Aufl., 2003
R175	Böcker, W./Denk, H./Heitz, P.: Pathologie. Elsevier. 3. Aufl., 2004
R261	Sitzer, M./Steinmetz, H.: Lehrbuch Neurologie. Elsevier. 1. Aufl. 2011
R281	Kastner, U./Löbach, R.: Handbuch Demenz. Elsevier. 2. Aufl., 2010
S007-1-22	Putz R. (Hrsg.), Pabst, R. (Hrsg.): Sobotta, Atlas der Anatomie des Menschen Band 1 mit StudentConsult Zugang. Elsevier. 22. Aufl., 2006
S008–3	Kauffmann, G./Moser, E./Sauer, R.: Radiologie. Elsevier. 3. Aufl., 2006
V492	abavo GmbH, Buchloe

Inhaltsverzeichnis

KAPITEL **1**

Ulrich Kastner

Geschichte und Häufigkeiten demenzieller Erkrankungen

1.1 Geschichtlicher Überblick zur Demenz

Obwohl die Alzheimer-Krankheit bereits seit ca. 1900 bekannt ist, wurden die wesentlichen Erkenntnisse zu demenziellen Erkrankungen erst ab den 1970er-Jahren gewonnen bzw. entwickelt. Von einer einheitlichen Einteilung der Diagnosen mit den Begriffen „Alzheimer-Demenz" oder „vaskuläre Demenz" kann gar erst seit den 1990er-Jahren gesprochen werden.

Davor bestanden erhebliche Kontroversen in der Abgrenzung von normalem Altern und pathologischen Veränderungen sowie hinsichtlich der Verbindung zwischen beobachtbaren klinischen Symptomen und pathologischen Veränderungen im Gehirn. Nach dem Zweiten Weltkrieg ruhte die Forschung auf diesem Gebiet gänzlich.

Seit etwas mehr als 20 Jahren wurden erste Hypothesen zur Krankheitsentwicklung der Alzheimer-Krankheit beschrieben (Acetylcholin-Mangel-Hypothese). Sie führten dann auch zu ersten therapeutischen Ansätzen. Letztlich gelangen der Medizin erst in jüngster Zeit die ersten Schritte, die zugrunde liegenden Ursachen demenzieller Erkrankungen zu verstehen und Symptome behandeln zu können. Heilungsmethoden sind dagegen noch immer nicht gefunden.

Geschichtlicher Überblick

- 25 v. Chr. Prägung des Begriffs „demens" (*lat.* des Verstandes beraubt).
- 1797 prägt der Arzt Pinel den Begriff der „Demenz" als eine chronisch verlaufende Erkrankung.
- Ab dem 18. Jhd. genetische Ursacheninterpretation (Degenerationslehre).
- Ab dem 19. Jhd. bedeutet Demenz jede Art psychischen Abbaus im Rahmen einer chronischen Hirnkrankheit; das Auftreten im Alter wird als senile Demenz bezeichnet.
- 1906 beschreibt Alzheimer als seinen ersten Fall Auguste Deter.
- 1910 führt Kraepelin die „Alzheimersche Krankheit" als Begriff in die Psychiatrie ein.
- Ab 1945 bilden Hirnleistungsstörungen in der Medizin nur ein Randthema.
- Ab 1968 werden neuropathologische Veränderungen, amyloide Plaques und neurofibrilläre Bündel als krankhaft gewertet.
- Ab 1980:
  - Klinisch-wissenschaftliche Akzeptanz des Begriffs Alzheimer-Demenz
  - Gründung erster Gedächtnissprechstunden und Memory Clinics
  - Entwicklung der Validation durch Naomi Feil
- 1986 Gründung der ersten Alzheimer-Gesellschaft in München.
- 1990 Entwicklung spezifischer psychometrischer und neuropsychologischer Beurteilungsinstrumente.

- 1993 Entwicklung der Acetylcholin-Mangel-Hypothese (Überblick modifiziert nach 📖 [4]).

1.1.1 Alois Alzheimer

Alois Alzheimer wurde am 14.6.1864 in Marktbreit geboren. Er begegnete 1901 in Frankfurt erstmals der Patientin, die ihn später berühmt machen sollte: Auguste Deter. Sie wurde 51-jährig durch ihren Ehemann in die **Städtische Anstalt für Irre und Epileptische** in Frankfurt am Main gebracht, nachdem es innerhalb eines Jahres zu Auffälligkeiten gekommen war. Sie zeigte Eifersuchtsideen, versteckte Dinge im Haus und konnte einfachste Aufgaben nicht mehr erledigen. Alzheimer erkannte eine zeitliche und örtliche Desorientiertheit, Stimmungswechsel und enthemmtes Verhalten.

Am 8.4.1906 verstarb Auguste Deter und Alzheimer untersuchte das Gehirn seiner ehemaligen Patientin. Er war sich sicher, die von Griesinger geäußerte These: „Geisteskrankheiten sind Gehirnkrankheiten" bestätigen zu können. Tatsächlich fand er in weiten Bereichen Eiweißablagerungen und abgestorbene Nervenzellen. Diese Veränderungen brachte er in einen direkten Zusammenhang mit den zuvor beobachteten Auffälligkeiten im Verhalten von Auguste Deter und berichtete erstmals 1906 in Tübingen von seinen Erkenntnissen. Bereits wenig später wurde die Erkrankung nach ihm benannt. Am 19.12.1915 verstarb Alzheimer in Breslau (📖 [6]).

1.1.2 Prominente Alzheimer-Betroffene

Die Bekanntgabe von Prominenten, selbst an der Alzheimer-Krankheit zu leiden, hat das Tabu „Demenz" gebrochen und geholfen, die Öffentlichkeit zu sensibilisieren. 1994 richtete sich der ehemalige US-Präsident Ronald Reagan in einem offenen Brief an die amerikanische Nation, um mitzuteilen, dass bei ihm die Krankheit diagnostiziert wurde.

Ronald Reagan – Brief an die Nation

„Liebe Landsleute, vor Kurzem habe ich erfahren, dass ich, wie Millionen anderer Amerikaner, an der Alzheimer-Krankheit leide. Nancy und ich mussten uns entscheiden, ob wir diese Tatsache als private Angelegenheit betrachten oder sie in der Öffentlichkeit bekannt machen sollten. Als Nancy vor einigen Jahren an Brustkrebs litt und ich mich einer Krebsoperation unterziehen musste, hat durch unsere öffentliche Bekanntgabe in der Bevölkerung eine Bewusstseinsbildung stattgefunden. Die Zahl der Krebsvorsorgeuntersuchungen ist beträchtlich angestiegen. Viele Menschen konnten in einem Frühstadium behandelt werden und anschließend ein normales, gesundes Leben führen.
Aufgrund dieser Erfahrungen verspüren wir auch heute das Bedürfnis, die Nachricht meiner Erkrankung mit Ihnen zu teilen. Wir hoffen, dass dadurch die Alzheimer-Krankheit bekannter wird und das Verständnis für die Betroffenen und ihre Familien wächst. Im Moment fühle ich mich sehr gut. Ich beabsichtige, die Jahre, die mir Gott auf dieser Erde noch schenkt, so zu gestalten wie bisher. Ich werde weiterhin mit meiner geliebten Nancy und meiner Familie zusammenleben, viel Zeit in der freien Natur verbringen und den Kontakt zu meinen Freunden und Anhängern aufrechterhalten. Je weiter die Alzheimer-Krankheit fortschreitet, desto schwerer wird die Bürde für die Familie der Betroffenen. Ich wünschte mir, ich könnte Nancy diese schmerzliche Erfahrung ersparen. Mit Ihrer Unterstützung wird sie ihr Schicksal jedoch voller Mut und Vertrauen tragen. Ich beginne nun die Reise, die mich zum Sonnenuntergang meines Lebens führt, in der Gewissheit, dass über Amerika immer wieder ein strahlender Morgen heraufdämmern wird. (…)"

Im Juni 2004 verstarb Ronald Reagan 93-jährig. Sein Bekenntnis zur Erkrankung machte durch neue finanzielle Unterstützungen Forschung im Bereich der Alzheimer-Krankheiten erst möglich. Das gegründete „Ronald and Nancy Reagan Research Institute" fördert eigenständig verschiedenste Projekte und Studien im Demenzbereich.

Die Alzheimer's Association in den USA, gegründet 1980, konnte durch eine erste Initiative Reagans im Jahr 1982 ihr Budget deutlich steigern und erste Forschungsvorhaben unterstützen (📖 [1]).

Aber auch die Bekanntgabe einer Vielzahl anderer Prominenter, an Alzheimer zu leiden, hat die Erkrankung aus ihrer Anonymität geholt und neue Wege in der Versorgung und Therapie mit ermöglicht.

Besonders plastisch präsentiert sich die Erkrankung, wenn Künstler betroffen sind. Die Veränderungen zeigen sich in der abweichenden Farbwahl, Verlust der Mehrdimensionalität oder der Fähigkeit zu realistischem Abbild. Zu den bekanntesten betroffenen Künstlern gehören Carolus Horn und Willem de Kooning.

1.2 Prävalenz und Inzidenz demenzieller Erkrankungen

1.2.1 Allgemeine Prävalenz

Prävalenz

= Anteil der Kranken in einer Bevölkerung zu einem bestimmten Zeitpunkt

Demenzerkrankungen gehören zu den wichtigsten psychischen Erkrankungen in Deutschland. In der Altersgruppe der über 60-Jährigen stellen sie die häufigste Diagnose innerhalb der Gruppe der psychischen Veränderungen dar (➤ Tab. 1.1).

In verschiedenen epidemiologischen Studien konnte nachgewiesen werden, dass man auch in Deutschland von einem steigenden Anteil demenzerkrankter Personen mit gleichzeitig steigendem Lebensalter ausgehen muss. Internationale Vergleiche zeigen eine ähnliche Verteilung der Prävalenz in den meisten Industriestaaten. In der Altersgruppe der unter 70-Jährigen sind nur 1,2 % der entsprechenden Altersgruppe betroffen, in der Gruppe der über 90-Jährigen bereits über 30 %.

Tab. 1.1 Psychische Störungen im Alter

Diagnosen	Prozent (in %)
Demenzen	10–14
Alzheimer-Demenz	**6–9**
Vaskuläre Demenz	**1–3**
Schwere Depression	1–5
Mittlere Depression	8–16
Leichte Depression	10–25
Wahnhafte Störungen	1–3
Alkoholabhängigkeit	Männer: 2–3 Frauen: 0,5–1
Medikamentenabhängigkeit	5–50
Angsterkrankungen	1–10

Derzeit leben in Deutschland geschätzt 1,6 Millionen Menschen mit Demenz, davon sind ca. zwei Drittel von der Alzheimer-Krankheit betroffen (➤ Tab. 1.2). Aufgrund der steigenden Lebenserwartung dürfte sich deren Zahl in den nächsten Jahren noch deutlich erhöhen.

Für die leichten kognitiven Störungen und leichten Demenzerkrankungen liegen die Prävalenzraten in ähnlicher Größenordnung. Auch hier rechnet man mit einer deutlichen Zunahme in den nächsten Jahrzehnten.

Mehr als 75 % der Betroffenen sind Frauen. Die Erklärung liegt zum einen in dem hohen Anteil von Frauen in den höheren Altersgruppen; man geht jedoch auch von einem leicht erhöhten Erkrankungsrisiko aus. Ursachen hierfür sind nicht bekannt. Demenzerkrankte Frauen überleben die Erkrankung im Durchschnitt 7 Jahre, Männer 6 Jahre.

Dass es in den letzten Jahren zu einer Zunahme der Absolutzahlen an Demenzerkrankungen in Deutschland gekommen ist, liegt wahrscheinlich in dem früheren und häufigeren Erkennen der Erkrankung in den letzten Jahren. Für eine echte Erhöhung des Erkrankungsrisikos liegen im Moment keine gesicherten Daten vor.

Tab. 1.2 Demenzkranke Menschen in Deutschland 2014 ([8])

Altersgruppe	Prävalenzrate nach EuroCoDe (%)	Anzahl
65–69 Jahre	1,6	64 300
70–74 Jahre	3,5	155 000
75–79 Jahre	7,3	300 100
80–84 Jahre	15,6	373 300
85–89 Jahre	26,1	377 400
90+ Jahre	40,95	281 700
65+ Jahre	**9,1**	**1 551 800**

1.2.2 Allgemeine Inzidenz

Inzidenz

= Anteil der Neuerkrankten in der Bevölkerung in einem bestimmten Zeitraum, z. B. einem Jahr

Eine andere Kenngröße der Epidemiologie ist die **Inzidenz,** d. h. das Neuauftreten demenzieller Erkrankungen innerhalb eines Jahres. Mit steigendem Lebensalter steigt die Inzidenz demenzieller Erkrankungen steil an. Pro Jahr erkranken ca. 200 000 Personen neu an einer Demenz bzw. werden erstmals diagnostiziert. Abzüglich der Verstorbenen geht man aktuell von einem Zuwachs von 20 000 Erkrankungsfällen pro Jahr aus (➤ Abb. 1.1).

1.2.3 Häufigkeiten psychischer Störungen in Heimen

Über die Häufigkeit psychischer Störungen in deutschen Alten- und Altenpflegeheimen liegen wenig empirische Daten vor. Zumeist beziehen sich die bekannten Untersuchungen auf Einschätzungen von

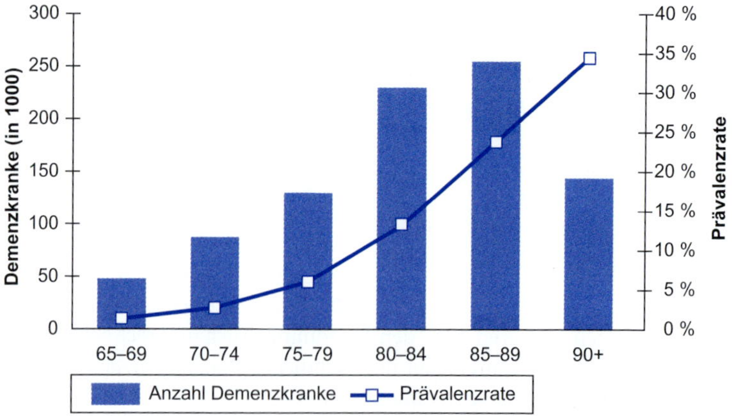

Abb. 1.1 Inzidenz und Prävalenz demenzieller Erkrankungen mit steigendem Lebensalter [V492]

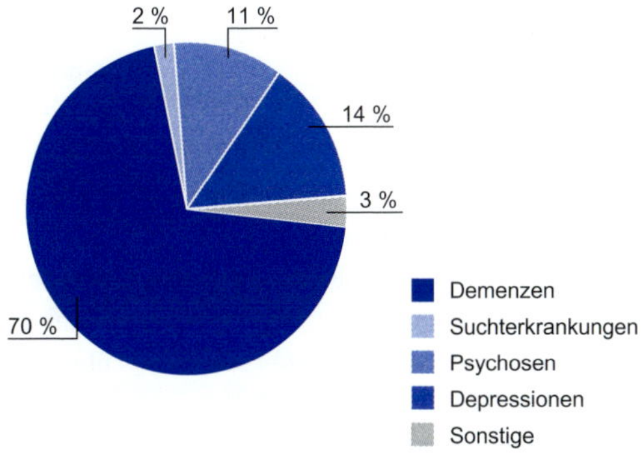

Abb. 1.2 Psychische Störungen in Altenheimen (📖 [5]) [V492]

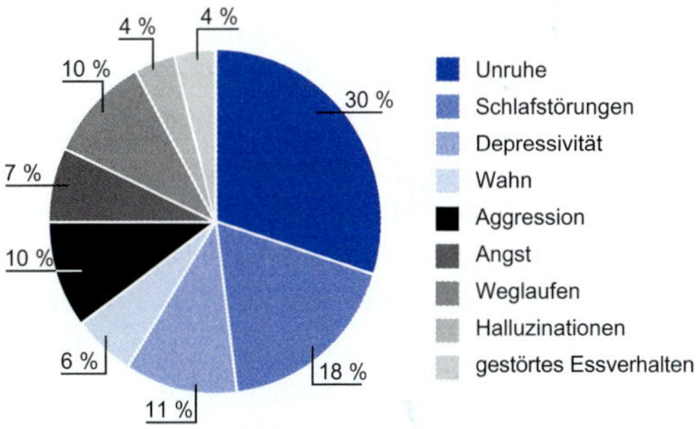

Abb. 1.3 Hauptsymptome psychisch erkrankter Heimbewohner (📖 [5]) [V492]

Heimleitern oder auf die Pflegedokumentation. Die diagnostische Erfassung psychischer Störungen nach anerkannten Klassifikationskriterien wurde bislang in nur wenigen Studien erhoben. In einer eigenen Untersuchung (📖 [5]) im Rahmen der vom Bundesministerium für Gesundheit und Soziale Sicherung in Auftrag gegebenen Expertise „Heimbewohner mit psychischen Störungen" führten Hirsch und Kastner (2004) eine Stichtagserhebung bei 3 107 Bewohnern in 33 Alten- und Altenpflegeheimen in 6 deutschen Versorgungsregionen durch. Ziel war die Erfassung gerontopsychiatrischer Krankheitsbilder auf der Basis der ICD-10-Klassifikation unter Ergänzung von Leitsymptomatik und therapeutischen Interventionen.

Bei 65 % der Bewohner konnte eine psychische Erkrankung diagnostiziert werden. Es fanden sich 69 % organische psychische Störungen (Demenzerkrankungen), 14 % affektive Störungen (Depressionen) und 11 % schizophrene Störungen (Psychosen). Über 20 % der psychisch erkrankten Bewohner wiesen zwei oder mehr psychische Erkrankungen auf, 73 % der Bewohner mindestens eine weitere körperliche Erkrankung (➤ Abb. 1.2).

Auslöser der psychiatrischen Behandlung waren zu 50 % Unruhe, zu 29 % Depressivität und zu 27 % Schlafstörungen (➤ Abb. 1.3). 51 % Prozent aller Bewohner bzw. 79 % der psychischen Erkrankten erhielten mindestens ein Psychopharmakon (➤ Kap. 5.3.1).

1.3 Kosten und sozio-ökonomische Folgen

Mehr als die Hälfte der Gesamtkosten von 338,2 Mrd. Euro (2015) verteilen sich in Deutschland im Gesundheitswesen auf vier Erkrankungsbilder:

- Kreislauferkrankungen (14 %)
- Psychische Störungsbilder (13 %)
- Verdauungssystem (12 %)
- Muskel-Skelett-Erkrankungen (10 %)

Mit dem Lebensalter der Betroffenen steigen die Krankheitskosten überproportional an: Am geringsten sind sie bei Kindern und Jugendlichen. Bei den 15- bis 64-Jährigen liegen sie bei 2 780 Euro und bei den über 84-Jährigen bei 19 790 Euro pro Kopf.

11 % der Krankheitskosten entstehen in der ambulanten bzw. stationären Pflege. Bei Hochbetagten beträgt dieser Anteil sogar mehr als 50 %.

Nach Angaben des Statistischen Bundesamtes rangiert die Demenz mit 15,1 Mrd. Euro oder 4,5 % der Gesamtausgaben des deutschen Gesundheitssystems der Krankheitskosten des Jahres 2015 noch vor Diabetes mellitus (📖 [7]).

50 % der Personen, die in Deutschland Leistungen aus der Pflegeversicherung beziehen, gelten als demenzerkrankt. Studien an Heimbewohnern zeigen, dass mittlerweile über 70 % demenziell erkrankt sind und mehr als die Hälfte aller Neuaufgenommenen demenzielle Symptome aufweisen (➤ Abb. 1.4).

In fortgeschrittenen Demenzstadien werden nur noch 35 % der Erkrankten in der häuslichen Umgebung versorgt, 65 % der Betroffenen siedeln im Laufe der Erkrankung in ein Alten- oder Pflegeheim über (📖 [2]). Anders bei den nicht demenzerkrankten Personen – sie verbleiben überwiegend in der häuslichen Umgebung. Für heutige Alten- und Pflegeheime bedeutet dies, dass sie überwiegend demenziell veränderte Bewohner versorgen müssen.

Mehrere Studien haben sich mit den sonstigen Kosten beschäftigt. Kernaussagen sind unter anderem:

- Demenzerkrankungen gehören zu den teuersten Krankheiten.
- Den höchsten Anteil haben die indirekten Kosten, d. h. der Anteil, der von Angehörigen aufgebracht wird oder durch deren Produktionsausfall entsteht.
- Von den direkten Kosten entfallen beinahe drei Viertel auf die stationäre Pflege.
- Die sonstigen Aufwendungen wie Kosten für Krankenhausaufenthalte, diagnostische Maßnahmen oder medikamentöse Behandlung fallen vergleichsweise bescheiden aus (📖 [3]).

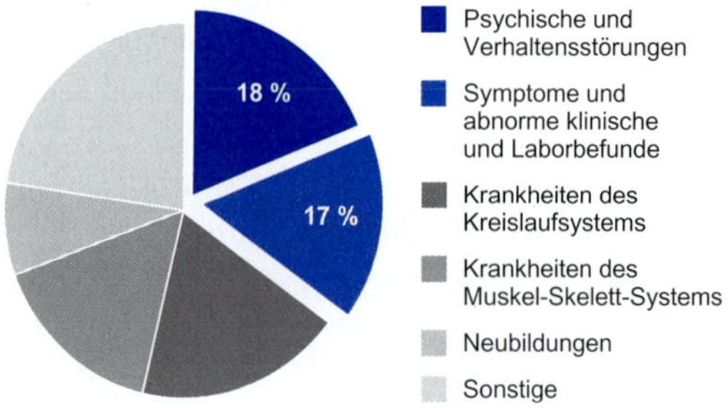

Abb. 1.4 Anteil der Erkrankungsbilder in der Erstbegutachtung zur Erreichung einer Pflegestufe [V492]

LITERATUR

1. Alzheimer's Association: www.alz.org/about_us.asp (letzter Zugriff: 21.10.2017).
2. Bickel H. Demenzkranke in Alten- und Pflegeheimen: Gegenwärtige Situation und Entwicklungstendenzen. 1993. Aus: www.fes.de/fulltext/asfo/00234004.htm (letzter Zugriff: 21.10.2017).
3. Hallauer JF, Kurz A. Weißbuch Demenz. Stuttgart: Georg Thieme Verlag, 2002.
4. Hampel H, Padberg F, Möller H-J. Alzheimer-Demenz. Stuttgart: Wissenschaftliche Verlagsgesellschaft, 2003.
5. Hirsch RD, Kastner U. Heimbewohner mit psychischen Störungen – Expertise. Köln: Kuratorium Deutsche Altershilfe, 2004.
6. Maurer K. Alzheimer. Das Leben eines Arztes und die Karriere einer Krankheit. München: Piper, 2000.
7. Statistisches Bundesamt, Fachserie 12, Reihe 7.2.1: Gesundheit Krankheitskosten. Wiesbaden, 2015. Aus: https://www.destatis.de/DE/ZahlenFakten/GesellschaftStaat/Gesundheit/Krankheitskosten/Krankheitskosten.html (letzter Zugriff: 21.10.2017).
8. Bickel H, Deutsche Alzheimer Gesellschaft e. V. Informationsblatt 1: Die Häufigkeit von Demenzerkrankungen, 2016. Aus: https://www.deutsche-alzheimer.de/fileadmin/alz/pdf/factsheets/infoblatt1_haeufigkeit_demenzerkrankungen_dalzg.pdf (letzter Zugriff: 24.10.2017).

KAPITEL

Ulrich Kastner

2 Symptome und Verlauf von Demenzerkrankungen

2.1 Das Demenzsyndrom

Unabhängig von der Ursache versteht man unter einem Demenzsyndrom eine über die Altersnorm hinausgehende längerfristige Störung verschiedener geistiger Leistungen, z. B. Gedächtnis- oder Orientierungsstörungen. Wenn die Veränderungen eine Verschlechterung des gewohnten Leistungsniveaus des Betroffenen bewirken und den beruflichen oder sozialen Alltag beeinträchtigen, spricht man von einem Demenzsyndrom. Ausgehend von diesem Syndrom versucht man, die Ursache näher zu ergründen. Damit gilt das Demenzsyndrom nicht als eigenständige Diagnose, sondern beschreibt das Zusammentreffen verschiedener Einzelsymptome.

Kennzeichen des Demenzsyndroms

- Störung der kognitiven Leistungen im Vergleich zur Altersnorm
- Absinken des individuellen Leistungsniveaus
- Beeinträchtigung des Alltags
- Dauer mindestens 6 Monate

Das Demenzsyndrom wird in primäre und sekundäre Demenzformen (➤ Kap. 3) unterteilt. „Primär“ bedeutet, dass die ursächlichen Veränderungen im Gehirn zu suchen sind. Als „sekundär“ werden die Demenzerkrankungen bezeichnet, die ihren Ursprung in anderen Krankheitsbildern haben oder deren Ursachen außerhalb des Gehirns liegen.

Die primären Demenzformen unterteilt man zudem in die degenerativen Demenzerkrankungen (neurodegenerativ: Alzheimer-Krankheit und vaskuläre Demenz-

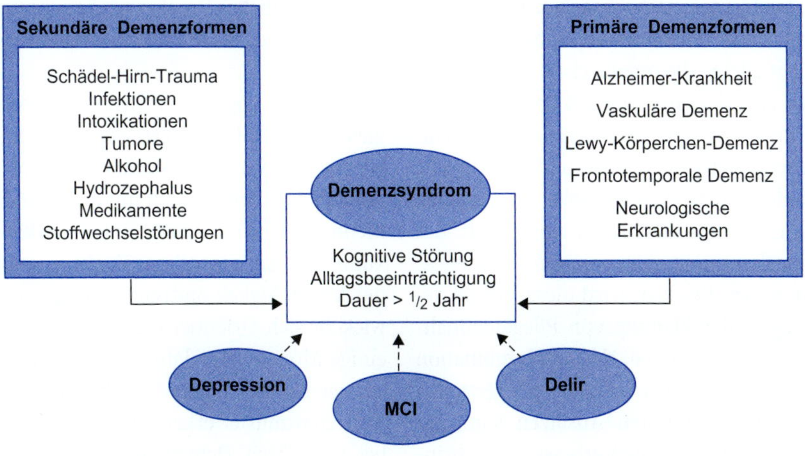

Abb. 2.1 Einteilung des Demenzsyndroms [V492]

formen) und die nichtdegenerativen Formen (➤ Abb. 2.1). Häufig werden die nichtdegenerativen Demenzformen **nicht** zu den eigentlichen Demenzerkrankungen gezählt. Denn obwohl sie alle Kriterien des Demenzsyndroms erfüllen, fehlt ihnen das Merkmal der fortschreitenden Verschlimmerung (Progredienz).

Die Einteilung der Demenzsymptome erfolgt in 5 Hauptgruppen

- Kognitive Symptome (➤ Kap. 2.2.1)
- Psychische Störungen und Verhaltensänderungen bei Demenz: BPSD (➤ Kap. 2.2.2)
- Psychische Symptome (➤ Kap. 2.2.3)
- Verhaltensänderungen (herausforderndes Verhalten, ➤ Kap. 2.2.4)
- Körperliche Symptome (➤ Kap. 2.2.5)

2.2 Symptome der Demenz

Das typische Symptom einer Demenzerkrankung ist aus Sicht des Laien die Gedächtnisstörung. Für sich genommen ist jedoch eine Veränderung in diesem Bereich nicht maßgeblich für eine demenzielle Erkrankung; vielmehr spielen Störungen im Bereich der Orientierung, der Psyche, des Verhaltens oder der körperlichen Funktionen eine gewichtigere Rolle und kennzeichnen auch den weiteren Verlauf. Erst die genaue Symptombeschreibung im richtigen zeitlichen Zusammenhang macht dann die Diagnose einer Demenzerkrankung möglich und gibt Hinweise auf die zugrunde liegende Erkrankung (Ätiologie).

Sucht man nach Ursachen für die auftretenden Demenzsymptome, genügen nicht alleine die organischen Veränderungen als Erklärung. Wie bei keiner anderen Erkrankung spielen biografische, psychische, genetische, soziale und individuelle Faktoren eine wichtige Rolle. Im Einzelfall ist es schwer bzw. sogar unmöglich, das Einzelsymptom einer einzigen Ursache zuzuordnen. Relevant wird diese Vorüberlegung in der Planung von Pflegemaßnahmen oder Therapien: Nur die Kombination aus verschiedenen sozialen, pflegerischen und therapeutischen Ansätzen kann für den Betroffenen eine Verbesserung erbringen.

2.2.1 Kognitive Symptome

Störungen der Denkprozesse im Allgemeinen sind die wesentlichen Kennzeichen einer demenziellen Erkrankung. Je nach geschädigtem Gehirnbereich herrschen dabei verschiedene Einzelsymptome vor. Neben Veränderungen der Gedächtnisleistung, der Merkfähigkeit und Wortfindungsstörungen treten häufig Orientierungsstörungen zunächst in fremder Umgebung, dann auch in bekannter Umgebung auf. Aufmerksamkeit und Konzentration sind in zunehmendem Maß gestört und es finden sich bei den Betroffenen Veränderungen in der Urteilsbildung.

Die Symptome sind bei den allermeisten Demenzerkrankungen bereits im Frühstadium erkennbar, nur bei besonderen Formen wie der Parkinson-Demenz folgen sie erst mit zeitlicher Verzögerung zu motorischen Veränderungen oder Verhaltensstörungen.

Nicht alle kognitiven Symptome treten gleichzeitig auf, sondern sie entwickeln sich je nach Demenzstadium zu unterschiedlichen Zeitpunkten mit dann zunehmender Intensität. Am Anfang der Erkrankung können vor allem Veränderungen der Merkfähigkeit auftreten; dagegen entwickeln sich Orientierungsstörungen erst einige Monate oder Jahre später. Bei Alzheimer-Erkrankten lassen sich hier gleiche Auftretensmuster erkennen, wogegen z. B. bei vaskulären Demenzformen der Zeitpunkt des Erstauftretens bestimmter Symptome individuell sehr unterschiedlich sein kann. Gemeinsam ist allen Demenzerkrankungen, dass sich im Verlauf der Erkrankung die kognitiven Symptome fortschreitend (progredient) verschlechtern.

Kognitive Symptome bei Demenzerkrankungen

- Störung des Gedächtnisses
- Einschränkung von Urteilsvermögen und Problemlösungsfähigkeit
- Orientierungsstörungen
- Aufmerksamkeitsstörungen
- Einschränkung der visokonstruktiven Fähigkeiten
- Einschränkung der praktischen Fähigkeiten
- Einschränkung der exekutiven Funktionen
- Aphasie (Sprachstörung)
- Apraxie (Werkzeugstörung)
- Agnosie (Störung des Wiedererkennens)

Sprachstörungen (Aphasien)

Sprachveränderungen gehören bereits zu den Frühsymptomen verschiedener Demenzerkrankungen. Bei der Alzheimer-Krankheit herrschen Wortfindungsstörungen bereits früh neben den Gedächtnisstörungen vor. Im weiteren Verlauf kommt es in der Regel zu schwerwiegenderen Veränderungen der Sprachbildung, bis hin zur globalen Aphasie.

Leichte Demenz – amnestische Aphasie mit Wortfindungsstörungen

Die Betroffenen finden nicht das richtige Wort und gebrauchen Ersatzwörter (Verwandte statt Familie), Oberbegriffe (Kleidung statt Hose) oder aber Umschreibungen („das Ding mit …"). Je nach zur Verfügung stehendem Grundwortschatz gelingt es den Betroffenen besser oder schlechter, die Wortfindungsstörungen zu kaschieren. Ein Grund dafür, warum höher gebildeter Menschen erst später als dement erkannt werden: Sie halten „ihre Fassade" länger aufrecht. Das Sprachverständnis bleibt fast immer gut bestehen.

Mittelschwere Demenz – semantische Aphasie mit Wortneuschöpfungen

Der Betroffene zeigt jetzt grammatikalische Veränderungen, erfindet neue Wörter oder vertauscht sie. Die Sprachmelodie und Artikulation sind im Wesentlichen unbeeinträchtigt, dagegen zeigen sich Störungen des Sprachverständnisses.

Schwere Demenz – globale Aphasie

Die schwerste Form der Aphasie ist die globale Aphasie. Es kommt zu einem zunehmenden Verlust der Sprache, zunächst in Form von verkürzten Sätzen, dann Zwei- und Dreiwortsätze, später nur noch einzelne Worte, die dann immer wiederholt werden. Die Sprache kann zu einzelnen Lauten zerfallen oder der Betroffene verstummt.

Bei bestimmten Demenzformen, wie der semantischen Demenz (➤ Kap. 3.1.3) oder der globalen Aphasie, aber auch nach Schlaganfällen können aphasische Störungen schon im frühen Erkrankungsstadium auftreten, teilweise noch vor anderen kognitiven Veränderungen. Es ist immer darauf zu achten, inwieweit das Sprachverständnis erhalten ist. Die Schwere der aphasische Veränderung ist nicht automatisch mit der gleichen Einschränkung des Wortverständnisses verbunden (➤ Abb. 2.2).

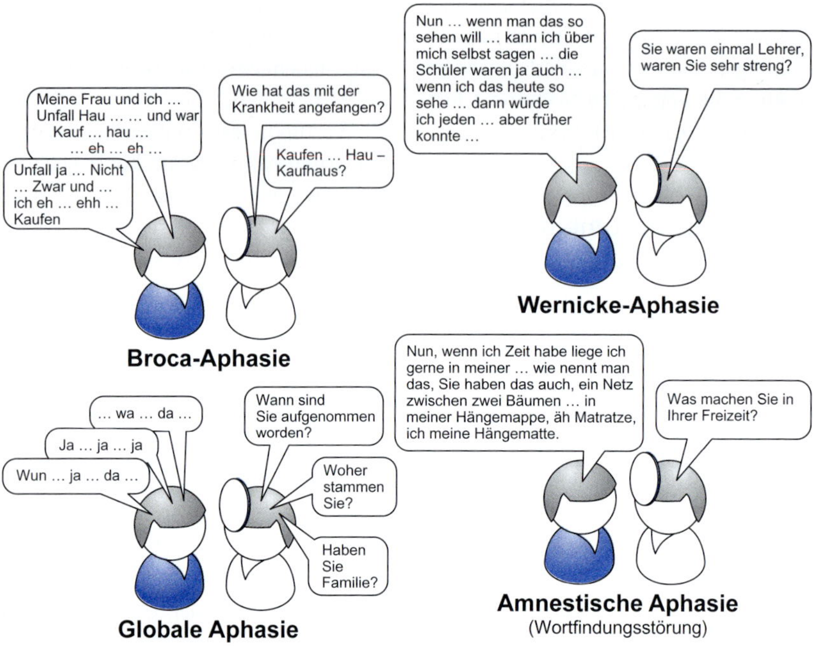

Abb. 2.2 Formen der Aphasie [V492]

Apraxie

Unter Apraxie versteht man die Störung der Ausführung willkürlicher und zielgerichteter Handlungen in einem geordneten Handlungsablauf (➤ Abb. 2.3). Apraxie ist die Störung eines Handlungsablaufs, der nicht auf motorischen Veränderungen beruht; sie wird auch als Werkzeugstörung bezeichnet. Für den Alltag ist am häufigsten der Gebrauch von Besteck, Geschirr oder aber Gegenständen zur Hygiene auffällig. Schon im Frühstadium zeigen sich erste apraktische Störungen bei der Bedienung von Haushaltsgeräten oder Werkzeug. Ein „Nicht-Essen-Wollen“ kann Ausdruck einer apraktischen Störung sein, bei der der Betroffenen vor dem gefüllten Mittagsteller sitzt, aber nicht weiß, was er mit dem Besteck machen soll.

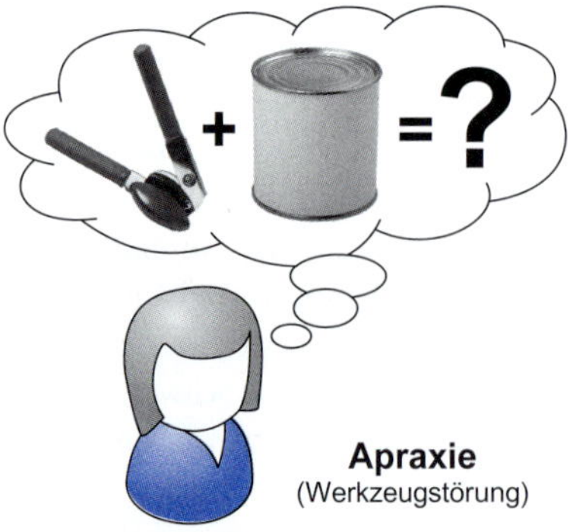

Abb. 2.3 Apraxie [J787]

Agnosie

Die Agnosie ist die Störung des Wiedererkennens, die bei demenzerkrankten Menschen in unterschiedlichsten Formen auftreten kann (➤ Abb. 2.4). Trotz erhaltener sensorischer Funktion kann der Betroffene bestimmte Gegenstände oder Situationen nicht als bekannt begreifen. Für den Alltag spielt vor allem das Nichterkennen von

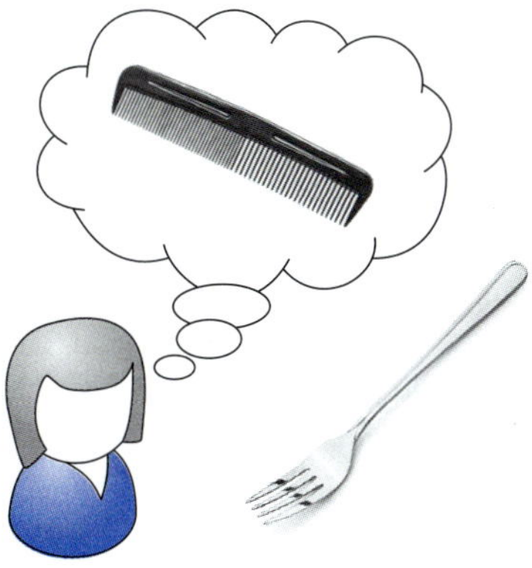

Abb. 2.4 Agnosie [J787]

Personen (Prosopagnosie), des eigenen Krankheitsbildes (Anosognosie) oder das Nichterkennen des eigenen Zimmers eine entscheidende Rolle.

2.2.2 Psychische Störungen und Verhaltensänderungen bei Demenz

Von den kognitiven Symptomen werden die nichtkognitiven bzw. psychischen Störungen und Verhaltensänderungen abgegrenzt. Aufgrund ihrer herausragenden Bedeutung für die Versorgung, Therapie und Pflege hat man diesen Symptomkomplex mit dem Begriff **BPSD** (Englisch: **B**ehavioral and **P**sychological **S**ymptoms of **D**ementia) umschrieben. In der Pflegewissenschaft hat sich der Begriff **„herausforderndes Verhalten“** etabliert.

Wichtige Aspekte des BPSD:

- Die Ursachen des BPSD sind multifaktoriell.
- Bislang existiert nur eine unzureichende Studienlage hinsichtlich Korrelationen zwischen Neuropathologie und Verhaltensänderungen.
- Studien zur funktionellen Bildgebung lassen erahnen, dass BPSD keine zufälligen Ergebnisse der generellen Hirnveränderung sind, sondern Auswirkungen regionaler Funktionsstörungen.
- Störungen des Tagesrhythmus sind häufiger mit BPSD korreliert, v. a. Wandern und Unruhe in der Nacht.
- Akute Notfälle und Krankenhausaufnahmen sind häufig mit einschneidenden Lebensereignissen, mit Störungen der normalen Routinen oder Veränderungen der Umgebung assoziiert.

Mit zunehmender Schwere der Demenz steigt auch die Häufigkeit von Verhaltensstörungen. Während depressive Symptome, Angst, aber auch Suizidalität gerade zu Beginn der Erkrankung zu beobachten sind, steigt im fortgeschrittenen Erkrankungsverlauf das Risiko für Umherwandern, Schlafstörungen, Apathie, Verkennungen, wahnhaftes Erleben, aber auch verbale Aggressivität. Verhaltensänderungen im mittelschweren und schweren Stadium sind dann der Grund dafür, dass die häusliche Versorgung nicht mehr länger sicherzustellen ist und demenzspezifische Altenhilfeeinrichtungen zur Unterstützung benötigt oder gerontopsychiatrische Behandlungen notwendig werden.

2.2.3 Psychische Symptome

Psychische Veränderungen werden bei demenziellen Erkrankungen regelmäßig beobachtet. Im Vergleich zu den kognitiven Symptomen verstärken sie sich jedoch nicht zwangsläufig mit Fortschreiten der Erkrankung, sondern werden über längere Phasen beobachtet, können sich dann aber wieder zurückbilden oder verändern. So kann sich ein Betroffener über Monate hinweg ängstlich oder deprimiert zeigen, im weiteren Verlauf aber eine durchgängig ausgeglichene Stimmung präsentieren, unabhängig vom Einsatz etwaiger Medikamente.

Die Schwierigkeit besteht darin, die zu beobachtenden Symptome von anderen psychischen Erkrankungen abzugrenzen. In der Regel gelingt dies nur in der genauen Beobachtung und Dokumentation der Dauer, des Verlaufs, der Auslösesituation und unter Berücksichtigung der Biografie des Betroffenen. So finden sich sowohl depressive Symptome als Folge der organischen Veränderungen (organische Depression), als Folge der psychischen Verarbeitung der zunehmenden kognitiven Leistungseinbußen (reaktiv depressive Störung) oder aber als Symptom einer parallel auftretenden eigenständigen depressiven Erkrankung.

Die auftretenden psychischen Symptome sind vielfältig und können alle Formen zeigen, die auch bei anderen psychischen Erkrankungen beobachtet werden:

- Angst, Misstrauen, Furcht
- Depressivität
- Verkennungen und Halluzinationen
- Frustrationen

Am häufigsten beobachtet man jedoch Stimmungsschwankungen, depressive Verstimmungen, ungerichtete Ängste, Frustration, aber auch Wahrnehmungsstörungen in Form von illusionären Verkennungen bis hin zu Halluzinationen. Psychische Symptome können wegweisend für eine bestimmte Diagnose sein. So werden z. B. optische szenische Halluzinationen bei der Diagnose einer Lewy-Körperchen-Demenz zwingend gefordert.

Angst

Ängste zeigen sich vor allem als generalisierte Ängste oder sind hinsichtlich des auslösenden Faktors eher unspezifisch. So zeigen die Betroffenen Ängste vor dem Dunkeln, vor dem Alleinsein, Angst, verlassen zu werden, oder Ängste vor großen Räumen.

Unverzichtbar in der Beurteilung von Ängsten bei demenziell Erkrankten ist die Erhebung der Biografie, da sie zum einen Aufschluss über früher bekannte spezifische Ängste (Phobien) geben oder die Ängste in Zusammenhang mit lebensgeschichtlich wichtigen Ereignissen setzen kann, vor allem bezüglich stattgefundener und nun wieder aufbrechender Traumatisierungen. Hier kann durch Umgebungsgestaltung oder durch direkte Interventionen ein Auflösen der akuten Angstattacke erreicht werden.

Depressivität

Unterschieden werden muss, ob das Symptom als Reaktion auf erlebte Einbußen, als Symptom der organischen Erkrankung oder aber als eigenständige depressive Erkrankung verstanden werden kann. Allzu häufig neigt man dazu, die auch persönlich als schwerwiegend erlebte Demenzerkrankung als Ursache für die depressive Symptomatik zu interpretieren. Dieses Symptommodell mag für viele Angehörige oder Betreuer zutreffen. Die häufig aber auch beobachtete gute, teils fröhliche Stimmungslage anderer Menschen mit Demenz widerspricht dieser Annahme. In frühen Phasen eines demenziellen Störungsbildes trifft die Annahme der reaktiven Depression dennoch zu, v. a. bei familiärer Belastung.

Im Zusammenhang mit depressiven Symptomen ist eine etwaige Selbstmordneigung (Suizidalität), gerade im Frühstadium, sorgfältig zu explorieren.

Verkennungen und Halluzinationen

Wenn Menschen mit Demenz von Wahrnehmungsstörungen berichten oder deren Verhalten darauf schließen lässt, liegt die Ursache vor allem in Verkennungen. Halluzinationen oder sensorische Wahrnehmungen ohne zugrunde liegende Objekte sind bei Alzheimer-Krankheit selten, bei

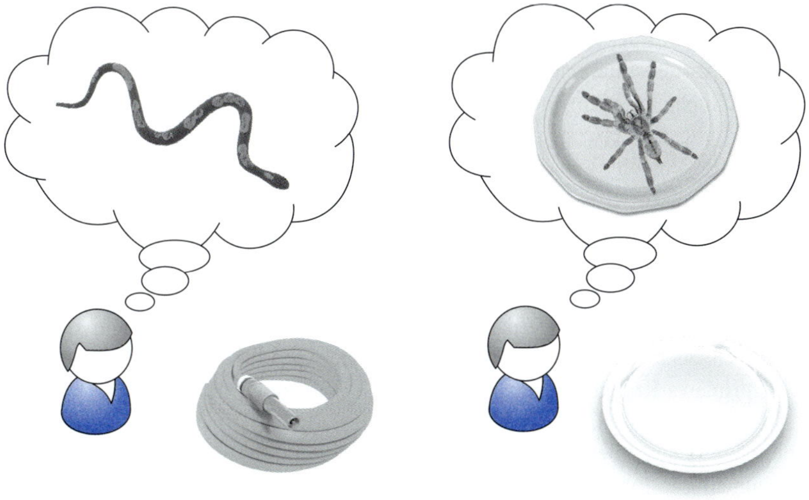

Abb. 2.5 Illusionäre Verkennung und Halluzination [J787]

vaskulärer Demenz häufig im Rahmen einer akuten Verwirrtheit und bei Lewy-Körperchen-Demenz fast immer zu beobachten. Die Trennung zwischen illusionärer Verkennung und Halluzination ist daher nicht nur therapeutisch, sondern vor allem auch für die richtige Diagnose von Bedeutung (➤ Abb. 2.5).

Verkennungen beobachtet man häufig bei schlechter Beleuchtung oder in der Nacht oder aber bei Betroffenen mit zusätzlichen sensorischen Einschränkungen, wie Visusminderung oder Höreinbußen. So berichten die Betroffenen etwa, eine fremde Person befände sich im Zimmer. Als realer Gegenstand kann aber ein Kleidungsstück identifiziert werden, ihr eigenes Spiegelbild an der Fensterscheibe wird als Person auf dem Balkon verkannt. Die Verkennung von Personen wird auch als Capgras-Syndrom bezeichnet.

Häufiger als echte Halluzinationen oder Verkennungen werden bei den Betroffenen wahnähnliche Phänomene beobachtet. Im Gegensatz zu den komplexen und andauernden Wahnideen schizophrener Patienten werden diese jedoch durch kognitive Fehlleistungen wie das Verlegen oder Verlieren von Gegenständen ausgelöst. Das Abhandenkommen der Gegenstände wird dann als Diebstahl interpretiert und als Täter werden unglücklicherweise fast immer die näheren Angehörigen oder Pflegepersonen verdächtigt. Dieses Wahnsymptom wird je nach Ausprägung als Bestehlungsidee und Bestehlungswahn bezeichnet.

2.2.4 Verhaltensänderungen

Kennzeichnend für akute Verwirrtheitszustände und mittelschwere Demenzstadien ist das Auftreten von Verhaltensänderungen. Sie sind in Einzelfällen schon zu Beginn der Erkrankung zu beobachten, dies entweder nur in abgemilderter Form oder aber sie sind die frühen Zeichen einer Störung des Frontalhirns bei bestimmten Demenzformen wie dem Morbus Pick (➤ Kap. 3.1.3).

Ähnlich wie für psychische Veränderungen gilt es hier, „normale verstehbare Reaktionen" aufgrund demenzspezifischer kognitiver Veränderungen von primären Demenzsymptomen zu unterscheiden. So finden sich mehrheitlich beim Auftreten verbaler oder körperlicher Aggressivität erklärbare Auslösesituationen, in denen es dem Betroffenen fast nicht anders möglich war, als in dieser Weise zu reagieren. So kann der gut gemeinte Versuch, einen Betroffenen zu duschen, als aggressiver Akt aufgefasst werden, gegen den sich der Betroffene wehrt.

Sicherlich kann aber damit nicht jede Verhaltensänderung erklärt werden und es finden sich auch Verhaltensänderungen, die als primäres Krankheitssymptom aufgefasst werden müssen. Es ist daher notwendig, vor jeder therapeutischen oder medikamentösen Intervention diese Frage zu klären.

Zu den häufigsten Verhaltensänderungen gehören – neben dem Umherlaufen und den Störungen des Schlaf-Wach-Rhythmus – Rufen und Schreien, Aggressivität, beständiges An- und Ausziehen, sexuelle Enthemmung oder das Sammeln und Verstecken.

Unruhe und Agitiertheit

FALLBEISPIEL

Agitiertheit

Frau S. lebt seit drei Jahren in einem Altenheim in einer Gruppe für demenzerkrankte Bewohner. In einem längeren Zeitraum kam es nun zu einem vermehrten Umherlaufen vor allem gegen Abend, verbunden mit ständigem Rufen nach „Hilfe" oder aber „Gerda", ihrer Tochter. Der persönliche Kontakt kann das Verhalten regelmäßig auflösen. Sobald sich die Bewohnerin aber alleine auf ihr Zimmer zurückzieht, verstärkt sich das Verhalten. Ein medikamentöser Behandlungsversuch mit einem niederpotenten Antipsychotikum (Melperon) brachte nicht den gewünschten Erfolg und verstärkte die Gangunsicherheit der Bewohnerin.

Unruhe ist das mit am häufigsten beschriebene Symptom demenzerkrankter Bewohner in Altenhilfeeinrichtungen – ob nun in der Form von Umherlaufen oder Wandern, Rufen oder Schreien oder aber dem Hinterherlaufen von Pflegepersonal. Sehr häufig führt das Syndrom zu medikamentösen Therapieversuchen, die aber selten von Erfolg gekrönt sind: Stürze werden dadurch provoziert, eine Immobilität und damit erschwerte Pflege resultieren. Um eine angepasste Therapie bzw. Umgangsform mit diesem Störungsbild zu finden, ist eine detaillierte Beschreibung der Unruhe unbedingt notwendig. So kann man verschiedene Formen von Unruhe, in der Fachliteratur häufig als Agitiertheit bezeichnet, unterscheiden (📖 [9]).

Formen von Unruhezuständen

- Rufen und andere akustische Störungen
- Apathie und Antriebsminderung
- Agitiertheit mit und ohne Aggressivität
- Wandern und Weglaufen
  - Kontrollieren und Hinterherlaufen
  - Herumwerkeln im Garten, Kramen, Kleiderschränke ausräumen
  - Zimmer „aufräumen"
  - Zielloses Wandern
  - Wandern mit unangemessenem Ziel
  - Wandern mit unangemessener Häufigkeit
  - Extremes Wandern ohne Pausen
  - Nächtliches Wandern
  - Notwendigkeit, nach Hause gebracht zu werden
  - Versuche, das Haus zu verlassen
  - Sun-Downing (Sonnenuntergangsphänomen)

Sun-Downing

Unter dem Sun-Downing bzw. dem Sonnenuntergangsphänomen versteht man die zunehmende motorische Unruhe und eine Steigerung von Verhaltensauffälligkeiten von gerontopsychiatrisch Erkrankten gegen Abend. Gerade demenzerkrankte Menschen zeigen dann eine stärkere Desorientiertheit oder Agitiertheit. Die Auslöser und Ursachen sind nicht eindeutig geklärt, liegen aber wahrscheinlich in hormonellen Veränderungen, die einer Tagesrhythmik unterworfen oder in der zunehmenden Ermüdung begründet sind. Daneben dürften aber auch eine reduzierte körperliche Aktivität, eine geringere Lichtexposition und mangelnde Strukturierung durch fehlende Sozialkontakte am Abend eine Rolle spielen.

Zielloses Umhergehen und Weglaufen sind die wesentlichen Wanderphänomene von Menschen mit Demenz. Obwohl in den allermeisten Fällen das Wandern nur störend durch die Umgebung empfunden wird, kann es in Ausnahmefällen auch zu Eigen- und Fremdgefährdungen führen und ist dann medizinisch behandlungsbedürftig.

Gefahren des Wanderns

- Betroffener verirrt sich in unbekannter Umgebung
- Gefährdung im Straßenverkehr
- Stürze und Verletzungen
- Konflikte mit Mitbewohnern oder Passanten
- Gewichtsreduktion
- Psychischer Stress
- Gefährdende Situationen
- Verlust von privatem Besitz

Ursachen für Unruhezustände finden sich neben dem Umgebungsmilieu vor allem in den persönlichen Bedürfnissen der Bewohner, in körperlichen Störungen, aber auch in innerpsychischen oder interpersonellen Konflikten, z. B. zwischen Personal und Bewohner oder innerhalb der Bewohnergruppe. Daneben können eine situative Desorientiertheit, das Suchen nach Familienangehörigen, die Sorge um Kinder, die von der Schule kämen, oder aber der vermeintlich noch bestehende Arbeitsplatz eine motorische Unruhe auslösen. Um dem Verhalten passend zu begegnen, ist es von großer Bedeutung, das Verhalten detailliert zu beschreiben und die mögliche Ursache aufzudecken. Nur dann können Maßnahmen zur Linderung ergriffen werden.

Ursachen für Agitiertheit (mod. n. Cohen-Mansfield 1986, 🕮 [4])

- Stimmungen und Bedürfnisse
- Aktuelle Ereignisse
- Behinderungen und Erkrankungen
- Konflikte aus der Vergangenheit
- Frustration über Verlust alltäglicher Tätigkeiten
- Verletzung der Privatsphäre
- Verhalten von Mitbewohnern
- Verwirrtheit bei mangelnder Alltagsstruktur
- Einsamkeit
- Depression
- Unverarbeitete Konflikte
- Mondphasen
- Verstopfung
- Schwerhörigkeit
- Fixierung
- Infektionen, z. B. der Harnwege
- Hunger
- Inadäquate Sorgen, z. B. um Kinder, die von der Schule kommen

Aggressivität

Aggressive Verhaltensweisen können unterschiedliche Ausprägung und Ursache haben. Neben der emotionalen Instabilität und einem Verlust der Impulskontrolle gelten Überreizung oder Überforderung in der Situation als Hauptauslöser für diese Art der Verhaltensänderung. Ziel der meisten aggressiven Verhaltensweisen ist der Wunsch des Betroffenen nach Distanz und „in Ruhe gelassen zu werden“. Gezielte, geplante Aggressivität findet sich nur selten. Dabei gestaltet sich der Umgang nicht weniger konfliktbehaftet. Notwendige medizinische Maßnahmen oder eine pflegerische Grundversorgung können häufig nicht durchgeführt werden oder erfordern einen speziellen Umgang mit dem Betroffenen (➤ Kap. 9.5).

In Einzelfällen können gezielte aggressive Handlungen gegen Mitbewohner, Angehörige oder Pflegepersonal beobachtet werden. Wie auch in anderen Bereichen herrscht hier ein hoher Grad an Tabuisierung. Grundsätzlich muss aber jede körperliche Aggressivität thematisiert und etwaige Konsequenzen erwogen werden. Der Schutz gegen die körperliche Unversehrtheit gilt für alle Beteiligten in der Versorgung demenzerkrankter Personen, die Betroffenen, aber auch deren Pflegende.

Sammeln

Das Sammeln und Verstecken von Gegenständen ist ein häufig zu beobachtendes Phänomen, vor allem auch in Altenhilfeeinrichtungen. Dabei richtet sich das Verhalten nicht alleine auf das Aufbewahren von Essensbestandteilen, sondern kann sich auch auf das Sammeln von Besteck, Kleidung, Stiften, Zeitungen oder Müll beziehen. Das Ansammeln von eigenem Besitz oder das Horten von Nahrung sind dabei wichtige Motivationen. Das Verhalten ist in der Regel als zwanghaft anzusehen, Erklärungs- oder Überzeugungsversuche enden nicht selten in konflikthaften Auseinandersetzungen. Solange nicht der Besitz anderer betroffen ist oder aber hygienische Gründe dem Sammeln widersprechen, kann das Verhalten über längere Zeit unverändert fortbestehen und aus Bindungs- und Biografieaspekten sogar einen wichtigen Baustein zur Stabilisierung des Betroffenen darstellen.

Sexualität

➤ Kap. 7.1.1 Die eigene Sexualität leben

Durch die organischen Veränderungen im Gehirn können auch Veränderungen des sexuellen Verhaltens auftreten. Probleme bereiten öffentliches Masturbieren oder Entkleiden, der Gebrauch vulgärer Worte oder sexuelle Übergriffe gegen den Partner oder andere Personen. Es kann jedoch auch zum Verlust jeglicher sexuellen Aktivität oder zu sexuellen Funktionsstörungen, wie Erektionsstörungen oder Libidoverlust, kommen.

Vor allem für Angehörige, aber auch für Pflegende ist es wichtig, die sexuellen Verhaltensänderungen als krankhaft zu verstehen und nicht persönlich zu nehmen.

In einem zweiten Schritt wird es wichtig, zunächst die Gründe für die Verhaltensänderung zu ergründen. Häufig liegen sie in anderen kognitiven Fehlleistungen begründet, wie das Verkennen von Personen oder Situationen oder in einer fehlenden zeitlichen Orientierung.

Das Verhalten des Pflegenden kann ebenfalls sexuelle Störungen mit provozieren, wenn z. B. körperlicher Kontakt von dem Erkrankten missverstanden wird (📖 [1]).

2.2.5 Körperliche Symptome

Alle Betroffenen leiden im zumeist fortgeschrittenen Stadium einer Demenz unter körperlichen Symptomen (➤ Abb. 2.6). Je nach Demenzart treten diese im Früh- oder Spätstadium auf. Gerade bei den häufigsten Demenzformen leitet das Auftreten zusätzlicher körperlicher Symptome die schwere Phase ein, in der dann vor allem pflegerische Maßnahmen in den Vordergrund treten. Durch die medizinischen Fortschritte vor allem im internistischen Bereich bekommen es Pflegende immer häufiger mit neurologischen Störungsbildern zu tun, die aufgrund ihrer meist fehlenden Rehabilitationsmöglichkeit eine besondere Herausforderung darstellen. Anders als bei Patienten mit Schlaganfall liegt der Fokus auf der Stabilisierung und dem

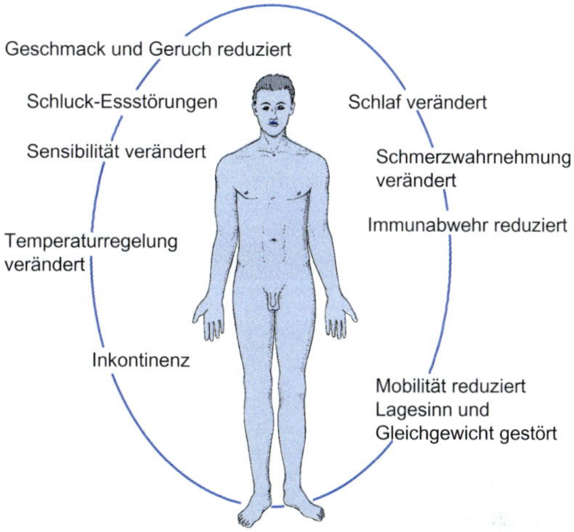

Abb. 2.6 Körperliche Symptome bei demenziellen Erkrankungsbildern [L190]

langsameren Fortschreiten der Krankheit und nicht etwa auf der weitestgehenden Wiederherstellung oder gar Heilung der Symptomatik. Zu den am meisten herausfordernden Veränderungen gehören dabei die Gangstörungen mit wiederholten Stürzen, die Veränderung des Schluckaktes, die reduzierte Nahrungsaufnahme bei vermindertem Durst- und Hungergefühl, Inkontinenz und Bewegungseinschränkungen durch Kontrakturbildungen. Neue ethische Fragestellungen, wie die Ernährung mittels PEG oder Sicherungen zur Sturzprophylaxe, treten in den Fokus der pflegerischen Versorgung.

Konnte die Versorgung eines Betroffenen vor dem Auftreten der körperlichen Symptome noch in der häuslichen Umgebung gewährleistet werden, stellen sie neben Aggressivität und massiver Unruhe mittlerweile die häufigsten Gründe für einen Umzug ins Heim dar.

Aufgrund der gleichen Problematik sind im zunehmenden Maß auch somatische Krankenhäuser mit der Versorgung demenzerkrankter Menschen konfrontiert und überfordert. Ausreichende Konzepte für die stationäre Versorgung bei internistischer oder chirurgischer Behandlungsbedürftigkeit fehlen und werden zu oft auf gerontopsychiatrische Abteilungen abgewälzt.

Gestörter Schlaf-Wach-Rhythmus – Schlafstörungen

Der Schlaf der Betroffenen kann in unterschiedlicher Weise betroffen sein. Zum einen leiden demenzerkrankte Menschen an wiederholten Unterbrechungen und insgesamt reduzierter Schlafmenge. Teilweise wird der fehlende Schlaf durch Schlafphasen am Tag kompensiert. Andere Betroffene fallen eher durch ein vermehrtes Schlafbedürfnis auf, zumeist einhergehend mit einer generalisierten Antriebsstörung und einem Initiativverlust (➤ Abb. 2.7).

Ursachen sind zum einen **biologisch** bedingt. Durch die degenerativen Veränderungen des Gehirns kommt es zu Störungen der „inneren Uhr", die Schlaf-Wach-Phasen können nicht mehr gesteuert werden.

Aufgrund der **kognitiven** Störungen werden externe Zeitgeber nicht mehr in notwendiger Weise wahrgenommen, was den Rhythmuswechsel verstärken kann.

Auf der anderen Seite kann es durch **Inaktivität** oder **fehlende äußere Reize** zu

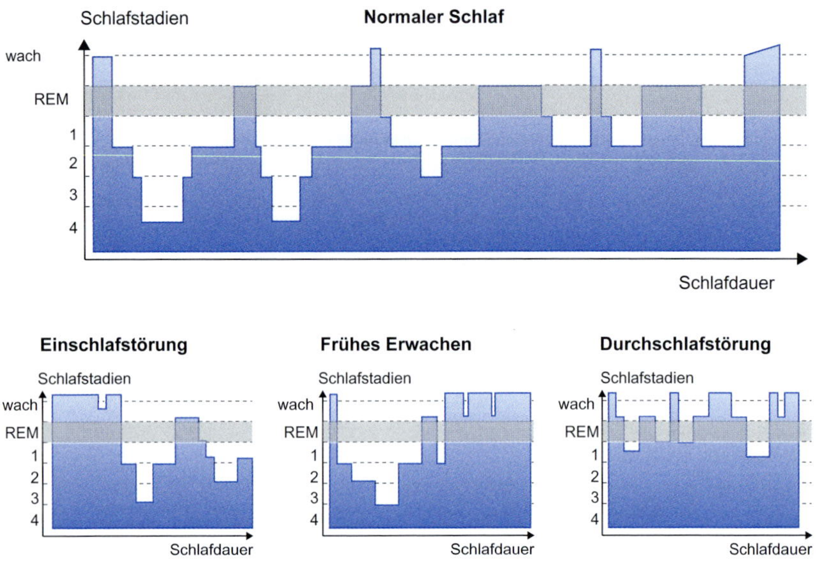

Abb. 2.7 Normaler Schlaf und verschiedene Störungsbilder [V492]

vermehrten Tagesschlafzeiten kommen, mit daraus resultierenden Wachphasen in der Nacht.

Andere Schlafstörungen im Alter

- Einschlafstörung
- Durchschlafstörung
- Vorzeitiges Erwachen
- Hypersomnie (übermäßiges Schlafen)
- Insomnie (Schlaflosigkeit)
- Schlafwandeln (Mondsucht, Somnambulismus)
- Albträume

Auch demenzerkrankte Personen können von den allgemeinen Empfehlungen bei Schlafstörungen profitieren. Anders als Nichtdemente sind sie in der Durchführung der Maßnahmen von ihren Betreuungspersonen abhängig.

Schlafhygiene

- Schlafengehen erst, wenn man müde wird
- Aufstehen, wenn man nicht einschlafen kann, und ablenken
- Nicht außerhalb des Bettes einschlafen
- Aufstehen zu regelmäßigen Zeiten
- Im Bett ist nur Schlafen erlaubt, z. B. nicht Essen
- Tagesschlaf vermeiden
- Keine koffeinhaltigen Getränke, Alkohol oder Medikamente vor dem Schlafengehen
- Keine schweren Mahlzeiten abends
- Beseitigen von lästigen Lichtquellen, Lärmgeräuschen und extremen Temperaturen im Schlafzimmer (📖 [6])

Mobilitätseinschränkungen

Bei fast allen Demenzformen kommt es im fortgeschrittenen Stadium zu Einschränkungen der Mobilität. Diese Veränderungen müssen von Parkinson-Syndromen unterschieden werden. Zumeist haben sie ihre Ursache in vaskulären Veränderungen des Gehirns oder sind Ausdruck der primären Substanzveränderung des Gehirns.

Aus therapeutischer Sicht kann man, anders als bei der Parkinson-Krankheit, nur geringe Verbesserungen erzielen – der Schwerpunkt liegt auf der Mobilisationserhaltung mit Unterstützung physiotherapeutischer Maßnahmen.

Die Symptomatik beginnt meist mit einer Einschränkung des Gangbildes mit breitbasigem oder schlurfendem Gehen, Unsicherheit beim Drehen oder bei Hindernissen. Im weiteren Verlauf benötigen die Betroffenen Hilfsmittel wie Rollatoren oder sind auf eine Rollstuhlversorgung angewiesen. Das Sitzen im freien Stuhl ist zunehmend erschwert; es kommt zu Seitwärtsfallen oder aber Abrutschen bzw. Abkippen nach vorne. Danach ist es den Betroffenen nicht mehr möglich zu sitzen und es kommt zu Bettlägerigkeit.

Schmerzen und Sensibilitätsstörungen

➤ Kap. 2.5 Demenz und Schmerz

Hinsichtlich der Sensibilität oder Schmerzwahrnehmung gibt es keine einheitliche Symptomatik bei Menschen mit Demenz. Auch innerhalb der einzelnen Krankheitsbilder kommt es zu verschiedenen Ausprägungen dieser Sinneswahrnehmungen.

Eine Gruppe Betroffener kann eine ausgeprägte Übersensibilität oder Schmerzempfindung entwickeln. Selbst Berührungen führen zu unangenehmen Sensibilitätsstörungen. Häufiger ist jedoch die Überempfindlichkeit gegenüber Wärme oder Kälte, was ebenfalls zu Problemen in der Grundversorgung führen kann.

Eine andere Gruppe Betroffener zeigt eine deutliche Reduktion sensibler Wahrnehmungen oder Schmerzen, ähnlich wie man es bei Nervenschädigungen oder Polyneuropathien erleben kann. Die Versorgung ist hier weniger beeinträchtigt; jedoch sind die Betroffenen höheren Unfall- oder Krankheitsrisiken ausgesetzt. So finden sich Fälle von nicht erkannten Frakturen, sich entwickelnden Dekubitalgeschwüren, Durchbrüche von Magengeschwüren oder stumme Herzinfarkte.

Neben der fehlenden Schmerzwahrnehmung spielt die veränderte Schmerzäußerung bei der Versorgung eine gewichtige Rolle. Die Betroffenen können Schmerzen häufig nicht genau lokalisieren oder deren Stärke und Qualität beschreiben oder aber Schmerzen zeigen sich in anderen psychischen Veränderungen oder Verhaltensstörungen wie Unruhe, Aggressivität oder ängstliche Abwehr (➤ Kap. 4.2.5 Schmerzbeurteilung).

Harninkontinenz

In mittleren und schweren Demenzstadien entsteht das Problem der Inkontinenz (➤ Abb. 2.8). Dabei wird unterschieden, ob die Inkontinenz Folge einer organischen Störung ist oder aber ob kognitive Störungen, z. B. die richtige Benutzung der Toilette, bzw. sprachliche Störungen das rechtzeitige „Auf-sich-aufmerksam-Machen" verhindern. Hieraus entstehen unterschiedliche therapeutische Strategien. In fortgeschrittenen Demenzstadien kommt es aber regelmäßig zur neurologischen Harn-, später auch Stuhlinkontinenz.

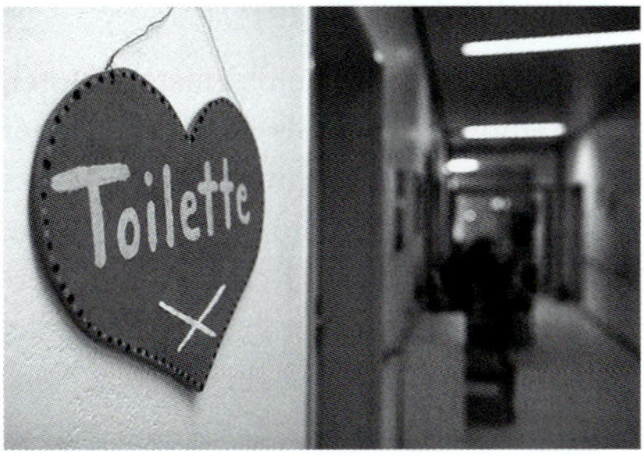

Abb. 2.8 Orientierungshilfe für chronisch verwirrte (demente) Menschen [K157]

2

„Kognitive Inkontinenz"

Aufgrund einer apraktischen oder agnostischen Veränderungen können die Betroffenen die Toilette nicht rechtzeitig finden oder aber zweckentfremden andere Gegenstände oder Behältnisse.

Belastungsinkontinenz

Die Belastungsinkontinenz ist bei Frauen häufig die Folge von Mehrfachgeburten und ist bedingt durch eine Erschlaffung oder Überdehnung von Haltebändern und Beckenboden. Die Belastungsinkontinenz tritt bereits weit vor der demenziellen Erkrankung auf und muss von demenzbedingter Inkontinenz unterschieden werden.

Dranginkontinenz

Ein nicht kontrollierbarer Harndrang führt zu Urinverlust. Neben selteneren Ursachen bewirkt eine gestörte Wahrnehmung des Füllungszustands der Blase, ausgelöst durch Infektionen oder Blasensteine, eine sog. sensorische Dranginkontinenz. Die krankheitsbedingten sensorischen Störungen demenzerkrankter Personen in den fortgeschrittenen Krankheitsphasen führen häufig zu einer Dranginkontinenz. Ein Toilettentraining kann nur in frühen und mittleren Stadien zum Erfolg führen.

Überlaufinkontinenz

Die Überlaufinkontinenz entsteht durch eine ständig gefüllte Blase aufgrund einer Störung der Harnableitung. Ein weiteres Symptom ist ein beständiges Harnträufeln. Ursächlich sind gutartige Prostatavergrößerungen, Polyneuropathien, z. B. bei Diabetes mellitus, oder aber Medikamentennebenwirkungen, hier vor allem Psychopharmaka. Bei chronischer Überlaufinkontinenz kann die Anlage einer suprapubischen Harnableitung notwendig werden.

Schluck- und Essstörungen

Beeinträchtigung des Essverhaltens

- Praktische/physische Veränderungen (modifiziert nach Hall 🕮 [7])
  - Unfähigkeit, Besteck zu benutzen
  - Tremor oder Koordinationsstörungen
  - Probleme beim Auswickeln oder Schälen von Dingen
  - Probleme, sitzen zu bleiben
  - Stark verlangsamtes Essen
- Physiologische Veränderungen
  - Geschmacks- oder Geruchsverlust
  - Appetitverlust
  - Schluckstörung
  - Kauprobleme
  - Mund- oder Zahnschmerzen
  - Hunger nach Süßigkeiten
- Emotionale/kognitive Veränderungen
  - Abgelenkt vom Essen
  - Vergisst, zu essen oder dass schon gegessen wurde
  - Schwierigkeiten, sich zu entscheiden
  - Isst mit den Händen
  - Unfähigkeit, Hunger- oder Durstgefühl zu kommunizieren
- Veränderungen aufgrund von Depression/wahnhaftem Erleben
  - Interessenverlust am Essen
  - Misstrauisch gegenüber Ernährung
  - Lehnt Essen ab

Der Schluckakt ist, obwohl so selbstverständlich erscheinend, ein hochkomplizierter Funktionsablauf, der im höheren Lebensalter diversen Störungen unterliegen kann (➤ Abb. 2.9). In fortgeschrittenen Demenzstadien kommt es zu einer zunehmenden, neurologisch bedingten Veränderung des Schluckaktes (Dysphagie), vergleichbar der von Schlaganfallpatienten. Dabei können Störungen in allen

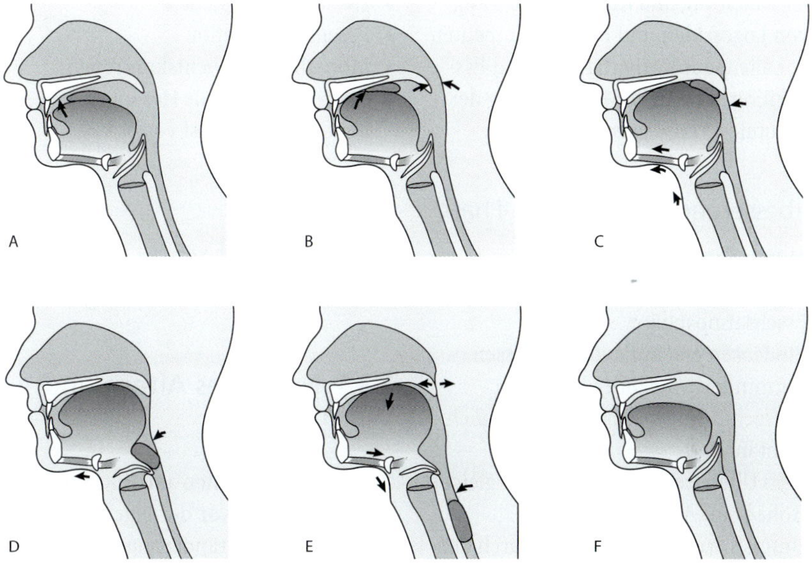

Abb. 2.9 Physiologischer Schluckakt [L106]
A und **B:** Zurückschieben des Nahrungsbolus
C: Verschluss des oberen Rachenabschnitts
D: Verschluss des Kehlkopfeingangs
E: Transport der Nahrung durch den Ösophagusmund
F: Wiederherstellung des Ausgangszustands

Phasen des Schluckaktes beobachtet werden, besonders häufig aber in der präoralen oder oralen Phase. Pharyngeale und ösophageale Störungen sind seltener.

Symptome einer Schluckstörung sind Druckgefühl oder Schmerzen, Würgen, Verschlucken bis hin zur Aspiration, teilweise aber auch nur eine „belegte Stimme“ als Zeichen des Aspirierens. Demenzerkrankte Personen behalten einen Essensbolus im Mund und „spielen“ damit, ohne zu schlucken, oder es kommt zum Herauslaufen von Nahrungsbrei aus dem Mund.

Anzeichen für Schluckstörungen

- Erhöhter Zeitbedarf beim Essen oder Trinken
- Husten-/Erstickungsanfälle beim Essen/Trinken, vor allem zeitverzögert
- Das Gefühl des „Steckenbleibens von Nahrung in der Kehle“
- Belegte Stimme nach Nahrungsaufnahme
- Eintritt von Flüssigkeit/Nahrung in den Nasenraum beim Trinken/Essen
- Gewichtsabnahme
- Durch Aspiration verursachte Lungenentzündung (Aspirationspneumonie); dadurch bedingte Fieberschübe

Aufgrund der spezifischen Charakteristika demenzerkrankter Menschen sind einige Besonderheiten zu berücksichtigen:

- Schnabeltassen verschlechtern bestehende Schluckstörungen oft, da sie die orale Phase beeinträchtigen.
- Durch Fehler beim Essenanreichen wird die präorale Phase erheblich beeinträchtigt. Hier liegen die primären Therapieansätze.
- Kompensationstechniken, wie sie bei Schlaganfallpatienten eingesetzt werden, verfehlen aufgrund der kognitiven Störung zumeist ihre Wirksamkeit bei Demenzerkrankungen. Daher muss un-

ter Anleitung und mit Unterstützung von Logopäden und Physiotherapeuten vor allem auf Körperhaltung und Essposition sowie eine Verbesserung der präoralen Phase geachtet werden.

Verbesserung der präoralen Phase

- Mundpflege, Zahnsanierung
- Küchengerüche, körperliche Bewegung
- Essensatmosphäre
- Eindecken erst kurz vor dem Essen
- Verminderte Reizüberflutung
- Aufrechte Sitzposition, wenn möglich nicht im Bett
- Kein Überstrecken des Kopfes – gleiche Höhe beim Anreichen
- Unterstützung des Rumpfes durch den Pflegenden
- Kein frontales Anreichen, sondern seitlich (evtl. sogar hinter dem Betroffenen – ihn stützend)
- Langsames Zuführen
- Kostprobe, Geruchsprobe
- Fingerfood

Assessment der Ernährungsbedürfnisse von alten Menschen mit Demenz und Überwachung des Gewichts

- Bei Einzug: Gewichtskontrolle und Bestimmung des individuellen Nährstoff- und Flüssigkeitsbedarfs
- Besonderen Energiebedarf bei Unruhe, Stress oder Angst berücksichtigen
- Essbiografie erstellen
- Essenspräsentation
- Monatliche Gewichtskontrollen
- Multiprofessionelle Herangehensweise bei Gewichtsverlust von > 3 kg

2.3 Verlauf von Demenzerkrankungen

2.3.1 Normales Altern und Warnzeichen

Angehörige berichten im Rückblick, dass sie bereits Jahre vor der eigentlichen Diagnosestellung Veränderungen der Kognition und des Verhaltens bemerkten. Man habe aber der Veränderung keine Bedeutung beigemessen und sie dem normalen Altern zugeschrieben (➤ Abb. 2.10). Daher sollte man beim ersten Auftreten von Warnzeichen seinen Hausarzt aufsuchen. Screening-Tests können dann erste Hinweise auf eine beginnende kognitive Störung geben.

Warnzeichen einer demenziellen Erkrankung

- Sozialer Rückzug: Besuche von Freunden oder Verwandten werden unter einem Vorwand abgesagt, keine Teilnahme mehr am Chor, Kegelabend oder

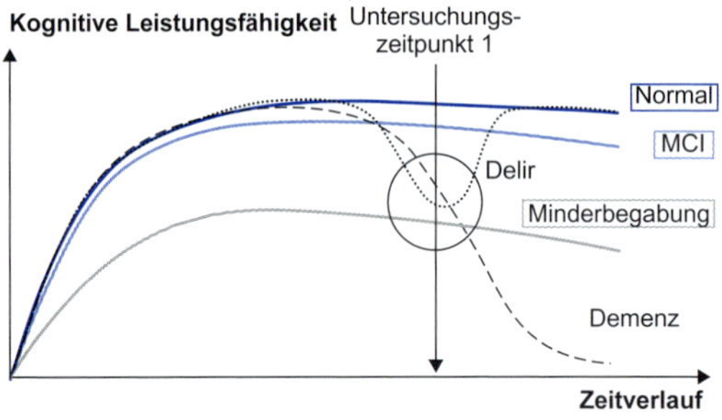

Abb. 2.10 Verlauf Altern, leichte kognitive Störung, Demenz [V492]

gesellschaftlichen Terminen. Einladungen werden vergessen.

- Alltagsprobleme:
  - Zählen von Münzgeld erschwert, Scheine beim Bezahlen bevorzugt, durch die Ausrede, „nicht mehr so gut sehen zu können", erhält man Hilfe durch Verkäufer, Kassierer oder Bankangestellte.
  - Fehler in der Essenszubereitung. Vormals bekannte Rezepte werden vergessen, der Geschmackssinn verändert sich, Gewürze werden daher falsch oder übermäßig eingesetzt.
  - Frauen schminken sich plötzlich weniger, die Kleidung ist häufiger beschmutzt.
- Verlust des Zeitgefühls.
- Angst vor Dunkelheit.
- Fehlendes Zurechtfinden in unbekannter Umgebung, keine Spaziergänge alleine
- Kritikminderung bei Haustürgeschäften, vermeintlichen Lotteriebescheiden oder „Butterfahrten".
- Verlieren und Verlegen von Gegenständen; diese finden erst die Angehörigen wieder, dann oft an untypischen Orten (im Kleider- oder Kühlschrank).
- Beim Einkaufen werden Dinge vergessen, andere doppelt oder mehrfach gekauft.
- In den Gesprächen werden gleiche Inhalte wiederholt; es treten Wortfindungsprobleme auf, die dann durch andere Worte ausgeglichen werden.

2.3.2 Schweregrad demenzieller Erkrankungen

Je nach Krankheitsbild können die eigentlichen Demenzsymptome zu unterschiedlichen Zeitpunkten und in unterschiedlichen Schweregraden auftreten. Innerhalb der einzelnen Erkrankungsbilder zeigt sich jedoch oft eine nahezu regelhafte Abfolge der Symptome, sodass es möglich wäre, durch eine längere Beobachtung des Betroffenen die richtige Diagnose zu stellen (➤ Abb. 2.11).

Erst gegen Ende der Demenzerkrankung verwischen die einzelnen Krankheitsbilder. Die Symptome lassen sich in diesem Stadium meist nicht mehr einem speziellen Krankheitsbild zuordnen; die einzelnen Unterformen münden auf einen gemeinsamen Weg.

Da die Demenz vom **Alzheimer-Typ** die am häufigsten anzutreffende Demenzform ist, wird der Verlauf einer Demenz anhand der Alzheimer-Krankheit exemplarisch dargestellt (➤ Abb. 2.12). Der unten geschilderte Krankheitsverlauf lässt sich aber nicht unmittelbar auf die vaskuläre Demenz, die frontotemporale Demenz bzw. die Lewy-Körperchen-Demenz übertragen.

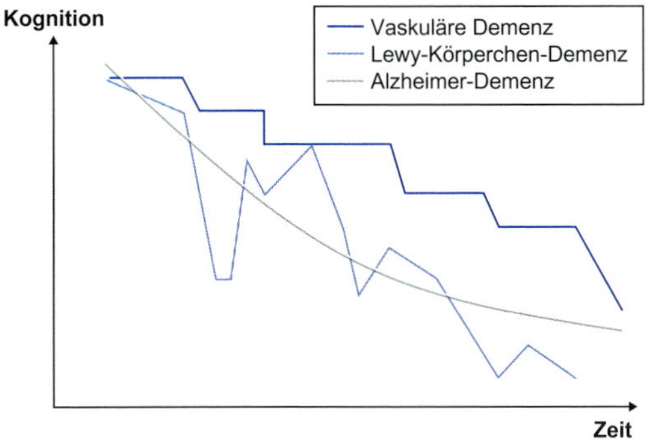

Abb. 2.11 Verlaufsformen demenzieller Erkrankungen [V492]

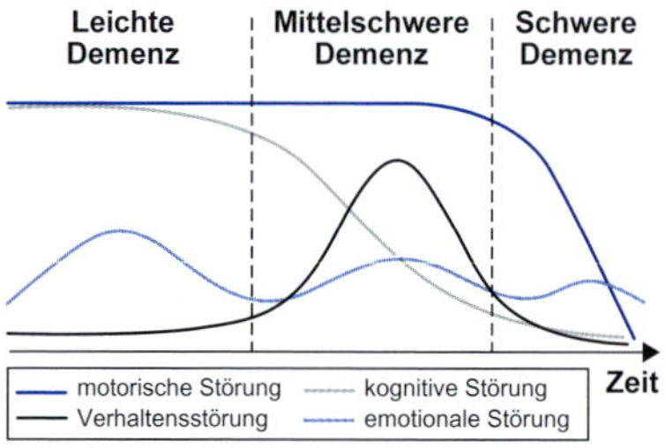

Abb. 2.12 Symptomentwicklung im zeitlichen Verlauf (hier Alzheimer-Krankheit) [V492]

Die ersten Symptome der Erkrankung nimmt in vielen Fällen nicht der Betroffene selbst wahr. Meist sind es die nächsten Angehörigen, die zuerst die Veränderung des Betroffenen bemerken. Da diese Veränderungen oft zunächst dem normalen Altern zugeschrieben werden, wird der Betroffene in der Regel erst spät ärztlich untersucht. In Einzelfällen bemerken die Betroffenen selbst bereits früh die ersten Symptome; in diesen Fällen kommt es oft zu depressiven Verstimmungen und Rückzug bis hin zu Selbstmordfantasien des Betroffenen. In den meisten Fällen jedoch zeigen sich die Betroffenen unbeeindruckt von den neu aufgetretenen Schwierigkeiten. Sie ignorieren die Defizite, bauen im Gespräch eine Fassade um sich herum auf, die Unerfahrenen suggerieren kann, der Betroffene sei gesund. Einerseits leugnet der Betroffene also seine neu auftretenden Alltagsprobleme, andererseits erklären Psychologen dieses Verhalten von Alzheimer-Erkrankten damit, dass die Betroffenen ihre Defizite verdrängen. Der Betroffene schützt sich damit vor Depressionen und Angst. Eine weitere Erklärung für dieses Verhalten besteht darin, dass es den Betroffenen aufgrund ihres Krankheitsbildes gar nicht möglich ist, ihre Einschränkungen selbst zu erfassen. Die Unfähigkeit, eine eigene Krankheit bzw. deren Symptome zu erkennen (Anosognosie), wird damit zum eigenständigen Symptom der Alzheimer-Krankheit.

Leichte Demenz – Frühsymptome der Demenz

Kennzeichen des 1. Stadiums der Alzheimer-Krankheit

- Verminderte Merkfähigkeit
- Vertraute Dinge werden verlegt
- Leistungsverschlechterung im Beruf und bei gesellschaftlichen Anlässen
- Beeinträchtigungen werden nur im intensiven Gespräch erkennbar
- Verabredungen werden vergessen
- Fehlende Orientierung in unbekannter Umgebung
- Wortfindungsstörungen (➤ Abb. 2.13)

Am Anfang der Erkrankung steht bei den Betroffenen zunächst ein emotionaler Rückzug, Antriebsmangel oder Initiativverlust im Vordergrund. Vormals aktive Personen ziehen sich zurück und meiden die Gesellschaft anderer. Die Ursache hierfür liegt in den begleitenden kognitiven Symptomen: Die Betroffenen können Gesprächen nicht mehr folgen, sich an eigentlich bekannte Personen namentlich nicht mehr erinnern oder aber sie vergessen Termine. Zu diesem Zeitpunkt lassen sich die frühen Symptome noch gut hinter einer Fassade verstecken.

In der häuslichen Umgebung fallen den Angehörigen jedoch erste Fehlhandlungen bei komplexeren Aufgaben auf. So haben die Betroffenen z. B. Schwierigkeiten beim Kochen oder Rechnungen bleiben unerledigt. Im weiteren Verlauf fällt es den Betroffenen zunehmend schwer, Küchen-

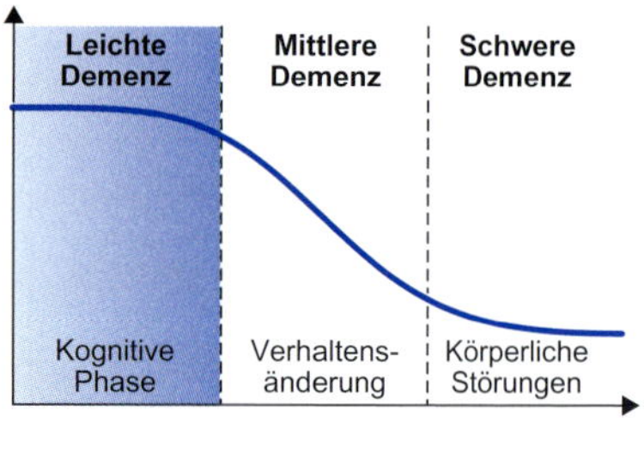

Abb. 2.13 Leichte Demenz [V492]

oder andere Geräte zu bedienen, die Haushaltsführung überfordert sie. Die Betroffenen vermeiden Einkäufe oder kaufen wiederholt die gleichen Dinge ein. Lebensmittel verderben im Kühlschrank.

In den Gesprächen mit Angehörigen fallen erste Wortfindungsstörungen auf, Inhalte werden ständig wiederholt oder neuerlich nachgefragt. Zum Erstaunen, aber auch zum Ärgernis der Angehörigen erinnern sich die Betroffenen an länger zurückliegende Begebenheiten ohne Probleme – im Gegensatz zu aktuellen Geschehnissen. Manchmal scheint es, als ob sich an die Vergangenheit sogar verschärft erinnert wird. Man bemerkt, dass sich die Betroffenen in der Vergangenheit sicherer fühlen; für die Angehörigen wird hingegen das ständige Erzählen von „der guten alten Zeit" zur Geduldsprobe.

Mittelschwere Demenz – Störung des Alltags

Kennzeichen des 2. Stadiums der Alzheimer-Krankheit

- Auswahl von Kleidungsstücken wird zunehmend schwerer
- Probleme beim Einkaufen
- Körperpflege wird vernachlässigt
- Bei alltäglichen Dingen ist Hilfe notwendig
- Psychische Symptome, z. B. Angst, Wahn
- Sprachliche Auffälligkeiten, falsche Wortwahl (➤ Abb. 2.14)

Mit verstärkten psychischen Symptomen, z. B. Angst, Verkennungen oder wahnhaftem Erleben, oder aber mit ersten Verhaltensstörungen, wie rastlosem Umherwandern, beginnt das mittelschwere Stadium der Alzheimer-Krankheit. Eine verstärkte Unruhe treibt die Betroffenen um; teilweise wandern sie im Haus umher, teilweise auch außerhalb. Durch die verstärkte örtliche Orientierungsstörung kommt es zum Umherirren. Die Erinnerung an frühere

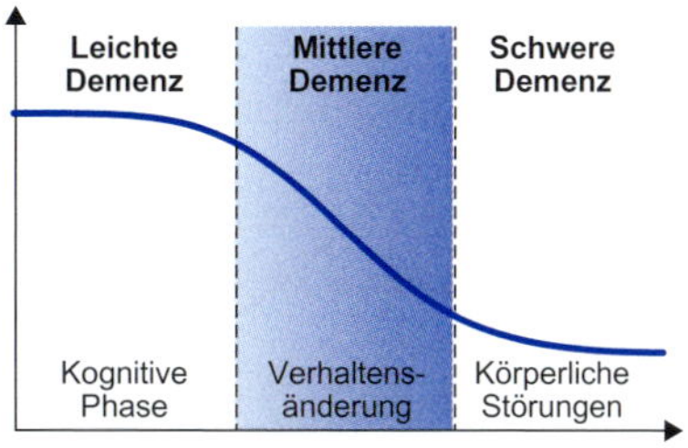

Abb. 2.14 Mittelschwere Demenz [V492]

Zeiten wie z. B. an das Elternhaus führt dazu, dass die Betroffenen verstärkt weglaufen oder – besser gesagt – hinlaufen in die alte Heimat. Wird das fehlerhafte Verhalten von außen korrigiert oder versucht, wandernde Personen aufzuhalten, kommt es zu Konflikten.

Die Betroffenen sind reizbar und die Familienmitglieder sind überlastet. Auf diese Weise entstehen verbal aggressive Auseinandersetzungen, es kann aber auch zur körperlichen Aggressivität kommen. Hinzu treten Veränderungen der Schlafgewohnheiten des Betroffenen, welche zur Herausforderung für die Familie werden. Schlafphasen am Tag wechseln mit Unruhezuständen in der Nacht. Bedingt durch Orientierungsstörungen und nachlassende Alltagsfertigkeiten tritt eine kognitive Harninkontinenz auf: Die Betroffenen finden nicht mehr rechtzeitig die Toilette oder benutzen irrtümlicherweise Stühle und Mülleimer.

Schwere Demenz – schwere körperliche Beeinträchtigung

Kennzeichen des 3. Stadiums der Alzheimer-Krankheit

- Verhaltensstörungen
- Betroffener kann sich nicht mehr allein waschen bzw. ankleiden
- Harninkontinenz
- Stuhlinkontinenz
- Gangstörung bis Bettlägerigkeit
- Sprachverlust (➤ Abb. 2.15)

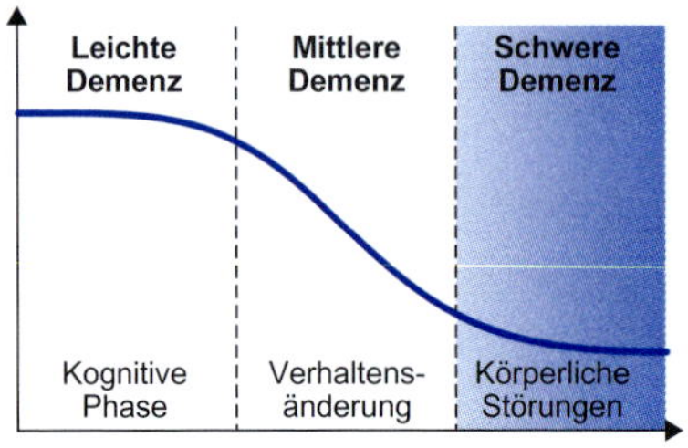

Abb. 2.15 Schwere Demenz [V492]

Kennzeichnend für die letzte Phase der Alzheimer-Krankheit sind körperlich-neurologische Symptome. Zunächst treten Gangstörungen auf, die später in eine Gangunfähigkeit oder wiederholte Stürze münden. Zumeist verlassen die Betroffenen ihren Stammplatz nicht mehr selbstständig und müssen begleitet werden. Später treten Störungen im Bereich der Koordination und des Lagesinns auf, sodass das freie Sitzen schwer fällt. In letzter Konsequenz kommt es bei den Betroffenen zur Bettlägerigkeit, die vielfach mit schweren Kontrakturbildungen verbunden ist. Erschwerend ist in dieser Phase die Nahrungsaufnahme vermindert, beginnend mit Geschmacks- und Geruchsstörungen bis hin zu schweren Schluckstörungen.

Die Betroffenen sprechen oft nur noch in Einwortsätzen, zuletzt nur noch in Bruchstücken, die sie vielfach wiederholen und dabei teilweise auch schreien. Dabei fällt es den Angehörigen zunehmend schwerer, die Bedürfnisse des Betroffenen zu erahnen. Die emotionale Bindung und der Körperkontakt gewinnen in diesem Stadium als Kommunikationsmittel an Bedeutung.

2.4 Demenz und Palliativmedizin

Palliativmedizin

= Behandlung von Patienten mit einer nicht heilbaren, progredienten und weit fortgeschrittenen Erkrankung mit begrenzter Lebenserwartung. Hauptziel der Begleitung ist der Erhalt von Lebensqualität.

Nach Definition der Deutschen Gesellschaft für Palliativmedizin ist die Demenz als eine palliative Erkrankung im engeren Sinn zu verstehen. Anders als z. B. Tumorkranke unterscheidet sie sich jedoch in Dauer, Verlauf, Eintritt und Teilhabe des Betroffenen an dem Sterbeprozess.

„Die palliative Versorgung Demenzkranker ist als Prozess zu sehen, der die immer wiederkehrende und sich im Lauf der Erkrankung verändernde Festlegung der Pflege- und Behandlungsziele erfordert." ([5])

Im Vergleich zur nicht dementen Normalbevölkerung weisen demenzerkrankte Personen unabhängig vom altersspezifischen Todesrisiko eine 2- bis 5-fach höhere Sterberate und insgesamt eine verkürzte Lebenserwartung auf. Nicht sicher zuordenbar ist, woran man bei Demenz eigentlich stirbt. Noch schwieriger als bei anderen palliativen Erkrankungsbildern gestaltet sich die Frage nach dem Zeitpunkt des Eintritts in den Sterbeprozess. Mögliche Anzeichen sind Bewusstseinsstörung oder die Verweigerung der Nahrungsaufnahme.

Kontakt und Informationen

Deutsche Gesellschaft für Palliativmedizin (DGP): www.dgpalliativmedizin.de

2.4.1 Ziele und Besonderheiten

Ziele aus dem Blickwinkel einer palliativen Versorgung

- Verbesserung der Lebensqualität von Patienten und deren Familien
- Vorbeugung und Linderung des Leidens
- Frühzeitiges Erkennen und Behandeln von Schmerzen und körperlichen Symptomen
- Begleitung in psychischer wie spiritueller Sicht

Spezielle Problemfelder bei Demenz

- Sterbeverlauf (➤ Abb. 2.16)
- Ernährungsfragen (z. B. PEG: ja oder nein)
- Umgang mit Infektionen
- Reanimation (kardiopulmonale Reanimation, CPR)
- Umgang mit Schmerzen ➤ Kap. 2.5
- Einschränkung des maßgeblichen Willens

2.4.2 Sterbeverlauf

Demenzkranke Menschen können prinzipiell in jedem Stadium ihrer Erkrankung versterben, in der Mehrzahl der Fälle aber mit Eintritt der Bettlägerigkeit. Häufigste Todesursache für die Gesamtgruppe demenzerkrankter Menschen ist die Pneumonie (ca. 40 %), nachfolgend ischämische Herzerkrankungen (25 %), mit jedoch deutlichem Unterschied zwischen Alzheimer-Demenz und vaskulärer Demenz. Während bei vaskulärer Demenz fast jeder zweite Betroffene an einer Pneumonie verstirbt, sind dies bei der Alzheimer-Demenz nur 5 %.

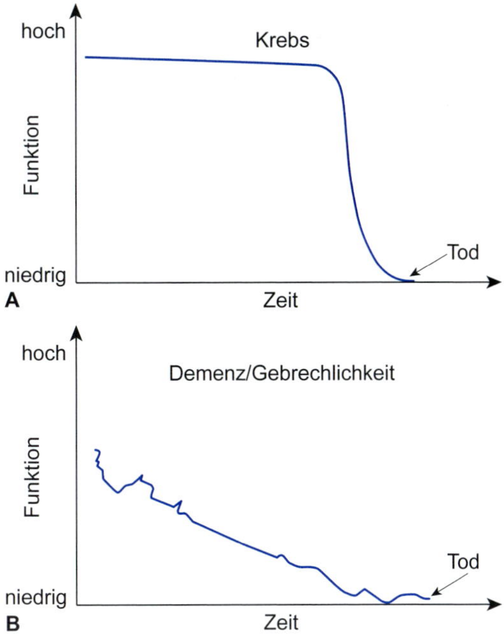

Abb. 2.16 Sterbeverlauf bei Demenz- und Tumorpatienten [L143]

Woran stirbt man bei Demenz?

Trotz des fortschreitenden Zellzerfalls der Gehirnsubstanz bei Alzheimer-Demenz führt dieser nicht direkt zum Versterben.
Aufgrund der zunehmenden Bettlägerigkeit, motorischen Schwäche und der Reduktion der Immunabwehr steigert sich vielmehr das Risiko für schwere Infektionen und den Zusammenbruch des Kreislaufsystems.

Wie das Sterben verläuft (📖 [2])

- Ruhebedürfnis und Rückzug
- Kein Essen und Trinken, fehlendes Hungergefühl
- Kaum Ausscheidungen, fehlende Entgiftung im Gehirn
- Konzentration des Kreislaufs auf innere Organe
- Blässe
- Rasselnder Atem, Schnappatmung
- Herzstillstand und Tod
- Unspezifische Symptome können Hinweise auf den kommenden Eintritt in den Sterbeprozess andeuten. So finden sich bis zu einen Monat vor dem Tod gehäuft Fieber, Dekubitalgeschwüre, Ödeme oder Schmerzen.

Medizinische Komplikationen im Krankheitsverlauf

In der Einschätzung notwendiger medizinischer und pflegerischer Maßnahmen gelten bei demenzerkrankten Menschen die gleichen Grundsätze wie bei nicht dementen älteren Menschen. Problematisch ist neben der Gefahr einer passiven Grundhaltung – „das lohnt sich doch nicht mehr" – vor allem das Dilemma der eingeschränkten Kommunikation und des häufig fehlenden Wissens um den maßgeblichen Willen.

Grundsätzliche Fragen sind:

- Ist der Krankheitszustand potenziell reversibel?
- Dient die Maßnahme der Verbesserung der Lebensqualität?
- Dient die Maßnahme einer verlängerten Lebenserwartung?
- Ist die Maßnahme dem Betroffenen zumutbar?
- Führt ein Unterlassen der Maßnahme potenziell zum Einleiten des Sterbeprozess?

Im Wesentlichen stellen sich diese Fragen bei:

- Chirurgischen Eingriffen/Operationen
- Assistierter/künstlicher Ernährung
- Antibiotika-Gaben
- Kardiopulmonaler Wiederbelebung

Ernährung

Die mangelnde Nahrungs- und Flüssigkeitsaufnahme ist anders als in anderen palliativen Prozessen bei Menschen mit Demenz im fortgeschrittenen Stadium ein häufiges Problem und darf nicht automatisch mit dem Sterbeprozess gleichgesetzt werden. Die Entscheidung zwischen assistierter Ernährung, z. B. über eine PEG, und vielen anderen ernährungsfördernden Maßnahmen bedarf einer sorgfältigen Abwägung, unter Umständen auch unter Hinzuziehung aller an der Pflege und Versorgung Beteiligten. Für die Annahme, dass Patienten von einer Ernährungstherapie über PEG hinsichtlich Überlebenszeit, Mangelernährung oder dem Risiko einer Aspirationspneumonie profitieren, fehlen die Belege.

Mundtrockenheit und Durst werden dagegen häufig als quälend erlebt, auch wenn ältere Menschen im Vergleich zu jüngeren längere Phasen von Flüssigkeitsmangel kompensieren können. Eine regelmäßige Mundpflege oder palliative subkutane Infusionen können den Durst lindern. Nach Eintritt des eigentlichen Sterbeprozesses hat der Verzicht auf eine assistierte Ernährungs- oder Flüssigkeitsgabe über die „Austrocknung" aber auch Vorteile. Der Ausstoß von endogenen Opiaten und der Mangel an Nahrung bewirken eine Schmerzsenkung, Euphorisierung, Sedierung, Reduktion von Urin und Lungensekret und weniger Ödembildungen (📖 [8]).

Umgang mit Infektionen

Die Pneumonie gehört zu den häufigsten Todesursachen bei demenzerkrankten Menschen. Dabei liegt die Erkrankungshäufigkeit bei Bewohnern von Altenhilfeeinrichtungen fast fünfmal so hoch wie in der häuslichen Umgebung. Problematisch sind neben den nosokomialen Infektionen die häufig unspezifischen Symptome und die fehlende Kommunikation mit dem Betroffenen.

Schwere Infektionen führen häufiger zu Krankenhausaufenthalten, die wiederum für sich ein erhöhtes Risiko für den demenzerkrankten Menschen darstellen.

Ob Antibiotikatherapien einen wesentlichen Einfluss auf eine verlängerte Lebenserwartung haben, ist ungeklärt. Im Umkehrschluss führt aber auch der Verzicht nicht zu einer Entscheidung über Leben oder Tod. Eine angemessene Therapie kann jedoch ein Leiden der Betroffenen, z. B. bei Harnwegsinfekten, unmittelbar vermindern.

2.4.3 Sterben, Tod und Trauer

Der Umgang mit Tod und Sterben ist Teil der Pflege. Gerade in der Versorgung demenzerkrankter Menschen bestehen Besonderheiten:

- Abschied nach langjähriger Begleitung und Aufbau enger Beziehungen
- Tod als Abschluss oder Erleichterung schwieriger Pflegeprozesse
- Pflegedilemma: Gute Pflege und Verhinderung von Komplikationen bedeuten zwangsläufig Begleitung in eine schwere Pflegebedürftigkeit
- Umgang mit Würde bei schweren Verhaltensänderungen und psychischen Symptomen
- Fehlende Zeit für ausreichenden Abschied und postmortale Phase
- Gemeinschaftliches Erinnern als wesentlicher Gedanke der palliativen Medizin ist erschwert aufgrund Gedächtnisstörung und eingeschränkter Kommunikation
- Formulierung des maßgeblichen Willens, wenn überhaupt bekannt, liegt oftmals Monate oder gar Jahre zurück

Gerade in stationären Pflegeeinrichtungen empfehlen sich, auch zum Schutz vor eigenen psychischen Folgen, Supervision oder Fallbesprechungen. Diese sind oft gut etabliert bei Verhaltensauffälligkeiten oder psychischen Problemfällen, weniger aber in der Vorbereitung oder Nachbetrachtung von Sterbefällen.

Ethische Fallkonferenzen können bei der Einschätzung pflegerischer Maßnahmen und der Beurteilung des Sterbeprozesses helfen.

Wichtig ist es, sich dabei Zeit für die Begleitung zu nehmen, mit ausreichenden Personalressourcen und dem Erarbeiten von eigenen und institutionellen Sterberitualen.

2.5 Demenz und Schmerz

Schmerz

= unangenehmes Sinnes- oder Gefühlserlebnis, das mit tatsächlicher oder potenzieller Gewebeschädigung einhergeht oder von betroffenen Personen so beschrieben wird, als wäre eine solche Gewebeschädigung die Ursache (📖 [10]).

50–86 % aller alten Menschen leiden unter Schmerzen. In vielen Studien ergibt sich aber gerade in den Alten- und Pflegeheimen eine Unterversorgung der Bewohner mit Schmerzmitteln. Dies liegt zum einen an einer realen Unterversorgung bzw. fehlenden Diagnostik, zum anderen an der veränderten Schmerzwahrnehmung und Schmerzpräsentation. In fortgeschritteneren Demenzphasen erhalten Betroffene weniger Schmerztherapie oder – z. B. nach Oberschenkelhalsfraktur – dreimal weniger Morphinäquivalent wie Menschen ohne Demenz.

Aus Forschungen zur mimischen Präsentation ist ersichtlich, dass demenzkranke Menschen anders als früher vermutet wohl genauso unter Schmerzen leiden.

Schmerzpräsentation

Hauptproblem stellt dabei die veränderte Schmerzpräsentation demenzerkrankter Menschen in mittleren und schweren Stadien dar (MMST < 15):

- Kein Verlass auf subjektive Selbsteinschätzung
- Kognitiv orientierte Skalen wie die Numerische Ratingskala (NRS) mit Angabe der Schmerzstärke anhand von Werten von 0–10 sind unbrauchbar
- Bewertung des subjektiv erlebten Verlaufs aufgrund von Gedächtnisproblemen nicht möglich
- Kommunikation bei Bewusstseinsstörung oder Sprech-/Sprachstörung eingeschränkt
- Vorrangig emotional/motorische „Antwort“ auf Schmerz (Weinen, Angst, Unruhe, Gereiztheit)

Der behandelnde Arzt ist somit auf die Fremdeinschätzung von Pflegenden oder Angehörigen angewiesen, was der Grundhaltung von Schmerztherapeuten, sich nur auf die subjektive Schmerzwahrnehmung des Betroffenen zu verlassen, scheinbar widerspricht.

Maskierte Schmerzsymptomatik

Bei psychischen Veränderungen, Verhaltensauffälligkeiten oder anderen abweichenden Beobachtungen immer auch die Möglichkeit einer versteckten bzw. **maskierten Schmerzsymptomatik** denken, ggf. mit dem behandelnden Arzt eine schmerztherapeutische Behandlung als Behandlungsversuch erwägen.

Indirekte Schmerzzeichen bei Demenz

- Grimassieren
- Wort-/Satzwiederholungen
- Stöhnen, Jammern
- Schreien, Weinen, Angst, Unruhe
- Verhaltensänderungen, abweisendes Verhalten
- Apathie oder Nahrungsverweigerung
- Störung des Schlaf-Wach-Rhythmus
- Halluzinationen, Delir
- Bewegungseinschränkung
- Berührungsempfindlichkeit

Instrumente zur Schmerzerfassung

➤ Kap. 4.2.5 Schmerzbeurteilung

Medikamentöse Schmerzbehandlung

Nach Ausschluss möglicher schmerzauslösender Ursachen, die durch nichtmedikamentöse Maßnahmen ausreichend behandelbar wären, wird aufgrund der oben geschilderten Problematik der Schmerzpräsentation im Zweifelsfall ein Schmerzmittel als therapeutischer Versuch eingesetzt. Hier empfehlen sich zunächst Nichtopioide wie Acetylsalicylsäure, Paracetamol, Ibuprofen, Metamizol oder Flupiritin, unter Berücksichtigung angepasster Dosisintervalle, um Unter- oder Überdosierung zu vermeiden.

Opioide

Opioide sind gleich wirksam wie bei Jüngeren; empfohlen werden eine niedrigere Anfangsdosierung sowie die langsame Dosissteigerung! Für „Schmerzpflaster" gilt:

- Dosisintervalle teilweise länger, damit Gefahr der Überdosierung
- Demenzpatienten mit Handhabung überfordert

Koanalgetika

Koanalgetika sind Medikamente, die nicht primär zur Schmerztherapie entwickelt wurden, aber gerade bei chronischen Schmerzen oder speziellen Schmerzformen (Polyneuropathie) eingesetzt werden:

- Antidepressiva (Mirtazapin, Amitriptyllin, Duloxetin)
- Antiepileptika (Carbamazepin, Gabapentin, Pregabalin, Clonazepam)

Die Dosisanpassung erfolgt langsam; niedrigere Dosierungen anstreben.

LITERATUR

1. Alzheimer's Association: Sex and intimate relationships. Aus: https://www.alzheimers.org.uk/info/20029/daily_living/12/sex_and_intimate_relationships/2 (letzter Zugriff: 24.10.2017).
2. Bayer J. Biologie des Todes. WDR, 18.11.2012. Aus: www.daserste.de/information/wissen-kultur/w-wie-wissen/sendung/2012/sterben-102.html (letzter Zugriff: 24.10.2017).
3. Brodaty H, Draper BM, Low L-F. Behavioural and psychological symptoms of dementia: a seventiered model of service delivery. Medical Journal of Australia 2003; 178: 231–223.
4. Cohen-Mansfield J. Agitated behaviors in the elderly. Preliminary results in the cognitively deteriorated. Journal of the American Geriatrics Society 1986; 34: 722–727.
5. Deutsche Gesellschaft für Palliativmedizin e. V. Palliativer Versorgungsbedarf bei demenziell Erkrankten Arbeitspapier der DGP-AG „Palliativmedizin für Nicht-Tumorpatienten", 4.11.2008.
6. Becker F, Ficker J, Fietze I, Geisler P, Happe S. Nicht-erholsamer Schlaf/Schlafstörungen S3-Leitlinie der Deutschen Gesellschaft für Schlafforschung und Schlafmedizin (DGSM). Somnologie 2009: 4–160.
7. Hall GR. Chronic dementia: challenges in feeding the patient. Journal of Gerontological Nursing 1994; 15: 16–20.
8. Kolb C. Nahrungsverweigerung bei an Demenz erkrankten Menschen: Im Dilemma von Fürsorge und Autonomie. Pflege Z 2009; 62 (2): 72–75.
9. Lind S. Umgang mit Demenz, Wissenschaftliche Grundlagen und praktische Methoden. Stuttgart: Paul-Lempp-Stiftung, 2000.
10. Merskey H, Bogduk N. Classification of chronic pain. In: IASP Task Force on Taxonomy. Part III: Pain terms, a current list with definitions and notes on usage. 2nd ed. Seattle: IASP Press, 1994. p. 209–214.

KAPITEL

3

Ulrich Kastner

Demenzformen

3.1 Primäre Demenzformen

Das Demenzsyndrom wird in primäre und sekundäre Demenzformen unterschieden. Sekundäre Demenzen (➤ Kap. 3.3) sind Folgen anderer Krankheitsbilder, Vergiftungen oder Mangelzustände.

Die primären Demenzformen (➤ Abb. 3.1) lassen sich in degenerative *(fortschreitende)* und nichtdegenerative *(nicht fortschreitende)* Formen unterscheiden. Entscheidend ist dabei, ob der Abbauprozess des Gehirns sich kontinuierlich verstärkt oder ob eine einmalige Schädigung vorlag.

3.1.1 Degenerative Demenzen

Zu den **degenerativen Demenzen** (➤ Kap. 3.1.3) gehören:

- Alzheimer-Krankheit
- Vaskuläre Demenz
- Frontotemporale Demenz
- Lewy-Körperchen-Demenz
- Demenz bei Morbus Parkinson

Diese Unterformen machen über 80 % aller Demenzerkrankungen aus. Seltenere Formen sind die Demenz bei Chorea Huntington oder Prionen-Erkrankungen, wie die Creutzfeld-Jacob-Erkrankung.

3.1.2 Nichtdegenerative Demenzen

Ursachen für nichtgenerative Demenzen sind:

- Hirntumor
- Schädel-Hirn-Trauma
- Hydrozephalus
- Gefäßentzündungen

Werden diese Demenzen rechtzeitig erkannt, sind sie teilweise heilbar oder es kann zumindest der Schweregrad der Demenz gebessert werden bzw. die Demenz schreitet nicht weiter voran.

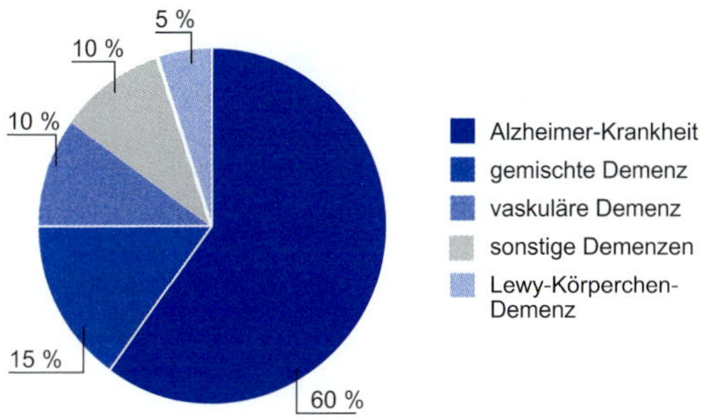

Abb. 3.1 Demenzformen und Häufigkeiten, mod. nach Nagy et al. ([2]) [V492]

3.1.3 Spezielle Krankheitsbilder

Alzheimer-Krankheit

Kennzeichen der Alzheimer-Krankheit

- Langsam schleichender Krankheitsverlauf
- Krankheitsbeginn mit Merkfähigkeits- und Wortfindungsstörungen
- Hinzutreten von Verhaltensstörungen und psychischen Veränderungen
- Auftreten von körperlichen Symptomen, z. B. Gangstörung, Schluckbeschwerden oder Bettlägerigkeit

Risikofaktor

Wichtigster Risikofaktor der Alzheimer-Krankheit ist das Alter.

FALLBEISPIEL

Alzheimer-Krankheit

Erste Veränderungen hatte die Ehefrau von Herrn B. zunächst gar nicht wahrgenommen, bis ihre Kinder sie darauf hingewiesen hatten. Ihr Mann hatte mehrfach Banküberweisungen getätigt, die eigentlich bereits erledigt waren; dafür hatte er andere Rechnungen nicht beglichen. Einmal fand er den geparkten Wagen in der Stadt nicht mehr wieder und war dann mit der Bahn nach Hause gekommen. Im Alltag störte Frau B. vor allem die Inaktivität ihres Mannes. Aufgaben im Haushalt begriff er nicht, die Gartenarbeit erledigte er nicht wie gewohnt und auch den Männerchor sowie den Kegelverein besuchte er nicht mehr. Immer wieder stockte er im Gespräch und suchte nach den richtigen Worten. Die ganze Tragweite erkannte Frau B. schließlich, als ihr Mann sie nach dem Besuch des Sohnes fragte, was der junge Mann bei ihnen gewollt habe.

Die Alzheimer-Krankheit wird in einen Typ mit frühem Beginn (< 65 Jahre) und einen Typ mit spätem Beginn (> 65 Jahren) unterteilt. Mit Anstieg des durchschnittlichen Lebensalters erhöht sich der Anteil der Neuerkrankten im höheren Alter deutlich. In vielen Fällen verläuft die Erkrankung bei älteren Betroffenen dabei weit weniger rasant als in jungen Jahren.

Ursachen

Die Ursachen der Alzheimer-Krankheit wurden bis heute nicht ausreichend erforscht. Die Veränderungen im Gehirn sind hingegen exakt beschrieben. Eiweißablagerungen an den Nervenzellen im Gehirn, sog. amyloide Plaques, führen wahrscheinlich zu einem Funktionsverlust und nachfolgendem Absterben der Gehirnzellen. Diese amyloiden Plaques breiten sich langsam aus, beginnend im limbischen System, in der Hippokampusregion und anschließend im Temporallappen des Gehirns (➤ Abb. 3.2). Später breitet sich die Erkrankung langsam über das gesamte Gehirn aus. Eine weitere Veränderung stellen die neurofibrillären Bündel dar (➤ Abb. 3.3). Sie sind aller Wahrscheinlichkeit nach die eigentliche pathologische Veränderung der Alzheimer-Krankheit. Vergleichbar mit „verklebten Spaghetti" führen sie zum Funktionsverlust der Nervenzellen in den oben beschriebenen Regionen (➤ Abb. 3.4). Ob nun die amyloiden Plaques Krankheitsursache oder eventuell Reaktionen des Gehirns auf die Bildung der neurofibrillären Bündel sind, wird aktuell wissenschaftlich diskutiert, ebenso, welche dieser Veränderungen das Ziel kurativer Therapieansätze sein soll.

Die Alzheimer-Krankheit tritt in der Regel spontan auf, jedoch sind auch familiäre Häufungen bekannt und Familien, bei denen eine Vererbung diskutiert wird. Der Anteil der spontanen Krankheitsfälle beträgt nach aktuellem Wissensstand fast 90 %.

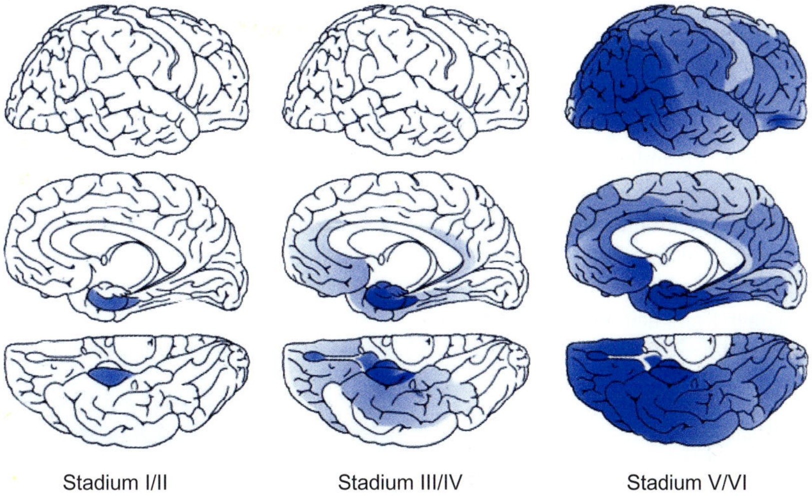

Abb. 3.2 Ausbreitung der pathologischen Veränderungen im Gehirn und Funktionen des Gehirns nach Braak [S007–1–22]

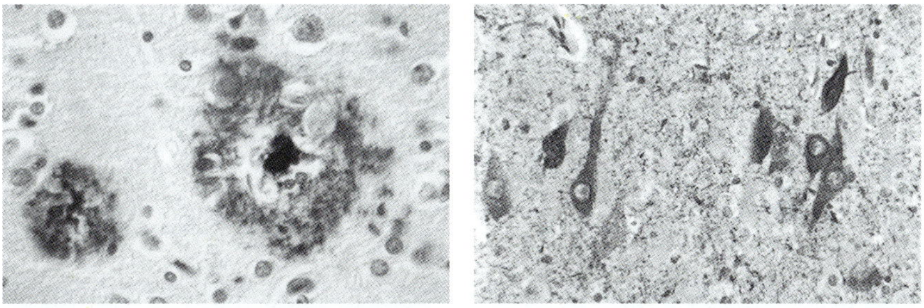

Abb. 3.3 Morbus Alzheimer [R175]
Links: Neuritische (senile) Plaque. Im Zentrum sieht man den Amyloidkern. Immunhistochemische Darstellung mit einem Antikörper gegen βA4-Amyloid.
Rechts: Zahlreiche Neuronen mit Zytoskelettaggregaten (Alzheimer-Fibrillen-Veränderungen = „Tangles") im Perikaryon. Immunhistochemische Darstellung mit einem Antikörper gegen Tau-Protein.

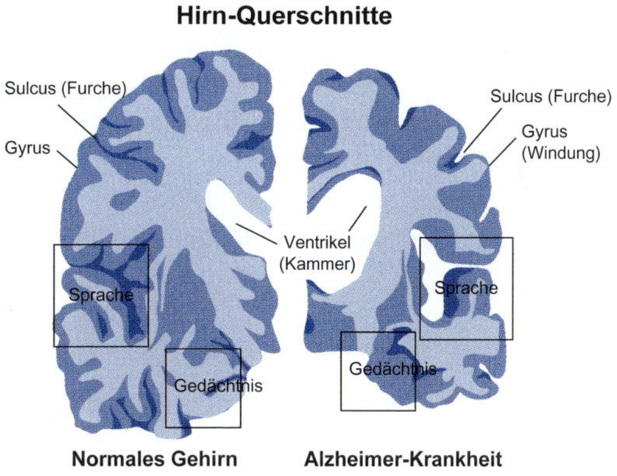

Abb. 3.4 Gehirn von Alzheimer-Betroffenen im Vergleich zum normalen Gehirn [V492]

In der Entstehung der Alzheimer-Krankheit werden seit Jahren Risikofaktoren diskutiert (➤ Kap. 5.4.1) und es häufen sich die Hinweise, dass zwischen der Alzheimer-Erkrankung und mikroangiopathischen Veränderungen ein direkter Zusammenhang bestehen könnte. Bis auf die allgemeine Prophylaxe (➤ Kap. 5.4.3) konnte aber bislang noch keine Therapie entwickelt werden, die das Auftreten der Alzheimer-Krankheit im Vorfeld verhindern könnte.

Symptomverlauf

Da sich der Prozess immer in der gleichen Weise ausbreitet, kommt es zu einem typischen und damit unverwechselbaren Symptomverlauf der Alzheimer-Krankheit:

- Zunächst führen die pathologischen Veränderungen zu Störungen der Emotion.
- Anschließend lassen die Merkfähigkeit, das Gedächtnis und dann die sprachlichen und die motorischen Fähigkeiten des Betroffenen nach.
- Später kommt es zu Inkontinenz, Bewegungsstörungen und letztlich ist auch die Nahrungsaufnahme beeinträchtigt (➤ Kap. 2.3).
- Die Alzheimer-Krankheit ist eine progrediente Erkrankung, die letztendlich tödlich verläuft.
- Betroffene versterben zumeist an Sekundärerkrankungen wie Infektionen, bei verbesserter internistischer Therapie zunehmend auch an den Folgen der verminderten Nahrungs- und Flüssigkeitsaufnahme.
- Die Therapie zielt vor allem auf die Progressionsverzögerung und die Symptomreduktion ab (➤ Kap. 5).

Vaskuläre (gefäßbedingte) Demenz

Kennzeichen der vaskulären Demenz

- Plötzlicher Beginn
- Stufenhafter Verlauf
- Zeitlicher Zusammenhang mit einem Schlaganfall

Risikofaktoren

Risikofaktoren sind Bluthochdruck und Diabetes mellitus.

FALLBEISPIEL

Vaskuläre Demenz

Die Angehörigen von Frau S. konnten die ersten Veränderungen ihrer Mutter sehr genau an einem bestimmten Ereignis festmachen. Nach dem Weihnachtsfest im Jahr 2002 war es zu einer plötzlichen Gangunsicherheit gekommen und die Sprache von Frau S. klang verwaschen. Bereits nach wenigen Tagen, so berichteten die Angehörigen, habe Frau S. sich damals wieder gut erholt und zeigte keine wesentlichen Symptome mehr – bis auf eine Veränderung des Kurzzeitgedächtnisses. Seitdem fiel auf, dass Frau S. immer dann, wenn sie erwachte, deutlich verwirrter erschien und erst nach dem Morgenkaffee „in die Gänge kam". Nach einer Hüftoperation vor fünf Jahren sei sie tagelang verwirrt gewesen, habe ihre Angehörigen nicht mehr erkannt und Tiere im Zimmer gesehen. Nun sei es vor einem halben Jahr plötzlich erneut zu einer weiteren psychischen Verschlechterung gekommen, nachdem sich der Zustand von Frau S. im Vorfeld sogar über Monate hinweg leicht gebessert hatte.

Die vaskuläre Demenz stellt nach der Alzheimer-Krankheit die zweithäufigste Demenzform dar. In der Regel kommt es im Zusammenhang mit einer Ischämie und dem daraus resultierenden Schlaganfall (Apoplex) zu kognitiven Veränderungen des Betroffenen, die häufig von Dauer sind.

Aber auch die längerfristige Schädigung durch mikroangiopathische Veränderungen (z. B. bei Diabetes mellitus) kann eine demenzielle Symptomatik bewirken.

Ischämie

= Unterversorgung des Gehirns aufgrund einer mangelnden Blutzufuhr, die dann zum Absterben von Zellen führen kann **(Infarkt).** Ausgelöst wird ein ischämisches Ereignis durch Verschluss der blutzuführenden Gefäße oder eine mangelhafte Kreislaufsituation.

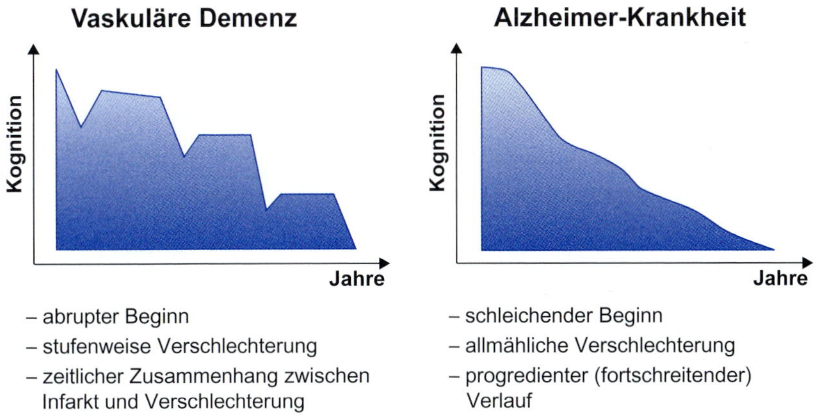

Abb. 3.5 Unterschied vaskuläre Demenz – Alzheimer-Krankheit (📖 [1]) [V492]

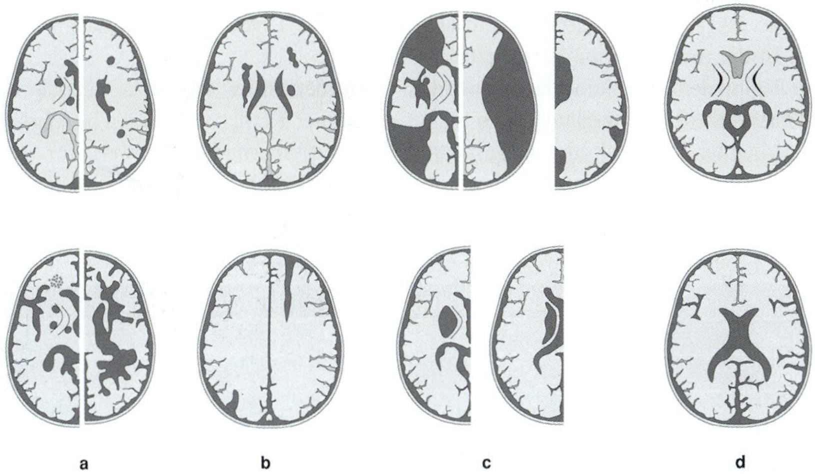

Abb. 3.6 Vaskuläre Demenz – schematische Formen von Durchblutungsstörungen in der Computertomografie des Großhirns (nach Ringelstein) [R132]
a) Die zerebrale Mikroangiopathie führt zum Status lacunaris mit multiplen kleinen subkortikalen Infarkten oder einer sog. subkortikalen arteriosklerotischen Enzephalopathie.
b) Hämodynamisch verursachte Grenzzoneninfarkte bei Makroangiopathie
c) Territoriale Infarkte durch thrombembolische Verschlüsse
d) Bilaterale symmetrische Ischämien nach globaler hypoxischer Hirnschädigung

Im Vergleich zur Alzheimer-Krankheit beginnt die vaskuläre Demenz meist plötzlich, zumeist nach einem Hirninfarkt (➤ Abb. 3.5). Der weitere Verlauf ist gekennzeichnet durch eine stufenhafte Verschlechterung im Zusammenhang mit weiteren ischämischen Ereignissen. Das heißt, der Blutfluss im Gehirn wird erneut unterbrochen, z. B. durch einen erneuten Schlaganfall, was die Demenzsymptome wiederum verstärkt (➤ Abb. 3.6). Häufig stabilisiert sich der Zustand der Betroffenen phasenweise auch ohne Behandlung oder bessert sich sogar. Diese Situation kann sich jedoch wiederum plötzlich verschlechtern. Die vaskuläre Demenz von der Alzheimer-Demenz aufgrund der psychischen Symptome zu unterscheiden, ist in der Regel nicht möglich. Allerdings treten bei der vaskulären Demenz die neurologischen Symptome sowie Gangstörungen und Inkontinenz häufiger und früher auf (➤ Tab. 3.1).

Die Diagnostik der vaskulären Demenz stützt sich vor allem auf eine Bildgebung des Gehirns, bei der im CCT ein Infarkt erkennbar ist. Weiterhin wichtig zur Diagnose ist die Anamnese, in der ein plötzlicher Beginn der Erkrankung deutlich wird. Im fortgeschrittenen Verlauf lassen sich die Alzheimer-Krankheit und die vaskuläre Demenz jedoch nicht mehr sicher unterscheiden – man spricht von einer gemischten Demenz.

Verschiedene Formen vaskulärer Schädigungen des Gehirns

- Multiinfarktdemenz
- Strategische Infarkte (kleine, einzelne Infarkte mit weitreichender Auswirkung)
- Multiple lakunäre Infarkte
- Subkortikale arteriosklerotische Enzephalopathie (SAE oder Morbus Binswanger)
- Vaskuläre Demenz aufgrund einer zerebralen Blutung
- Zerebrale Angiopathien
- Mischformen aus Alzheimer-Krankheit und vaskulärer Demenz

Die therapeutischen Möglichkeiten bei Betroffenen mit vaskulären Veränderungen sind begrenzt und richten sich zum einen auf die Risikoreduktion hinsichtlich weiterer vaskulärer Schäden. Bei teilweise heftigen und plötzlichen psychischen Veränderungen mit Halluzinationen oder starker Unruhe im Sinne eines akuten Verwirrtheitszustands sind zum anderen auch begleitende Psychopharmaka-Gaben notwendig.

Antidementiva aus dem Bereich der Alzheimer-Krankheit konnten bislang keinen ausreichenden Nachweis für eine Wirksamkeit im Bereich der vaskulären

Tab. 3.1 Differenzierung vaskuläre Demenz und Alzheimer-Krankheit

	Vaskuläre Demenz	Alzheimer-Krankheit
Beginn	Plötzlich	Schleichend
Verlauf	Langsam, stufenhaft	Konstant verschlechternd
Neurologische Symptome	Fokalzeichen	Fehlend
Gedächtnis	Leicht beeinträchtigt	Früh und schwer beeinträchtigt
Exekutivfunktionen	Früh und schwerer gestört	Spät beeinträchtigt
Demenztyp	Subkortikal	Kortikal
Bildgebung	Infarkt oder Läsionen	Normal oder Hippokampusatrophie
Gangbild	Früh gestört	Normal
Kardiovaskuläre Anamnese	TIA, Schlaganfall, Risikofaktoren	Wenig auffällig

Demenz erbringen und werden vor allem bei Mischformen von Alzheimer-Krankheit und vaskulären Veränderungen eingesetzt.

Medikamente bei vaskulärer Demenz

- Cholinesterase-Hemmer → nur bei Hinweisen auf Mischtyp
- Vasodilatatoren (z. B. Nifedipin, β-Blocker) → fraglicher Effekt
- Kalzium-Kanal-Blocker (z. B. Nimodipin) → leichte Verbesserung
- Memantin → mittelschwere und schwere Demenz, eingeschränkte Zulassung nur bei Alzheimer-Krankheit
- Nootropika (z. B. Piracetam) → leichte Besserung bei Multiinfarktdemenz
- Antikoagulanzien (z. B. Aspirin®) → Stabilisierung, Risikoreduktion für Reinfarkt

Frontotemporale Demenz (FTD)

Kennzeichen der frontotemporalen Demenz

- Deutliche Verhaltensänderungen
- Verhaltensstörungen treten zeitlich vor kognitiven Störungen auf
- Frontalhirn-Veränderung im CCT
- Enthemmung, Aggressivität, psychische Störungen

FALLBEISPIEL

Frontotemporale Demenz

Frau M. war vor fünf Jahren in das Altenheim eingezogen. Grund für die Aufnahme war, dass sie oft stundenlang zwischen Wohnzimmer und Esszimmer hin und her lief, ohne zu wissen, was sie in einem der beiden Räume wollte. Ihr Gedächtnis schien jedoch unverändert: Jede neue Pflegekraft kannte sie schnell beim Namen und erinnerte sich auch an kleinste Vorkommnisse im Wohnbereich. Im weiteren Verlauf zeigte sie zunehmend Verhaltensauffälligkeiten; so setzte sie sich z. B. pünktlich um 11:00 Uhr auf ihren Gehwagen vor die Tür der Zentralküche und ließ sich auch durch das Küchenpersonal nicht verdrängen, wenn sie im Weg stand. Frau M. musste von den Pflegenden in den Wohnbereich geführt werden, um kurz danach wieder vor der Küchentür zu stehen. Auch schaute sie aus ihrem Fenster den Arbeitern auf einer nahe gelegenen Baustelle oft stundenlang zu. Meist war sie dabei jedoch unbekleidet, aber ohne jede Scham gegenüber den Arbeitern. Nachdem Frau M. plötzlich nicht mehr sprechen konnte, wurde ein Schlaganfall vermutet und ein CCT durchgeführt. Im CCT zeigte sich jedoch ein ausgeprägter Hirntumor, der einen großen Bereich des Frontalhirns verdrängte (➤ Abb. 3.7, ➤ Abb. 3.8).

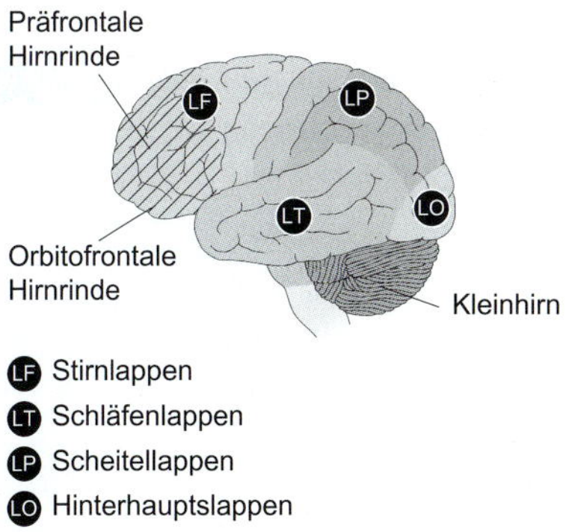

Abb. 3.7 Frontotemporale Demenz schematisch [L190]

Unter einer frontotemporalen Demenz (FTD) versteht man eine Demenz, die durch eine Veränderung des **Vorderhirnbereichs** gekennzeichnet ist. Die Ursachen der Veränderung können dabei unterschiedlich sein, z. B. Durchblutungsstörungen, Hirntumoren oder Entzündungen. Typisch im Vergleich zur Alzheimer-Krankheit sind bei der frontotemporalen Demenz die früh auftretenden psychischen Veränderungen. Kognitive Symptome wie z. B. Gedächtnisstörungen sind zu Beginn der Erkrankung hingegen seltener. Häufig kommt es bei Menschen mit einer fronto-

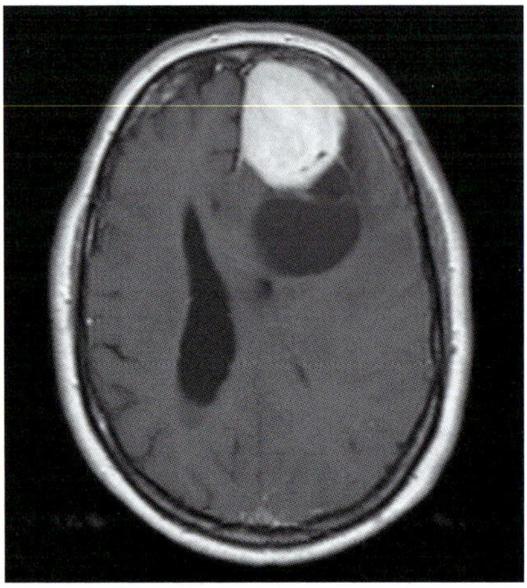

Abb. 3.8 Tumor im Frontalhirn [R132]

temporalen Demenz dadurch zu Fehldiagnosen, sodass ihnen Krankheiten wie Persönlichkeitsstörungen, Psychosen, Schizophrenie oder Depressionen zugeschrieben werden.

Sonderformen der frontotemporalen Demenzformen sind die **aphasischen Demenzen,** die durch eine frühe Störung der Sprache gekennzeichnet sind.

- Die Betroffenen fallen meist durch unangemessenes Verhalten, Distanzlosigkeit, veränderte Essgewohnheiten oder stereotypes Verhalten auf.
- Zumeist fehlt eine Krankheitseinsicht.
- Oft ist aufgrund der Symptomatik eine stationäre psychiatrische Behandlung notwendig.
- In Altenpflegeeinrichtungen und in der häuslichen Umgebung führt das Verhalten von Menschen mit einer frontotemporalen Demenz oft zu schweren Konflikten, aber auch – aufgrund des gut erhaltenen Gedächtnisses und anderer kognitiver Leistungen – zu Über- oder Fehleinschätzungen des Betroffenen.
- Eine Unterform der frontotemporalen Demenzen ist der Morbus Pick. Diese Erkrankungsform tritt bereits in jungen Jahren auf und zeigt eine familiäre Häufung.
- Andere Verlaufsformen der FTD zeigen im Anfangsstadium nur sprachliche Auffälligkeiten (**semantische Demenz** oder **progressive Aphasie**), sind aber nur schwer von der Alzheimer-Krankheit zu unterscheiden.
- Der Schwerpunkt der Therapie liegt in der Behandlung der psychischen Symptome und Verhaltensänderungen, eine ursächliche Therapie besteht nicht.

Lewy-Körperchen-Demenz (LBD)

Kennzeichen der Lewy-Körperchen-Demenz

- Wiederholte Stürze unklarer Ursache
- Leichtes Parkinson-Syndrom
- Demenzsyndrom (➤ Kap. 2.1)
- Szenische optische Halluzinationen
- Wechselnder Verlauf
- Unverträglichkeit von Neuroleptika

FALLBEISPIEL

Lewy-Körperchen-Demenz

Herr F. war bereits seit längerer Zeit im Gehen eingeschränkt. Die Familie hatte dies vor allem auf sein Alter zurückgeführt, genauso wie die verstärkt auftretenden Gedächtnislücken und die fehlende Orientierung im Haus. In den letzten Wochen war Herr F. zudem mehrfach gestürzt. Eine internistische Untersuchung hatte jedoch keine Hinweise auf kreislaufbedingte Ursachen erbracht und auch das CCT war für das Alter von Herrn F. unauffällig. Die Familie erwirkte eine fachärztliche Untersuchung, nachdem Herr F. mehrfach darüber berichtet hatte, dass Zigeuner in seinem Garten die Zelte aufschlagen und campieren würden. Er sagte, er hätte im Prinzip nichts dagegen, nur die Musik am Abend sei ihm zu laut. Auch fühlte er sich von den kleinen Kindern, die ihn ungefragt in der Wohnung besuchten, gestört. Der Facharzt verschrieb Herrn F. ein Antipsychotikum zur Behandlung der Halluzinationen. Bereits nach der ersten Einnahme wurden jedoch die Bewegungen von Herrn F. steif, er konnte nur noch liegen und kaum mehr schlucken oder sprechen.

Ähnlich wie die Alzheimer-Krankheit zeigt die Lewy-Körperchen-Demenz spezifische Veränderungen im Gehirn. Von Bedeutung ist das Krankheitsbild aber vor allem durch seine spezielle Symptomatik und seine Nähe zum Morbus Parkinson.

Die Betroffenen zeigen schon früh im Verlauf Parkinson-Symptome und stürzen wiederholt. Das Auftreten der Symptome variiert; tageweise erscheinen die Betroffenen unbeeinträchtigt, zeigen dann plötzlich wieder ausgeprägte Zeichen der Erkrankung (fluktuierender Verlauf). Häufig berichten die Betroffenen über szenische Halluzinationen. Unter der Verdachtsdiagnose einer Psychose erhalten die Betroffenen dann nicht selten ein Antipsychotikum. Auf Antipsychotika (Neuroleptika) reagieren Menschen mit einer Lewy-Körperchen-Demenz aber bereits in niedrigen Dosierungen mit übersteigerten Nebenwirkungen, vor allem mit Nebenwirkungen aus dem Bereich der Parkinson-Symptomatik, mit extrapyramidal-motorischen Symptomen (EPS ➤ Kap. 5.3.3) oder übersteigerter Müdigkeit.

Da die Lewy-Körperchen-Demenz im Gegensatz zur Alzheimer-Krankheit eine nur untergeordnete Rolle spielt, stehen im Moment nur wenige Erfahrungen hinsichtlich der adäquaten Therapie zur Verfügung. Es häufen sich Hinweise, dass Antidementiva zu einer Besserung der Halluzinationen und des Demenzsyndroms führen können, ohne die Beweglichkeit zu verschlechtern.

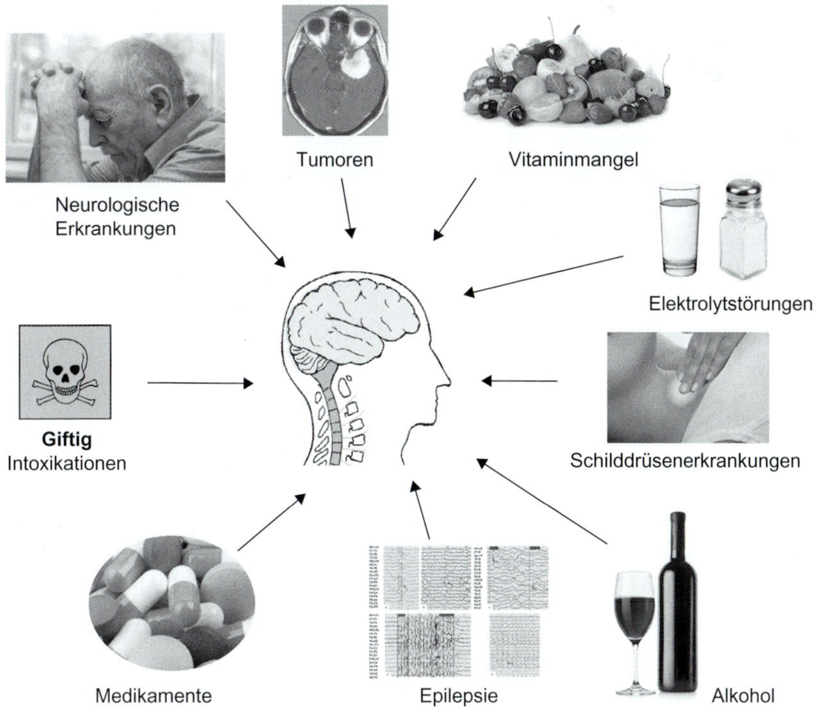

Abb. 3.9 Sekundäre Demenzformen [A400–190, A300–157, J787, L190, S008–3, R261, V492]

3.2 Sekundäre Demenzformen

Als sekundäre Demenzformen bezeichnet man Demenzen, die durch außerhalb des Gehirns liegende Erkrankungen oder sonstige Schädigungen, die nicht primär im Gehirn zu suchen sind, ausgelöst werden (➤ Abb. 3.9). Die meisten sekundären Demenzen werden durch die typischen Ursachen wie Medikamente, Alkohol oder Stoffwechselveränderungen verursacht, gerade aber bei jüngeren Betroffenen oder unklaren Verläufen muss auch an Sonderformen, wie parasitäre Erkrankungen oder Vergiftungen, gedacht werden.

Ursachen

- Vergiftung (Intoxikationen mit Blei, Toluol, Benzol, Quecksilber)
- Vitaminmangelerkrankung, z. B. Mangel an Folsäure, Vitamine B_1, B_3, B_6, B_{12}
- Störungen des Salzhaushalts (Elektrolytstörungen, Hyperkalzämie)
- Stoffwechselerkrankungen, z. B. Schilddrüsenunterfunktion, Morbus Wilson, Morbus Cushing
- Entzündungen (Enzephalitis, Neurosyphilis, Panarteriitis)
- Epilepsie
- Neurologische Krankheitsbilder (Multiple Sklerose)
- Schädel-Hirn-Trauma (Unfall, Boxer-Syndrom = Dementia pugilistica)
- Immunologische Erkrankungen (Lupus erythematodes)
- Trypanosomiasis (Schlafkrankheit durch Tsetse-Fliege)
- Lipidstoffwechselstörungen
- Tumoren (Gliome, Meningeome)
- Psychiatrische Erkrankungen (Depression, Schizophrenie)
- Medikamentenintoxikationen

Viele dieser Ursachen und damit auch die daraus resultierende sekundäre Demenz sind behandelbar. Eine besondere Aufmerksamkeit in der Früherkennung ist daher besonders wichtig. So kann es notwendig werden, dass nicht primär ein Nervenarzt zur Behandlung der Demenz herangezogen werden sollte, sondern der Hausarzt oder Internist.

3.2.1 Medikamentös bedingte Demenzen

Eine Vielzahl an verschiedenen Medikamenten kann für sich alleine, in Kombination oder aber dosisabhängig deutliche kognitive Veränderungen verursachen, die das Ausmaß einer Demenz erreichen können. Zumeist sind diese Veränderung abhängig von der Medikamentengabe und lösen sich nach Dosisveränderung oder Absetzen des Wirkstoffes wieder auf.

Aufgrund der vielfältigen Krankheitsbilder im Alter ist es oft nicht möglich, notwendige Medikamente einfach abzusetzen, die im Verdacht stehen, demenzielle Symptome auszulösen. Ziel bleibt aber die Vermeidung einer Polypharmazie (mehr als vier Präparate) oder unnötig langfristiger Medikamentengaben.

Benzodiazepine

Benzodiazepine sind – neben Schmerzmedikamenten – die am häufigsten eingesetzten Präparate. Trotz ihres Wirkungsspektrums finden sie vor allem als Schlafmittel Verwendung. Neben dem weitreichend bekannten Abhängigkeitsproblem führen sie bei Betroffenen aller Altersgruppen vor allem zu kognitiven Einschränkungen.

Benzodiazepine

- Kognitive Störungen:
  - Konzentrationsstörung
  - Aufmerksamkeitsstörung
  - Reaktionsfähigkeit reduziert
  - Merkfähigkeit und Gedächtnis beeinträchtigt
- Abhängigkeit auch bei niedriger Dosierung
- Langfristiges Absetzen bei verzögerten Entzugssymptomen notwendig

Ein Absetzen muss über einen längeren Zeitraum mit schrittweiser Reduktion erfolgen, da sonst Entzugsphänomene mit einer Verzögerung von Wochen entstehen. Anders als Entzugssymptome z. B. bei Alkohol besteht häufig eine Verminderung des Blutdrucks im Entzug, was zu Verwechslungen führen kann. Die Dosisreduktion erfolgt zumeist in Schritten von 4–6 Wochen. Pausen der Benzodiazepin-Gabe sind zu vermeiden. Gerade demenzerkrankte Menschen „vergessen" häufiger die zuvor regelmäßige Einnahme des Benzodiazepins, sodass Entzugssymptome drohen.

Analgetika

Analgetika können demenzähnliche Symptome auslösen, mit kognitiven Störungen einhergehen oder für akute Verwirrtheitssymptome (Delire) verantwortlich sein. Dies gilt insbesondere für Opioide, Opiate, aber auch für die nichtsteroidalen Antiphlogistika, zu denen z. B. auch Acetylsalicylsäure (ASS) gehört. Besonders zu beachten sind „Schmerzpflaster", da aus falscher Anwendung schnell Über- oder Unterdosierungen resultieren.

Beim Auftreten von kognitiven Symptomen bei Schmerzpatienten ist daher zunächst immer eine mögliche Medikamentennebenwirkung in Betracht zu ziehen. Sie unterscheidet sich aber in der Regel von einer primären Demenz darin, dass sie keine Progredienz zeigt. Insofern kann bei Verdacht auf eine medikamentös bedingte Demenz bei fehlender Möglichkeit zum Absetzen des Wirkstoffs (fehlende Alternative oder lebensnotwendig) der Verlauf über mindestens ½ **Jahr** beobachtet werden.

3.2.2 Alkoholdemenzen

Wernicke-Korsakow-Syndrom

Bei chronischem Alkoholkonsum kann es aufgrund eines Mangels an Vitamin B_1 (Thiamin) zu verschiedenen Syndromen kommen:

- Die **Wernicke-Enzephalopathie** ist gekennzeichnet durch Augenmuskellähmungen, Desorientiertheit, Bewusstseinsstörung, Ataxie, Sprech- oder Schluckstörungen.
- Das **Korsakow-Syndrom,** erste Beschreibungen existieren bereits seit 1880 durch den russischen Neurologen Korsakow, äußert sich in anterograder oder retrograder Amnesie, Desorientiertheit und Konfabulationen.

Beide Syndrome können kombiniert auftreten. Durch Therapie mit Vitamin B_1 ist eine ursächliche Behandlung möglich. Unbehandelt kann eine Wernicke-Enzephalopathie auch tödlich verlaufen. Nach langjährigem Konsum von Alkohol oder bei mangelnder Therapie kann es zu chronifizierten Verläufen des Korsakow-Syndroms kommen; hier bestehen die Symptome auf Dauer fort.

Alkoholdemenz

Im Rahmen einer Abhängigkeit kann es aufgrund der toxischen Wirkung des Alkohols zu kognitiven Störungen kommen. Je nach Ausprägung der Störung spricht man vom alkoholbedingten amnestischen Syndrom oder einer Alkoholdemenz. Die Unterscheidung zu anderen primären Demenzformen oder dem Korsakow-Syndrom ist in der Praxis nicht immer möglich.

Symptomatisch zeigen sich häufiger Störungen der Handlungsausführung und Planung (Exekutivfunktionen), in der Anamnese findet sich die typische Suchtvorgeschichte, die Betroffenen sind im Schnitt jünger. Durch Alkoholkarenz kommt es vereinzelt auch zur Abmilderung der Symptomatik.

3.2.3 Stoffwechselbedingte Demenzformen

- Hyper- und Hypoglykämien
- Schilddrüsenerkrankungen (Hyper- und Hypothyreose)
- Andere Endokrinopathien
- Vitamin-Mangelerkrankungen, z. B. Vitamin B_1, B_6, B_{12}, Folsäure
- Chronische Leber und Nierenerkrankungen
- Hyper- und Hyponatriämien

3.3 Differenzialdiagnosen der Demenz

Erster Schritt in der Diagnostik ist das Erkennen des **Demenzsyndroms.** Im Anschluss daran versucht man, spezifische Krankheitsbilder zu identifizieren, die zwar vergleichbare Symptome aufzeigen, deren Ursache aber nicht in einer organischen Hirnschädigung liegen. Diese sog. Differenzialdiagnosen sind insofern wichtig, da diese Krankheitsbilder oft behandelbar sind oder eine deutlich bessere Prognose aufweisen:

- Körperliche Erkrankungen
- Neurologische Erkrankungen
- Schädel-Hirn-Trauma
- Delir
- Hirntumor
- Akuter Verwirrtheitszustand
- Postoperative Störung
- Stoffwechselstörung
- Medikamentennebenwirkung
- Angststörung
- Belastungsreaktion
- Depression
- Posttraumatische Störung
- Leichte kognitive Störung

3.3.1 Leichte kognitive Störung

Der Begriff leichte kognitive Störung (LKS) ist gleichbedeutend mit Mild Cognitive Impairment (MCI). Der Begriff des Mild Cognitive Impairment wurde von **Petersen** (📖 [3]) für eine Gruppe von Betroffenen vorgeschlagen, die über die Altersnorm hinausgehende Veränderungen der Kognition erleben, klinisch aber als nicht demenzerkrankt einzustufen sind.

Kennzeichen der leichten kognitiven Störung (nach Petersen)

- Nachlassendes Gedächtnis
- Aktivitäten, Beziehungen und existenzielle Erfahrungen des täglichen Lebens (ABEDL®) sind **nicht** beeinträchtigt
- Normale allgemeine kognitive Funktionen

Oft ist es nicht möglich, eine beginnende Demenz vom normalen Altern abzugrenzen; daher hat sich für diese Situation der Begriff „leichte kognitive Störung" etabliert. Der Begriff ist jedoch irreführend, da es sich nach der Definition auch um erhebliche Einbußen in einem Teilbereich der Denkfähigkeit (Kognition), z. B. der Merkfähigkeit, handeln kann. Wesentlich ist nur, dass kein anderer Bereich der Kognition betroffen ist.

Betroffene mit einer leichten kognitiven Störung alleine im Bereich des Gedächtnisses entwickeln in 10–30 % der Fälle im weiteren Verlauf eine Demenzerkrankung. Zeigen sie auch in einem weiteren Bereich leichtere kognitive Einbußen und liegt ihr Alter über 75 Jahre, steigt das Risiko, eine Demenz vom Alzheimer-Typus zu entwickeln, bereits über 50 % (📖 [4]).

Aufgrund des erhöhten Risikos müssen alle von einer leichten kognitiven Störung betroffenen Personen regelmäßig nachuntersucht werden. Eine individuelle Vorhersage für den Einzelbetroffenen ist nicht möglich, auch gilt das Konzept der leichten kognitiven Störung, nach anfänglicher Euphorie in wissenschaftlichen Kreisen, im Moment als hypothetisches Konstrukt, weniger als eigenständiges Krankheitsbild.

Medikamentöse Behandlungen dieses Syndroms brachten bislang keine wesentlichen Erfolge.

3.3.2 Demenzsyndrom bei Depressionen

Kennzeichen des Demenzsyndroms bei Depressionen

- Schleichender Beginn über Wochen
- Depressive Begleitsymptome
- Gedächtnisstörungen
- Weitere kognitive Störungen fehlen

Im Rahmen einer depressiven Erkrankung, aber auch bei längeren psychischen Belastungen kann es zu Symptomen kommen, die den Symptomen einer Demenz ähneln. Die Betroffenen bemerken Gedächtnisstörungen, hinter denen sich bei näherer Untersuchung oft Konzentrations- oder Aufmerksamkeitsstörungen verbergen. Im Vergleich zu Alzheimer-Erkrankten klagen die Betroffenen stärker über ihre Gedächtnisstörungen und zeigen weitere typische depressive Symptome, wie innere Unruhe, Schlafstörungen, Gedankenkreisen oder Grübeln. Im Zweifelsfall wird der Betroffene zunächst antidepressiv behandelt, um eine eventuell wirksame Therapie nicht zu versäumen.

3.3.3 Akuter Verwirrtheitszustand (Delir)

Kennzeichen des akuten Verwirrtheitszustands

- Beginn über Tage
- Zusammenhang mit Medikamenten, Operationen oder Infektionen
- Aufmerksamkeitsstörungen
- Wechselnder Verlauf

Im höheren Lebensalter steigt das Risiko, in einen akuten Verwirrtheitszustand zu geraten. Vor allem Medikamente, körperliche Erkrankungen, Flüssigkeitsmangel, Infektionen oder die Kreislaufbelastung durch eine Operation sind Auslöser für eine psychopathologische Veränderung (➤ Tab. 3.2). Anders als die Demenz ist der akute Verwirrtheitszustand gekennzeichnet durch einen akuten Beginn mit einer Störung der Aufmerksamkeit (➤ Tab. 3.3). Zudem können die Betroffenen optische Halluzinationen entwickeln. Zusätzliche Symptome wie Störung des Kurzzeitgedächtnisses, Antriebsstörungen oder Orientierungsstörungen machen eine Unterscheidung von der Demenz unmöglich. Demenzerkrankte Personen haben ein erhöhtes Risiko zur Entwicklung eines Verwirrtheitszustands. Die Therapie des akuten Verwirrtheitszustands besteht in der Beseitigung des auslösenden Faktors, also z. B. Beseitigung des Flüssigkeitsmangels oder Therapie des Infektes.

3

Tab. 3.2 Ursachen für einen akuten Verwirrtheitszustand

Primäre Ursachen (im Gehirn)	Sekundäre Ursachen (andere Organe)	Psychische Ursachen
Tumoren	Niereninsuffizienz	Stress
Infektionen	Anämie	Kommunikationsfehler
Schädel-Hirn-Trauma	Leberversagen	Konflikte
Durchblutungsstörung/Sauerstoffmangel	Intoxikationen	Gewalt
Entzugssyndrom (Alkohol/ Medikamente)	Infektionen (Harnwege, Pneumonie)	Reizüberflutung
Epilepsie	Hypoglykämien	Umgebungswechsel
Autoimmunerkrankung	Medikamente	
	Herz-Kreislauf-Störungen	
	Endokrine Störungen	
	Schmerzen	

Tab. 3.3 Unterschiede Demenz, Depression, Delir

	Demenz	Depression	Delir
Beginn	Langsam, schleichend	Plötzlich	Akut
Dauer	Jahre	Monate	Tage bis Wochen
Krankheitswahrnehmung	Keine Krankheitswahrnehmung	Klagen über Vergessen	Nicht klärbar
Orientierung	Je nach Stadium zunehmend gestört	Unauffällig	Stark gestört
Bewusstseinslage	Unauffällig	Unauffällig	Wechselnd, teilweise getrübt
Gedächtnis	Deutlich Merkfähigkeit und Kurzzeitgedächtnis gestört	Leicht gestört, alle Bereiche	Deutlich gestört

Risikofaktoren Delir/akuter Verwirrtheitszustand

- Vorbestehende Hirnschädigung, einschl. Demenz
- Höheres Lebensalter
- Schlechtere Schulausbildung
- Depression
- Körperliche Erkrankungen
- Operative Eingriffe
- Medikamente
- Exsikkose

LITERATUR

1. Gustavo CR. Vascular dementia: distinguishing characteristics, treatment, and Prevention. JAGS 2003; Suppl. 51: S296–304.
2. Nagy Z et al. Accuracy of clinical operational diagnostic criteria for Alzheimer's disease in relation to different pathological diagnostic protocols. Dement Geriatr Cogn Disord 1998; 9: 219–226.
3. Petersen RC et al. Current concepts in mild cognitive impairment. Arch Neurol 2001; 58: 1985–1992.
4. Tabert MH et al. Neuropsychological prediction of conversion to Alzheimer disease in patients with mild cognitive impairment. Arch Gen Psychiatry 2006; 63: 916–924.

KAPITEL

Ulrich Kastner

4 Untersuchung demenzieller Erkrankungen

4.1 Allgemeine Informationen

Die Diagnostik einer demenziellen Erkrankung ist eine multiprofessionelle Aufgabe. Neben der ärztlichen Untersuchung muss die Alltagskompetenz des Betroffenen beurteilt werden, psychometrische Tests untersuchen die kognitive Leistungsfähigkeit.

Die Betroffenen bagatellisieren ihre Defizite häufig oder können sie krankheitsbedingt nicht erkennen. Erst indem die Angehörigen befragt werden, ist die eigentliche Ausprägung der **Symptome** im Alltag annähernd zu erfassen.

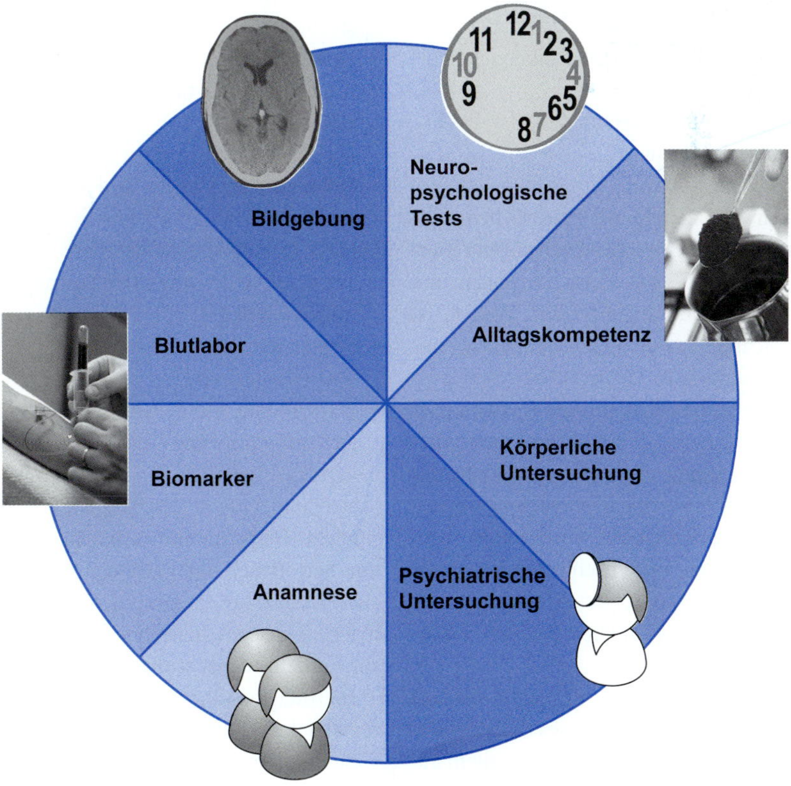

Abb. 4.1 Diagnostik demenzieller Erkrankungen [A400–190, R281, S008–3, V492, J787]

Diagnostik einer Demenz

- Anamnese des Betroffenen und seiner Angehörigen
- Internistische und neurologische Untersuchung
- Psychologische Leistungstests (➤ Kap. 4.2)
- Bildgebung des Gehirns (CCT oder MRT) (➤ Kap. 4.3)
- Basis-Laboruntersuchungen und eventuell Biomarker (➤ Kap. 4.4)

Mittels dieser Untersuchungen (➤ Abb. 4.1) und Befragungen kann in über 80 % der Fälle durch geübte Untersucher eine Demenz diagnostiziert bzw. ausgeschlossen und ggf. die Demenzunterform bestimmt werden. Die Erfassung des Schweregrades und der Begleitsymptome bildet die Grundlage der einzuleitenden Therapie.

Im Rahmen der **Erstdiagnostik einer Demenz** werden die Defizite, aber auch Ressourcen in folgenden Teilbereichen erfasst:

- Kognition (Denkvermögen)
- Alltagskompetenz
- Begleitsymptome

Neben den häufig offensichtlichen Einschränkungen des Denkvermögens werden vor allem psychische Störungen und Verhaltensänderungen erfasst. Zudem ist es wichtig, das Ausmaß der Alltagseinschränkungen in körperlicher sowie psychosozialer Hinsicht und die Belastung der Angehörigen festzustellen. Erst durch diese ganzheitliche Beurteilung können das normale Altern, eine leichte kognitive Störung und eine Demenz voneinander abgegrenzt werden. Erst anschließend kann die eigentliche Diagnose gestellt und der mögliche weitere Krankheitsverlauf eingeschätzt werden.

Neben der Krankengeschichte, die aus Eigen- und Fremdanamnese erhoben wird, stützt sich die Untersuchung vor allem auf psychologische Tests. Laborwerte und bildgebende Verfahren, z. B. die kraniale Computertomografie (CCT ➤ Kap. 4.3.1), dienen dazu, andere Krankheitsbilder, die ebenfalls mit Demenzsymptomen einhergehen können, auszuschließen.

4.2 Testpsychologie und Skalen

Symptome des normalen Alterns und von Demenzerkrankungen im Frühstadium liegen in der Regel nahe beieinander. Allein aufgrund des äußeren Eindrucks sind sie nur schwer zu trennen. Um sie voneinander zu unterscheiden, benötigt man psychometrische Tests, die gezielt die **Kernsymptome einer Demenz** erfassen. Zu den Kernsymptomen gehören:

- Gedächtnis- und Merkfähigkeitsstörungen
- Orientierungsstörungen
- Konzentrations- und Auffassungsstörungen
- Formale Denkstörungen
- Störungen der Urteils- und Kritikfähigkeit

Bei den Tests unterscheidet man:

- Tests, mit denen kognitive Störungen erfasst werden
- Skalen, mit denen die Alltagskompetenz erhoben wird
- Instrumente, mit denen psychische Begleitsymptome und Verhaltensstörungen erfasst werden

Skalen und Fragebögen können das persönliche Gespräch mit den Angehörigen und Betroffenen nicht ersetzen. Sie dienen als Leitfaden für das Gespräch, zur Objektivierung der geschilderten Einbußen und zur Verlaufsbeobachtung.

Im Alltag bewährt hat sich eine Vielzahl verschiedener Instrumente:

- **Such- oder Screening-Tests,** um den Verdacht einer Demenz zu erhärten. Damit lassen sich erste Unterscheidungen zwischen Demenzsymptomen und normalem Altern oder anderen psychischen Krankheitsbildern, z. B. Depressionen, treffen.

- Erfassung der **Alltagskompetenz** durch Befragung von Angehörigen oder Pflegenden. Demenzerkrankte Personen erleben ihren Alltag selbst oft als ungestört, überschätzen oder aber verleugnen ihre Defizite.
- Einschätzung des **Schweregrads** der Erkrankung.
- Fachärztliche Untersuchung z. B. in Gedächtnisambulanzen (Memory Clinics).
- Weiterführende Diagnostik in speziellen **Testbatterien.** Auf diese Weise lassen sich verschiedene Demenztypen unterscheiden.

Im mittleren Stadium der Erkrankung kommt es zu einem Symptomwechsel: Psychische Störungen und Verhaltensauffälligkeiten werden wichtiger. Im schweren Stadium schließlich treten eher körperlich betonte Symptome hinzu. Die psychologischen Tests sind diesem Umstand angepasst. So hat es wenig Sinn, mit Betroffenen im schweren Stadium einer Demenz ausgefeilte Gedächtnistests durchzuführen. Viel bedeutender ist es dann, Handlungsabläufe zu erfassen und Angaben aus der Fremdbeobachtung von Angehörigen oder Pflegenden zu erfragen.

Da heute eine Vielzahl von Einzel- und Kombinationstests zur Verfügung steht, kann im Folgenden nur eine begrenzte Auswahl dargestellt werden.

4.2.1 Screening-Tests (Kognition)

Mini-Mental-Status-Test (MMST)

Der wichtigste und international am häufigsten eingesetzte Screening-Test ist der **Mini-Mental-Status-Test** nach Folstein (MMST) (➤ Tab. 4.1). Der MMST umfasst insgesamt elf Fragen und überprüft:

- Zeitliche und örtliche Orientierung
- Aufmerksamkeit

Tab. 4.1 Mini-Mental-Status-Test nach Folstein (MMST: Auszug)

		Fragen
1.	Zeitliche Orientierung	Welches Datum haben wir?
2.	Merkfähigkeit	Hören Sie mir aufmerksam zu. Wenn ich mit dem Sprechen fertig bin, werden Sie diese Worte wiederholen. Sind Sie bereit? Hier sind die Worte … APFEL [Pause], LAMPE [Pause], TISCH [Pause]. Wiederholen Sie jetzt diese Worte. [Bis zu fünfmal wiederholen. Punkte jedoch nur für den ersten Versuch vergeben.]
3.	Sprachliche Benennung	Was ist das? [Auf einen Bleistift oder Kugelschreiber deuten.]
4.	Lesen	Bitte lesen Sie dies durch und tun Sie, wozu Sie aufgefordert werden. [Dem Patienten/der Patientin die Worte auf dem Stimulusvordruck zeigen.]: „Schließen Sie Ihre Augen."

Den gesamten Mini-Mental-Status-Test (10 Fragen mit Punkteauswertung) erhalten Sie auf www.parinc.com. Abdruck des Mini-Mental-Status-Tests von Marshal Folstein und Susan Folstein erfolgt mit freundlicher Sondergenehmigung der Psychological Assessment Resources, Inc., Lutz, Florida (USA). Der MMST kann bei PAR Inc. gekauft werden. Tel. (001–813) 968–3003.

- Konzentration
- In begrenztem Maße das Kurzzeitgedächtnis

Werte von 25 und weniger weisen auf eine kognitive Beeinträchtigung hin. Eine besondere Bedeutung hat der Test in der Verlaufsuntersuchung. Eine beginnende Alzheimer-Krankheit kann mit dem MMST jedoch nicht zuverlässig diagnostiziert werden. Zudem besteht – wie auch bei vielen anderen Tests – die Gefahr, dass der Betroffene nach jeder Durchführung des Tests hinzulernt und daher in der Folge besser abschneidet. Daher sollte zwischen zwei Testuntersuchungen ein Abstand von mindestens einem halben Jahr liegen.

Typischerweise zeigen Menschen mit einer Demenz im MMST Schwierigkeiten in den Bereichen zeitliche Orientierung, Rechenleistung, konstruktive Praxis sowie Umsetzen des dreiteiligen Befehls (📖 [1]).

Uhrentest

Einer der einfachsten und schnell durchzuführenden Tests ist der sog. Uhrentest (➤ Abb. 4.2). Hier werden die zu testenden Personen aufgefordert, in einen Kreis die Ziffern einer Uhr einzutragen. Anschließend wird die Person gebeten, mit einem kleinen und einem großen Zeiger die Uhrzeit „10 nach 11" einzutragen. Bei dieser Aufgabe werden neben der räumlichen Konstruktionsfähigkeit auch die Kritikfähigkeit und das logische und abstrakte Denken untersucht. Im frühen Stadium der Alzheimer-Krankheit fällt es den Betroffenen lediglich schwer, die Zeiger korrekt zu legen (➤ Abb. 4.3).

Im späteren Stadium gelingt es nur noch mit erheblichen Schwierigkeiten oder später gar nicht mehr, die Ziffern räumlich korrekt in den Kreis einzutragen. Dagegen können die Betroffenen auch in mittleren Erkrankungsstadien noch gut die Uhr lesen.

Die Ausprägung im Uhrentest entspricht nicht dem Schweregrad der De-

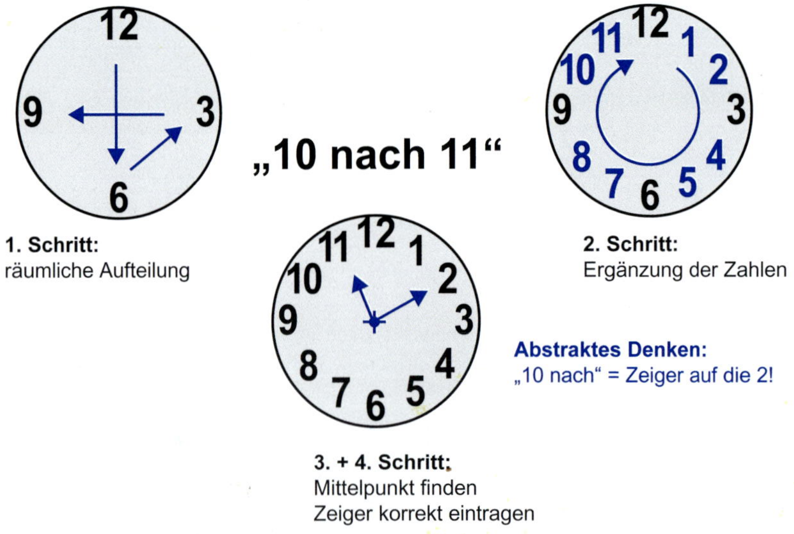

Abb. 4.2 Normale Durchführung des Uhrentests [V492]

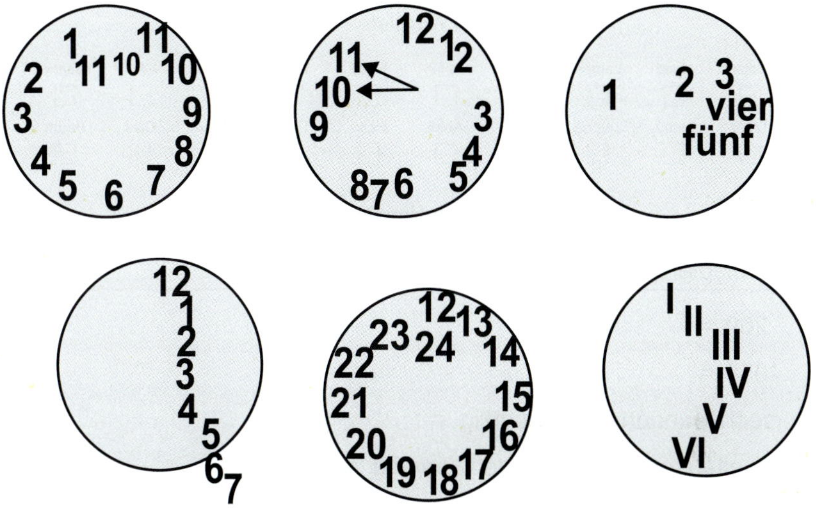

Abb. 4.3 Uhrentests in verschiedenen pathologischen Ausführungen [V492]

menz. Bereits in leichteren Stadien kann die Uhr nicht mehr korrekt gezeichnet werden, mittelschwer erkrankten Menschen gelingt häufig keine Konstruktion mehr. Eine genaue Aussage zu der Art von Gedächtnisstörung oder der Grunderkrankung kann aus dem Uhrentest ebenfalls nicht getroffen werden (📖 [7]).

DemTect

In der Frühphase einer Demenz handelt es sich bei den Betroffenen weniger um eine Gedächtnisstörung als eher um eine Störung der Merkfähigkeit. In größeren Testbatterien finden sich daher regelmäßig Wortlisten, die dieses Störungsbild am besten abbilden können. Diese Wortlisten wurden in einer abgewandelten Form im DemTect übernommen:

Dem Betroffenen werden der Reihe nach zehn Begriffe vorgesprochen, die er sich einprägen soll. Nach dem ersten Durchgang soll er sich an möglichst viele Begriffe erinnern. Danach gibt es einen zweiten Durchgang mit den gleichen zehn Wörtern. Auch jetzt soll sich der Betroffene wieder möglichst viele Begriffe einprägen (➤ Abb. 4.4).

Gesunde Probanden lernen nach den beiden Durchgängen dazu, auch wenn sie sich im ersten Durchgang nur wenige Begriffe merken konnten. Menschen mit der Alzheimer-Krankheit hingegen erinnern sich im zweiten Durchgang kaum an mehr Begriffe als im ersten. Bei einem dritten Durchgang erinnern sie sich in der Regel an keinen Begriff oder aber an falsche, zuvor nicht vorgelesene Worte.

Ein anderer Bereich des DemTect zeigt weitere spezifische Veränderungen bei Alzheimer-Erkrankten: Die Betroffenen werden angewiesen, Zahlen in Worte umzuwandeln und umgekehrt, z. B. 209 zu „zweihundertundneun" oder „sechshunderteinundachtzig" zu 681. Hier haben die Betroffenen ebenfalls Probleme und schreiben dann z. B. „600 1 80" (📖 [3]).

4.2.2 Erweiterte Testpsychologie

In Gedächtnisambulanzen wird die Testpsychologie um die Prüfung weiterer kogni-

1) Wortliste

1.	Teller ☐	Hund ☐	Lampe ☐	Brief ☐	Apfel ☐	Hose ☐	Tisch ☐	Wiese ☐	Glas ☐	Baum ☐
2.	Teller ☐	Hund ☐	Lampe ☐	Brief ☐	Apfel ☐	Hose ☐	Tisch ☐	Wiese ☐	Glas ☐	Baum ☐

2) Zahlen-Umwandeln

Beispiel 5 → fünf drei → 3

209 =

4054 =

sechshunderteinundachtzig =

zweitausendsiebenhundertzwanzig =

3) Supermarktaufgabe (1 Min.)

☐☐☐☐☐ ☐☐☐☐☐ ☐☐☐☐☐
☐☐☐☐☐ ☐☐☐☐☐ ☐☐☐☐☐

Genannte Begriffe (max. 30) ☐

4) Zahlenfolge rückwärts

1. Versuch	2. Versuch	
7-2	8-6	☐ 2
4-7-9	3-1-5	☐ 3
5-4-9-6	1-9-7-4	☐ 4
2-7-5-3-6	1-3-5-4-8	☐ 5
8-1-3-5-4-2	4-1-2-7-9-5	☐ 6

Längste richtig rückwärts wiederholte Zahlenfolge (max. 6) ☐

5) Erneute Abfrage der Wortliste

Teller ☐	Hund ☐	Lampe ☐	Brief ☐	Apfel ☐	Hose ☐	Tisch ☐	Wiese ☐	Glas ☐	Baum ☐

Richtig erinnerte Begriffe (max. 10) ☐

Abb. 4.4 Struktur des DemTect (nach Kessler, Calabrese, Kalbe, 2000) [V492]

tiver Funktionen und zusätzliche Leistungstests ergänzt. Einen Testschwerpunkt bildet neben der verbalen Gedächtnisleistung das visuelle Gedächtnis. Daneben ist es von großer Bedeutung, die Sprache der Betroffenen zu beurteilen. Wortfindungsstörungen sind frühe Symptome der Alzheimer-Krankheit. Den Probanden werden daher Bilder angeboten, die sie benennen sollen. Bestimmte Begriffe wie Hängematte, Trichter oder Dominostein fallen erkrankten Personen deutlich schwerer ein als gesunden Menschen. Oft gebrauchen sie Umschreibungen wie „ein Netz, in dem man liegen kann“, „damit füllt man Flaschen“ oder „so etwas wie Würfel“, um den Begriff zu erklären. Die bekannteste Testsammlung zur Erfassung einer Alzheimer-Demenz ist die CERAD-

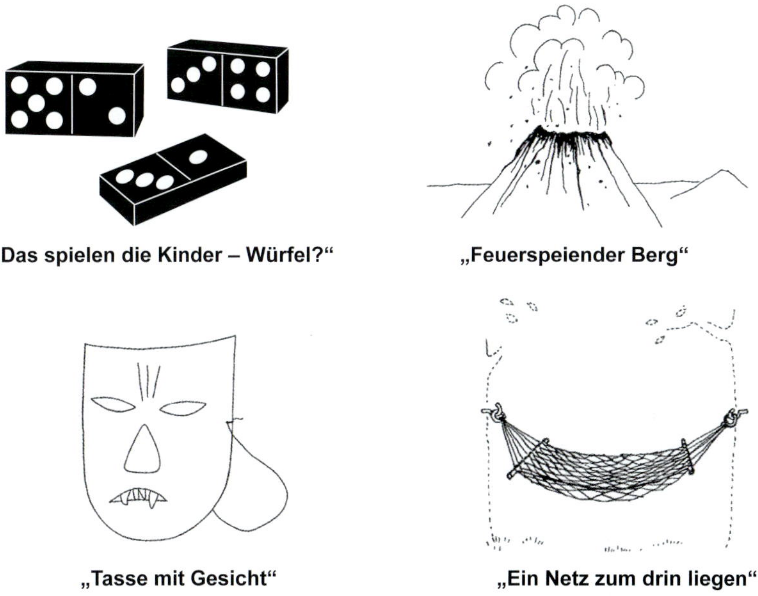

Abb. 4.5 Auszug aus der CERAD-Testbatterie, Wortfindungsstörung im Bosting-Naming-Untertest [V492]

Testbatterie (Consortium to Establish a Registry for Alzheimer's Disease) (📖 [6]) (➤ Abb. 4.5).

4.2.3 Erfassung der Depressivität

Die Diagnostik einer Depression erfolgt nach demselben Ablauf wie die demenzieller Syndrome. An Anamnese und körperlichen Befund schließen sich ebenfalls Testverfahren und Skalen an. Neben den Screening-Instrumenten zum Demenzausschluss (➤ Kap. 3.3) werden Fremd- und Selbstbeurteilungsinstrumente eingesetzt, um das Auftreten bzw. den Schweregrad der Depression zu beurteilen. In den Selbstbeurteilungsbögen beantworten die Betroffenen selbst den Fragenbogen, bei Fremdbeurteilungsbögen erfolgt die Befunderfassung aus der Beobachtung des Untersuchers oder aber aus den Angaben der Angehörigen oder Pflegenden.

- Selbstbeurteilungsskalen
  - Self-Rating-Depression Scale (SDS)
  - Beck Depression Inventar (BDI)
- Fremdbeurteilungsskalen
  - Hamilton-Rating-Scale for Depression (HAMD)
  - Geriatric Depression Scale (GDS)
- Multidimensionale Skalen (d. h. Depression und Demenz)
  - Test zur Früherkennung von Demenzen mit Depressionsabgrenzung (TFDD)
  - Brief-Assessment Instrument (BAI)

4.2.4 Erfassung von Verhaltensstörungen

Cohen-Mansfield

Die Cohen-Mansfield-Skala bzw. das Cohen-Mansfield Agitation Inventory (CMAI) dokumentiert herausforderndes Verhalten. Eine Vielzahl von Verhaltensänderungen wie Kratzen, Stoßen, zielloses Umherwandern oder Schlagen wird in ihrer Auftretenshäufigkeit während einer Woche erfasst. Ziel ist es, entgegen globalen Äußerungen wie „Herr M. ist aggressiv" eine differenzierte Erfassung des Verhaltens durchzuführen, besonders häufige Veränderungen zu erkennen, um mit geeigneten Maßnahmen zu reagieren. Die Skala kann auch als Verlaufsinstrument eingesetzt werden, um therapeutische oder pflegerische Maßnahmen zu evaluieren.

BEHAVE-AD

In der von Reisberg entwickelten Skala werden neben Verhaltensänderungen auch psychische Symptome wie Wahn, Angst oder Halluzinationen betrachtet. In vielen Kategorien wird die Belastung der Pflegenden ebenfalls mit erfasst.

Neuropsychiatrisches Inventar (NPI)

Das NPI ist das in wissenschaftlichen Studien mit am häufigsten eingesetzte Instrument. In zwölf Kategorien werden die Auftretenshäufigkeit, die Form und die daraus resultierenden Auswirkungen der Verhaltensänderung auf die Pflegenden erfasst. Unter anderem werden die Bereiche Wahn, Angst, Depressivität, Antrieb, aber auch Schlaf oder Essverhalten berücksichtigt. Aufgrund der detaillierten Erfragung ergibt sich ein relativ hoher Zeitaufwand, sodass die Skala trotz genauer Wiedergabe als Alltagsinstrument wenig Beachtung findet.

4.2.5 Schmerzbeurteilung

Die Kommunikation zwischen Arzt und Schmerzpatient setzt eine intakte Kognition voraus. Die Fähigkeit zur Lokalisationsbeschreibung, zur Schilderung der Intensität und Schmerzqualität oder Aussagen über die Dauer und Auslösemomente des Schmerzes sind integraler Bestandteil einer modernen und wirksamen Schmerztherapie. Gerade diese Fähigkeiten sind den Betroffenen im Verlauf der Erkrankung verloren gegangen.

Demenzerkrankte Menschen haben aus zweierlei Gründen Probleme, Schmerzen in adäquater Art und Weise zu äußern, zum einen bedingt durch die kognitiven Probleme, zum anderen aufgrund einer veränderten Schmerzphysiologie.

Daneben treten im Rahmen der Demenzerkrankung Störungen der Sensibilität und Schmerzwahrnehmung auf. Abgeschwächte, verstärkte oder qualitativ veränderte Schmerzwahrnehmungen sind häufige Symptome bereits in frühen Stadien.

Dadurch ist die Beurteilung der Schmerzsymptomatik erschwert. Betroffene erhalten häufig zu spät oder in nicht angepasster Dosierung Schmerzmedikationen.

Durch Fremdbeurteilungsinstrumente wie dem ECPA (Echelle comportementale de la douleur pour personnes âgées non communicates ➤ Tab. 4.2) gelingt eine bessere Einschätzung der Schmerzsymptomatik. Maßgeblich sind hier Beobachtungen in der Pflege, der Kommunikation oder der Reaktion bei Aktivität (📖 [4]).

Tab. 4.2 ECPA

Dimensionen und Items des ECPA	
Dimension 1: Beobachtungen außerhalb der Pflege	
ITEM 1 – verbale Äußerungen: Stöhnen, Klagen, Weinen, Schreien	
0	Patient macht keine Äußerungen
1	Schmerzäußerungen, wenn Patient angesprochen wird
2	Schmerzäußerungen, sobald jemand beim Patienten ist
3	Schmerzäußerungen oder spontanes leises Weinen, Schluchzen
4	Spontanes Schreien bzw. qualvolle Äußerungen
ITEM 2 – Gesichtsausdruck: Blick und Mimik	
0	Entspannter Gesichtsausdruck
1	Besorgter, gespannter Blick
2	Ab und zu Verziehen des Gesichts, Grimassen
3	Verkrampfter und/oder ängstlicher Blick
4	Vollständig starrer Blick/Ausdruck
ITEM 3 – Spontane Ruhehaltung	
0	Keinerlei Schonhaltung
1	Vermeidung einer bestimmten Position, Haltung
2	Patient wählt eine Schonhaltung (aber kann sich bewegen)
3	Patient sucht erfolglos eine schmerzfreie Schonhaltung
4	Patient bleibt vollständig immobil
Dimension 2: Beobachtungen während der Pflege	
ITEM 4 – Ängstliche Abwehr bei Pflege	
0	Patient zeigt keine Angst
1	Ängstlicher Blick, angstvoller Ausdruck
2	Patient reagiert mit Unruhe
3	Patient reagiert aggressiv
4	Patient schreit, stöhnt, jammert
ITEM 5 – Reaktionen bei der Mobilisation	
0	Patient steht auf/lässt sich mobilisieren ohne spezielle Beachtung
1	Patient hat gespannten Blick/scheint Mobilisation und Pflege zu fürchten
2	Patient klammert mit den Händen/macht Gebärden während der Mobilisation und Pflege
3	Patient nimmt während Mobilisation/Pflege Schonhaltung ein
4	Patient wehrt sich gegen Mobilisation und Pflege
ITEM 6 – Reaktionen während Pflege von schmerzhaften Zonen	
0	Keinerlei negative Reaktionen während der Pflege
1	Reaktionen während Pflege, ohne weitere Bezeichnung
2	Reaktion beim Anfassen oder Berühren schmerzhafter Zonen
3	Reaktion bei flüchtiger Berührung schmerzhafter Zonen
4	Unmöglichkeit, sich schmerzhafter Zonen zu nähern

Tab. 4.2 ECPA *(Forts.)*

Dimensionen und Items des ECPA	
ITEM 7 – Verbale Äußerungen während der Pflege	
0	Keine Äußerungen während der Pflege
1	Schmerzäußerungen, wenn man sich an den Patienten wendet
2	Schmerzäußerung, sobald Pflegende beim Patienten ist
3	Spontane Schmerzäußerung oder spontanes leises Weinen, Schluchzen
4	Spontanes Schreien bzw. qualvolle Äußerungen
Dimension 3: Auswirkungen auf Aktivitäten	
ITEM 8 – Auswirkungen auf den Appetit	
0	Keine Veränderungen bezüglich Appetit
1	Leicht reduzierter Appetit, isst nur einen Teil der Mahlzeiten
2	Muss animiert werden, einen Teil der Mahlzeiten zu essen
3	Isst trotz Aufforderung nur ein paar Bissen
4	Verweigert jegliche Nahrung
ITEM 9 – Auswirkungen auf den Schlaf	
0	Guter Schlaf, beim Aufwachen ist der Patient ausgeruht
1	Einschlafschwierigkeiten oder verfrühtes Erwachen
2	Einschlafschwierigkeiten und verfrühtes Erwachen
3	Zusätzliches nächtliches Erwachen
4	Seltener oder fehlender Schlaf
ITEM 10 – Auswirkungen auf Bewegungen	
0	Patient mobilisiert und bewegt sich wie gewohnt
1	Patient bewegt sich wie gewohnt, vermeidet aber gewisse Bewegungen
2	Seltenere/verlangsamte Bewegungen
3	Immobilität
4	Apathie oder Unruhe
ITEM 11 – Auswirkungen auf Kommunikation/Kontaktfähigkeit	
0	Üblicher Kontakt
1	Herstellen von Kontakt erschwert
2	Patient vermeidet Kontaktaufnahme
3	Fehlen jeglichen Kontakts
4	Totale Indifferenz
Totale Punkte (0 = kein Schmerz, 44 maximaler Schmerz)	

Beurteilungskategorien der ECPA

- Verbale Äußerungen
- Gesichtsausdruck
- Spontane Ruhehaltung
- Ängstliche Abwehr
- Reaktion bei Mobilisation
- Reaktion bei der Pflege von schmerzhaften Zonen
- Verbale Äußerungen in der Pflege
- Auswirkungen auf den Appetit

- Auswirkungen auf den Schlaf
- Auswirkungen auf die Bewegung
- Auswirkungen auf die Kommunikation

Aufgrund der Intensität wird der jeweiligen Kategorie ein Wert von 0 bis 4 zugeordnet, aus der Summierung der Einzelkategorien erhält man den Gesamtwert (📖 [5]).

Ziel ist es, in der Betreuung demenzerkrankter Menschen eventuelle Schmerzen durch eine gute Fremdbeobachtung qualitativ und quantitativ zu beurteilen. Dabei kann man aufgrund von Mimik, ängstlicher Abwehr und aus den Auswirkungen auf den Alltag Rückschlüsse auf die Schmerzintensität und auf den Therapieerfolg ziehen. Sich allein auf die verbalen Äußerungen Betroffener zu verlassen, führt zu Über- und Unterschätzung der Symptomatik.

4.2.6 Ausmaß körperlicher Störungen

In der Betreuung Betroffener, v. a. im fortgeschrittenen Stadium, erhält die Beurteilung körperlicher Funktionen eine höhere Bedeutung als die alleinige Einschätzung der kognitiven Leistungsfähigkeit oder psychischen Veränderungen. Sie dient der Abschätzung etwaiger Risikofaktoren sowie des aktuellen Schweregrades.

Die existierenden Instrumente wie BMI, Tinetti-Test bei Sturzgefahr oder der Barthel-Index wurden zwar für den gesamten Bereich der Geriatrie entwickelt, sind aber auch gut übertragbar auf demenzerkrankte Personen.

4.2.7 Einschätzung des Schweregrads und des Pflegeaufwands

Bedingt durch das stetige Fortschreiten dementieller Erkrankungen kommt der Beurteilung des jeweiligen Schweregrades und der damit verbundenen Pflegebedürftigkeit eine wichtige Rolle zu. Durch standardisierte Verfahren versucht man, eine objektive Einschätzung des Schweregrads zu erzielen. Die Ergebnisse werden in der Einstufung der Pflegeversicherungen, der Indikation bestimmter Medikamente oder deren Erfolg, aber auch zur prognostischen Abschätzung eines vermuteten Versorgungsaufwands benötigt.

Reisberg-Skalen

Die Global Deterioration Scale (GDS) nach Reisberg beschreibt in 7 Stadien kognitive Leistungseinbußen. Neben Merkfähigkeit, Orientierung und Wortfindung werden auch die Gedächtnisleitung und einzelne alltagspraktische Fähigkeiten beurteilt. Körperliche Veränderungen und eine Einschätzung der Pflegebedürftigkeit werden dagegen in dem Functional Assessment Staging (FAST) erfasst. In ebenfalls 7 Stadien liegt der Beobachtungsfokus auf alltäglichen Routinen (➤ Tab. 4.3). In den schwereren Demenzstadien 6 und 7 erfolgt eine weitere Differenzierung von pflegerelevanten Veränderungen wie Inkontinenz, Gangstörung, Waschen mit Hilfe, Störung des Schluckreflexes bis hin zur Bewusstseinsstörung (📖 [2]).

Tab. 4.3 GDS und FAST in Gegenüberstellung

	Stadien	GDS	FAST
1	Kein kognitiver Abbau	Weder durch subjektive Klagen noch im Gespräch mit dem Arzt	
2	Sehr leichter kognitiver Abbau	Subjektive Klagen lediglich über Gedächtnisverlust, z. B. man vergisst, wohin man vertraute Dinge gelegt hat Keine objektiven Anzeichen für einen Gedächtnisverlust im Arztgespräch	Name vergessen, Verabredung, Sachen verlegt, subjektiv erlebt, von Außenwelt nicht wahrgenommen
3	Leichter kognitiver Abbau	Leistungsverschlechterung bei anspruchsvollen beruflichen Tätigkeiten und gesellschaftlichen Anlässen Objektive Anzeichen einer Beeinträchtigung werden nur im intensiven Gespräch erkennbar	Wichtige Verabredung vergessen, Schriftstücke nicht zu Ende bringen, Orientierung in unvertrauter Umgebung erschwert, Routinen unbeeinträchtigt
4	Mäßig kognitiver Abbau	Reduziertes Wissen um aktuelle Ereignisse Verminderte Fähigkeit zur Durchführung komplexer Aufgaben Verminderte Fähigkeit, finanzielle Angelegenheiten zu erledigen	Probleme beim Einkaufen, Kontoführung, Terminen, berufliche Schwierigkeiten
5	Mäßig schwerer kognitiver Abbau	Betroffener kann sich nicht mehr an einen wichtigen Aspekt des aktuellen Lebens erinnern Hat eventuell Schwierigkeiten beim Auswählen von Kleidungsstücken; kann nicht mehr ohne eine gewisse Hilfe auskommen	Pflegeperson muss Angelegenheiten regeln, Kleidung auswählen, vernachlässigte Körperpflege, Autofahren nicht mehr möglich
6	Schwerer kognitiver Abbau	Betroffener weiß größtenteils nichts mehr über kürzliche Ereignisse Zunehmende Probleme mit Anziehen und Baden Entwickelt schließlich Probleme beim Gang zur Toilette Psychische Veränderungen wie unruhiges Verhalten können sich einstellen	Psychische Störungen/Verhaltensstörungen
6a			Fehlerhaftes Anziehen
6b			Baden/Duschen alleine nicht mehr möglich
6c			Vergessen, nach Toilettengang zu spülen
6d			Harninkontinenz
6e			Stuhlinkontinenz
7	Sehr schwerer kognitiver Abbau	Sämtliche verbalen Fähigkeiten sind verloren Inkontinenz, progressiver Verlust grundlegender psychomotorischer Fähigkeiten	Körperliche Störungen

Tab. 4.3 GDS und FAST in Gegenüberstellung (Forts.)

	Stadien	GDS	FAST
7a			Verminderung des Wortschatzes
7b			„Letzte gesprochene Worte", keine verständliche Sprache
7c			Gehstörung
7d			Sitzen im Sessel erschwert
7e			Reaktion auf Reize, Greif- und Schluckreflex funktioniert
7f			Bewusstseinsstörungen

Clinical Dementia Rating nach Berg

Das Clinical Dementia Rating bestimmt in den Kategorien Gedächtnis, Orientierung, Urteilsvermögen und Problemlösung, gesellschaftliche Aktivität, Heim (Leben zu Hause) und Hobbys sowie in der Körperpflege das jeweilige Defizit (➤ Tab. 4.4). Der Mittelwert der Einzelkategorien bestimmt den Gesamtschweregrad in 5 Stadien von gesund über fragliche, leichte und mittelschwere Demenz hin zu schwerer Demenz.

BPS (Beurteilungsbogen der Pflegebedürftigkeit von Senioren) nach Gutzmann

In mittelschweren bis schweren Stadien bietet die von Gutzmann weiterentwickelte Skala die Möglichkeit, pflegerelevante Einschränkungen zu erfassen. Beurteilt werden unter anderem das psychoorganische Syndrom, körperbezogene Pflegebedürftigkeit, Störungen der sozialen Kompetenz, Aggressivität und Depressivität. In einer Untersuchung bestand gerade bei Heimbewohnern ein enger Zusammenhang zwischen Pflegestufenzuerkennung und psychischer Beeinträchtigung.

Pflegetagebuch

Nach Einführung des neuen Pflegestärkungsgesetzes 2017 erhielten psychische Beeinträchtigungen der Selbstständigkeit eine stärkere Gewichtung in der Begutachtung zur Erlangung eines Pflegegrades (➤ Kap. 11.5.2). Dennoch fällt es durch die langsame Progredienz demenzieller Erkrankungen häufig schwer, den Zeitpunkt zu bestimmen, an dem der Betroffene die Kriterien erfüllt, die zu Erlangung eines Pflegegrades notwendig wären. Im Alltag hat sich hier der Einsatz von Pflegetagebüchern bewährt (➤ Tab. 4.5). Für einen begrenzten Zeitraum von zumeist einer Woche erfolgt eine Minutenerfassung der erbrachten notwendigen Pflegeleistung.

Vordrucke sind im Internet frei verfügbar oder werden von verschiedenen Pflegekassen kostenlos zur Verfügung gestellt.

Instrumental Activities of Daily Living (IADL)

Die IADL-Skala nach Lawton und Brody ist ein auf der ADL-Score basierendes Verfahren zur Erfassung der Alltagskompetenz. Es erfasst 8 Aktivitäten des täglichen Lebens, z. B. die Benutzung öffentlicher Verkehrsmittel, des Telefons, aber auch die Kompetenz bei der eigenen Körperpflege.

Tab. 4.4 CDR – Clinical Dementia Rating

Bereich	Keine = 0	Fraglich = 0,5	Leicht = 1	Mäßig = 2	Schwer = 3
Gedächtnis	Kein Gedächtnisverlust oder leichte, nicht ständig auftretende Vergesslichkeit	Beständige leichte Vergesslichkeit, teilweise Erinnerung an Ereignisse, „gutartige" Vergesslichkeit	Mäßiger Gedächtnisverlust; ausgeprägter für kurz zurückliegende Ereignisse; Defizit beeinträchtigt Alltagsaktivitäten	Schwerer Gedächtnisverlust; nur sehr gut Gelerntes wird behalten; neue Informationen gehen rasch wieder verloren	Schwerer Gedächtnisverlust, nur Fragmente bleiben übrig
Orientierung	Vollständig orientiert	Vollständig orientiert; nur leichte Zeitgitterstörung	Mäßige Zeitgitterstörung; zum Ort der Untersuchung orientiert; kann anderswo Probleme mit der topografischen Orientierung haben	Ausgeprägte Zeitgitterstörung; meist zur Zeit desorientiert, oft auch zum Ort	Nur zur eigenen Person orientiert
Urteilsvermögen und Problemlösen	Löst alltägliche Probleme, bewältigt geschäftliche und finanzielle Angelegenheiten gut; Urteilsvermögen verglichen mit früherer Leistungsfähigkeit gut	Leicht beeinträchtigt beim Lösen von Problemen und beim Beurteilen von Ähnlichkeiten und Unterschieden	Mäßige Schwierigkeiten beim Lösen von Problemen und beim Beurteilen von Ähnlichkeiten und Unterschieden; soziale Urteilsfähigkeit normalerweise erhalten	Stark beeinträchtigt beim Lösen von Problemen und beim Beurteilen von Ähnlichkeiten und Unterschieden; soziale Urteilsfähigkeit normalerweise beeinträchtigt	Unfähig, irgendetwas zu beurteilen oder Probleme zu lösen
Leben in der Gemeinschaft	Leistung, Selbstständigkeit und Verhalten bei der Arbeit, beim Einkaufen, in ehrenamtlichen Tätigkeiten und bei sozialen Aktivitäten normal	Leichte Beeinträchtigung dieser Aktivitäten, geringe Verhaltensauffälligkeiten, höchstens leichtgradige Störung sozialer Integration	Keine selbstständige Leistung bei diesen Aktivitäten, obwohl sie z. T. noch ausgeübt werden; erscheint bei flüchtiger Betrachtung normal, mäßige Verhaltensauffälligkeiten, mäßige Störung der sozialen Integration	Keine selbstständige Leistungsfähigkeit außer Haus	
				Wirkt gesund genug, um zu Festlichkeiten außer Haus mitgenommen zu werden, starke Verhaltensauffälligkeiten, starke Störung der sozialen Integration	Wirkt zu krank, um zu Festlichkeiten außer Haus mitgenommen zu werden, extreme Verhaltensauffälligkeiten, extreme Störung der sozialen Integration

Tab. 4.4 CDR – Clinical Dementia Rating *(Forts.)*

Bereich	Keine = 0	Fraglich = 0,5	Leicht = 1	Mäßig = 2	Schwer = 3
Haushalt und Hobbys	Das Leben zu Hause, Hobbys und intellektuelle Interessen sind gut erhalten	Das Leben zu Hause, Hobbys und intellektuelle Interessen sind ein wenig beeinträchtigt	Leichte, aber eindeutige Beeinträchtigung der Leistung zu Hause; schwierige Aufgaben werden nicht mehr ausgeführt; komplizierte Hobbys und Interessen werden aufgegeben	Nur einfache Aufgaben werden aufrechterhalten; stark eingeschränkte Interessen	Keine nennenswerte Leistungsfähigkeit zu Hause
Körperpflege	Vollständig in der Lage, sich um sich selbst zu kümmern		Muss aufgefordert werden, vernachlässigt ihr/sein Äußeres und die persönliche Hygiene	Benötigt Hilfe beim Anziehen, bei der Körperpflege, würde alleine verwahrlosen	Benötigt viel Hilfe bei der Körperpflege; oft inkontinent, Zeichen der Verwahrlosung

4

Tab. 4.5 Inhalte eines Pflegetagebuchs (Beispiel)

Erforderliche Hilfe bei:	Zeitaufwand in Minuten				Art der Hilfe
	Morgens	Mittags	Abends	Nachts (22–6 Uhr)	U = Unterstützung; TÜ = Teilweise Übernahme; VÜ = Vollständige Übernahme; A/B = Anleitung/Beaufsichtigung
Körperpflege					
• Ganzkörperwäsche					
• Teilwäsche					
• Duschen					
• Baden					
• Mund-/Zahnpflege					
• Kämmen					
• Rasieren					
Darm- und Blasenentleerung					
• Wasserlassen					
• Stuhlgang					
• Richten der Kleidung					
• Wechseln von Windeln					
• Wechseln/Entleeren des Urinbeutels/Stomabeutels					

Tab. 4.5 Inhalte eines Pflegetagebuchs (Beispiel) *(Forts.)*

Erforderliche Hilfe bei:	Zeitaufwand in Minuten				Art der Hilfe
	Morgens	Mittags	Abends	Nachts (22–6 Uhr)	U = Unterstützung; TÜ = Teilweise Übernahme; VÜ = Vollständige Übernahme; A/B = Anleitung/Beaufsichtigung
Ernährung					
• Mundgerechte Nahrungszubereitung					
• Anreichen der Nahrung					
Mobilität					
• Aufstehen/Zu-Bett-Gehen					
• Umlagern					
• An- und Auskleiden					
• Gehen/Bewegen im Haus					
• Stehen					
• Treppensteigen					
• Verlassen/Wiederaufsuchen der Wohnung					
Hauswirtschaftliche Versorgung					
• Einkaufen					
• Kochen					
• Wohnung reinigen					
• Spülen					
• Wechseln/Waschen der Wäsche/Kleidung					
• Beheizen der Wohnung					

4

Bayer-ADL

Die Bayer-ADL Skala wird in der Fremdbeurteilung von demenzerkrankten Personen im frühen Erkrankungsstadium eingesetzt. Die Beurteilungskriterien stammen dementsprechend eher aus dem Bereich der sozialen als aus dem Bereich der physischen Kompetenzen. Die Beurteilung der Beeinträchtigung erfolgt auf einer 10-Punkte-Skala. Aus dem Summenwert der 25 Einzelkriterien wird dann ein Durchschnittswert berechnet.

Barthel-Index

Der von *Dorothea W. Barthel entwickelte* Barthel-Index ist ein Verfahren zur Erfassung grundlegender Alltagsfunktionen und wird vor allem in der Geriatrie eingesetzt. Dabei werden vom Arzt oder vom Pflegepersonal 10 unterschiedliche Tätigkeitsbereiche mit Punkten bewertet, u. a. Körperpflege, Mobilität, Treppensteigen, Betttransfer, Toilettenbenutzung, An- und Auskleiden oder Körperpflege.

Nurses' Observation Scale for Geriatric Patients (NOSGER)

Die Nurses' Observation Scale for Geriatric Patients (NOSGER) erfasst mit 30 Unteritems Auffälligkeiten in 6 Dimensionen: Sozialverhalten, Verhaltensstörungen, Stimmung, ADL, IADL und Gedächtnis.

4.3 Bildgebende Verfahren

Lange Zeit dienten bildgebende Verfahren wie die Computertomografie (CT) nur zur Ausschlussdiagnostik einer Demenz vom Alzheimer-Typus. Man versuchte, Zeichen zu finden, die Hinweise auf andere Krankheitsbilder gaben.

Seit der Verfeinerung der Untersuchungsmethoden, v. a. seit der Einführung der Kernspintomografie oder Magnetresonanztomografie (MRT), hat sich der Fokus der Bildgebung in den letzten Jahren zunehmend in Richtung einer Funktionsdiagnostik entwickelt. Durch die funktionelle Kernspintomografie wird es möglich, ähnlich wie im PET oder im SPECT die Aktivierung bestimmter Hirnareale zu erkennen. In diesem heute noch experimentellen Bereich dürfte die Zukunft der bildgebenden Verfahren liegen.

Aktuell besteht der Anspruch an die Bildgebung im Erkennen von:

- Ausmaß der globalen Atrophie
- Bestehender Atrophie bestimmter Hirnareale (frontal, temporal, ein- oder beidseitig)
- Anzeichen für Durchblutungsstörungen
- Zeichen eines aktuellen oder früher stattgefundenen Hirninfarkts
- Raumforderungen, wie Tumor oder Blutungen

Die Diagnose einer primären Demenz alleine aufgrund der Bildgebung ist zum aktuellen Zeitpunkt nicht möglich.

4.3.1 CCT und MRT

Der Nachweis von Strukturveränderungen des Gehirns ist die Stärke der kranialen Computertomografie (CCT). So können mit ausreichender Sicherheit Tumoren, Blutungen aber auch ein Normaldruckhydrozephalus diagnostiziert werden. Daneben dient das CCT dem Erkennen von Schlaganfällen und bestimmten Atrophiemustern (globale Atrophie, Seitendifferenz oder Frontal-/bzw. Temporalatrophie) des Gehirns. Das CCT ist mittlerweile flächendeckend verfügbar und kostengünstiger als andere Verfahren.

Die Stärken der Magnetresonanztomografie (MRT) liegen in der feineren Darstellung der Hirnsubstanz; sie ist damit sensitiver als das CCT (➤ Abb. 4.6). Im höheren Lebensalter kann dies jedoch zum Problem werden, da bei einer Vielzahl von Personen höherer Altersgruppen v. a. durchblutungsbedingte Veränderungen nachgewiesen werden können, ohne dass

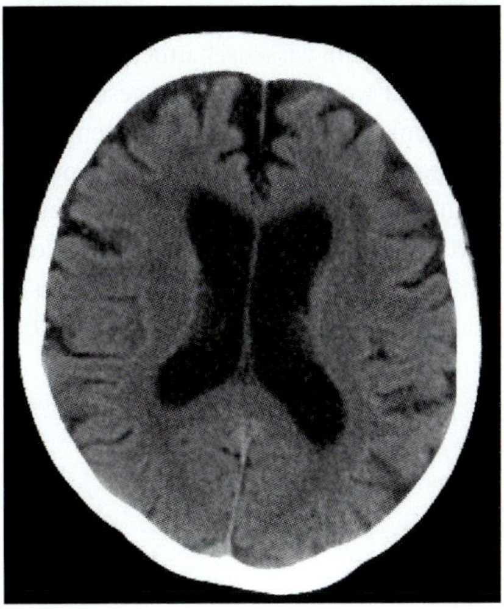

Abb. 4.6 CCT [R261]

4

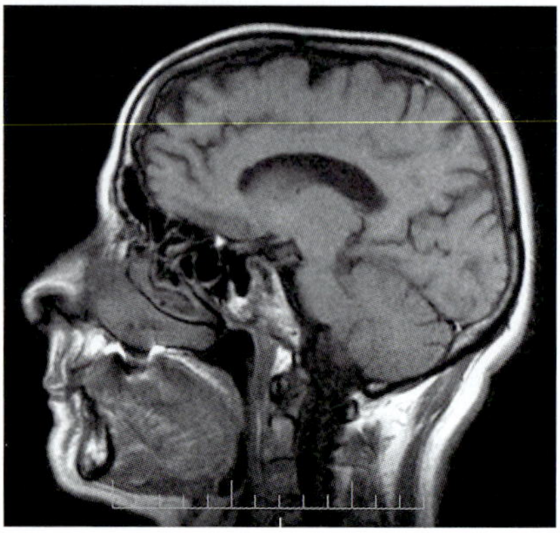

Abb. 4.7 MRT [R281]

eine entsprechende Symptomatik vorliegt. In der genaueren Darstellung von zentralen Strukturen wie dem Hippokampus liegen die Vorteile des MRT (➤ Abb. 4.7) gegenüber dem CCT, vor allem in der Frühdiagnostik und bei jüngeren Betroffenen.

4.3.2 Weitere Verfahren

Neben der rein bildlichen Darstellung durch CCT und MRT kommen auch nuklearmedizinische Untersuchungen vor allem in der Frühdiagnostik zum Einsatz. Aufgrund der hohen Kosten gelten sie aber nicht als Routineverfahren und können eigentlich nur im wissenschaftlichen Bereich eingesetzt werden. Durch die gesetzlichen Krankenkassen werden die Kosten nicht übernommen. Die Positronenemissionstomografie (PET) und das SPECT weisen durch radioaktiv markierte Zucker den Stoffwechsel im Gehirn nach und lassen so Rückschlüsse auf Unterfunktionen bestimmter Regionen im Gehirn zu.

4.4 Laboruntersuchungen

Zum aktuellen Zeitpunkt gibt es **keinen** geprüften Einzeltest zur Untersuchung des Vorliegens einer bestimmten Demenz, v. a. aber keinen Alzheimer-Test. Blutlaboruntersuchungen und Urinuntersuchungen dienen dazu, sekundäre Krankheitsbilder auszuschließen. Die Untersuchung des Nervenwassers (Liquor) kann, neben dem Erkennen von neurologischen Krankheitsbildern und Entzündungen, auch durch den Nachweis bestimmter Eiweiße den Verdacht auf eine bestimmte primäre Demenzform erhärten.

4.4.1 Routinelaboruntersuchung

Als Mindeststandard werden ein Blutbild, Leber- und Nierenwerte, Glukose im Serum, Cholesterin, Schilddrüsenparameter und Vitamin B_{12}/Folsäure gefordert. Weitere Untersuchungen werden auf die jeweilige Krankengeschichte abgestimmt, so z. B. eine Vergiftung mit Blei.

In der Regel werden Untersuchungen durchgeführt, die Hinweise auf folgende **häufigere Erkrankungsbilder** geben können:

- Schilddrüsenerkrankung → TSH
- Anämie → Blutbild
- Leberschädigung → GOT, GPT, Gamma-GT
- Nierenschädigung → Kreatinin
- Mangelerkrankung → Vitamin B_{12}, Folsäure
- Elektrolytstörungen → Natrium, Kalium, Kalzium
- Exsikkose → Hämatokrit, Blutbild
- Alkoholismus → Gamma-GT
- Diabetes mellitus → BZ, Urin-Teststreifen
- Benzodiazepinmissbrauch → Urinnachweis

Seltenere Krankheitsbilder sind:

- Borreliose → Borrelientiter
- HIV → Serologie
- Neuro-Lues (Syphilis) → TPHA im Urin
- Vergiftungen → Blei, Benzol, Quecksilber

4.4.2 Biomarker

Als Biomarker werden messbare Substanzveränderungen des Organismus bezeichnet, die den Verdacht einer Demenzkrankheit bzw. einer spezifischen Unterform bestärken können. Aktuell werden Biomarker nur aus dem Liquor von Betroffenen gewonnen und können die Diagnose einer Alzheimer-Krankheit bestärken oder entkräften. Die Diagnose alleine anhand der Veränderungen dieser Biomarker zu stellen, ist dagegen nicht möglich:

- Beta-Amyloid 1–42 (erniedrigt bei Alzheimer-Krankheit)
- Gesamt-Tau-Protein (erhöht bei Alzheimer-Krankheit)
- Phospho-Tau (erhöht bei Alzheimer-Krankheit)

Die gleichen Biomarker spielen auch bei weiteren Demenzerkrankungen eine Rolle. Andere Substanzen stehen für den Routineeinsatz noch nicht zur Verfügung.

4.5 Frühdiagnostik

Unter Frühdiagnostik versteht man die Untersuchung Betroffener bei subjektiv empfundenen kognitiven Störungen oder aber bei familiärer Häufung, ohne das Vollbild einer demenziellen Erkrankung.

Subjektive Gedächtnisprobleme

- Allgemeine Gedächtnisprobleme
- Verlegen von Dingen
- Wortfindungsstörungen
- Zettel schreiben
- Konzentrationsstörungen

Das Risiko, innerhalb eines Jahres an einer Demenz zu erkranken, liegt bei subjektiver Gedächtnisstörung bei 2–5 %, bei Objektivierbarkeit in neuropsychologischen Tests bis zu 12,5 %.

Untersuchungsmethoden der Frühdiagnostik

Genetische Diagnostik

- Bei frühen Fällen von DAT (< 60 Jahre) in der Familie
- Aktuell ohne therapeutische Konsequenz

Biomarker im Nervenwasser (Liquor)

➤ Kap. 4.4.2

Spezielle Form der Bildgebung

➤ Kap. 4.3

Neuropsychologische Testbatterien

➤ Kap. 4.2

Ethische Fragestellung

Aus ethischer Sicht steht die Frage im Mittelpunkt, wie Betroffene und Angehörige mit einem potenziell gesteigerten Risiko oder gar der Verdachtsdiagnose einer Erkrankung, zu der es keine eigentliche Therapie gibt, umgehen können.

4

Allenfalls bezüglich möglicher Vorsorgemaßnahmen aus juristischer oder finanzieller Sicht bietet sich hier ein zeitlich vergrößerter Handlungsspielraum.

Eine hohe Relevanz hat die Frühdiagnostik erst dann, wenn sichere Maßnahmen der Vorbeugung, Prophylaxe oder direkte therapeutische Möglichkeiten bestehen, z. B. durch eine frühzeitig eingeleitete medikamentöse Therapie das Risiko eines Erkrankungseintritts zu senken oder aber wesentlich zeitlich zu verzögern.

Entsprechende überzeugende Untersuchungsergebnisse hierzu liegen jedoch nicht vor.

LITERATUR

1. Folstein MF, Folstein SE, Mc Mugh PR. „Mini Mental State": A practical method for grading the cognitve state of patients for the clinician. J Psychiatr Res 1975; 12: 189–198.
2. Ihl R, Fröhlich L. Die Reisberg-Skalen GDS BCRS FAST – Manual. Weinheim: Beltz-Test, 1991.
3. Kessler J, Calabrese P, Kalbe E, Berger F. DemTect: Ein neues Screening-Verfahren zur Unterstützung der Demenzdiagnostik. Psycho 2000; 26: 343–347.
4. Kunz R. Schmerzerfassung bei Patienten mit Demenzerkrankungen. Geriatrie Journal 2002; 06: 14–21.
5. Landendörfer P, Hesselbarth S. Schmerz-Beurteilung bei „sprachlosen" Patienten. Der Allgemeinarzt 2003; 10: S 822–828.
6. Morris JC et al. The Consortium to Establish a Registry for Alzheimer's disease. Neurology 1997; 39: 1159–1165.
7. Shulman K et al. The challenge of time. Clock drawing and cognitive function in the elderly. International Journal of Geriatric Psychiatry 1986; 1: 135–140.

KAPITEL

5 Therapie der Demenzerkrankungen

Ulrich Kastner

Eine Heilung der primären Demenzerkrankungen ist zum aktuellen Zeitpunkt nicht möglich; alle therapeutischen Bemühungen richten sich auf eine Stabilisierung oder Verlangsamung der Erkrankung, auf eine Verminderung der Begleitsymptome, eine Entlastung und Unterstützung Angehöriger und Pflegender sowie auf die Sicherung des Hilfssystems.

In wissenschaftlichen Untersuchungen finden sich neben der Symptomreduktion auch Ziele wie die Verzögerung einer Heimaufnahme oder Kostenersparnisse durch Reduktion des Pflegeaufwands.

Therapieziele

- Verzögerung der Progression
- Reduzieren der Beschwerden
- Reduzieren von Krankheitsauswirkungen
- Prävention
- Subjektives Wohlbefinden
- Steigerung des Selbstwertes
- Abwehr einer Fremdgefährdung
- Schutz vor Eigengefährdung
- Schutz vor körperlicher Überlastung des Angehörigen/Pflegenden
- Schutz vor psychischer Überlastung des Angehörigen/Pflegenden
- Kostenreduktion
- Verzögerung der Heimaufnahme

Da viele Behandlungskonzepte aus dem praktischen Alltag heraus entstehen, fehlen häufig wissenschaftlich überprüfbare Studien hinsichtlich ihrer Wirksamkeit. Nur in wenigen Bereichen existieren neben Erfahrungswerten übertragbare und wissenschaftlich überprüfbare Ergebnisse.

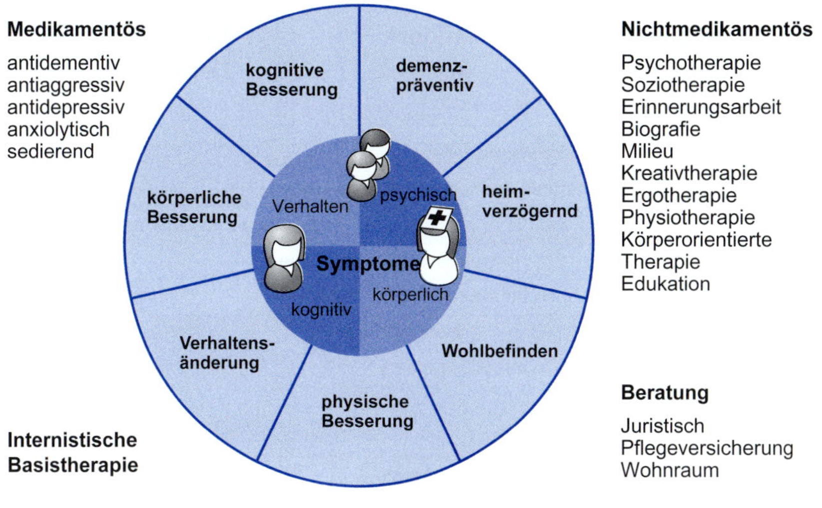

Abb. 5.1 Gesamtbehandlungskonzept bei demenziellen Erkrankungsbildern [V492, R281]

Wir versuchen, eine möglichst große Übersicht über bestehende Therapieansätze oder Maßnahmen darzustellen, auch um Anregungen für den Alltag zu geben.

Die Gruppe der Demenzerkrankungen oder der Auswirkungen auf das Lebensumfeld der Betroffenen ist dabei zu heterogen, um Empfehlungen für eine bestimmte Therapie zu geben – selbst innerhalb der Gruppe der Alzheimer-Demenzen muss sich die Therapie an der individuellen Situation des Einzelnen orientieren.

Alle Bemühungen müssen sich auf die Bedürfnisse des Erkrankten ausrichten und nicht der Erkrankte auf mögliche Konzepte von Therapeuten oder Institutionen.

5.1 Gesamtbehandlungskonzept

Ein Gesamtbehandlungskonzept sieht eine Reihe von Maßnahmen und Therapieempfehlungen ausgerichtet auf die individuelle Situation des Betroffenen vor (➤ Abb. 5.1). Das Konzept muss multiprofessionell orientiert sein und wird im Krankheitsverlauf wiederholt angepasst oder ergänzt.

Die **allgemeinmedizinische Basisbehandlung** ist die Grundvoraussetzung für eine erfolgreiche Therapie. Da viele demenzerkrankte Menschen ein vermindertes Krankheitsgefühl auch für somatische Krankheitsbilder haben, sollte die Behandlung neben der Kontrolle allgemeiner Alterserkrankungen vor allem den Ernährungszustand, Schmerzsymptome und Polypharmazie im Blick haben. Sekundäre Ursachen für die Verschlechterung der Kognition müssen ausgeschlossen oder behandelt werden.

- Progressionsverhindernde Maßnahmen und Beratungsangebote für betreuende Angehörige stehen am Beginn im Vordergrund.
- Ein wirksames Hilfssystem muss unter Berücksichtigung finanzieller, juristischer oder pflegerischer Rahmenbedingungen etabliert werden.
- Im mittleren Stadium kommen vor allem medikamentöse Therapieformen der Begleitsymptome zum Tragen, neue

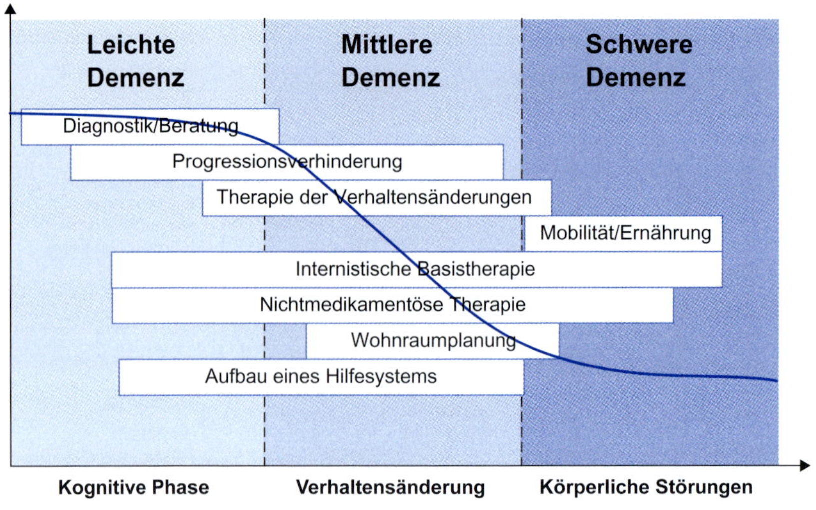

Abb. 5.2 Maßnahmen im Verlauf der Demenz [V492]

Wohn- und Versorgungskonzepte müssen erarbeitet werden.
- Im letzten Krankheitsstadium überwiegen die somatisch-pflegerischen Maßnahmen und es stellen sich ethische Fragen hinsichtlich lebensverlängernder oder freiheitsentziehender Maßnahmen.
- Durch das Erreichen einer neuen Krankheitsstufe endet in der Regel nicht die Therapie; sie muss den neuen Anforderungen angepasst werden (➤ Abb. 5.2).

Durch alle Erkrankungsverläufe hindurch benötigen vor allem die Angehörigen durchgängig Begleitung und verlässliche Ansprechpartner. Spezielle Zentren können Hausärzte und Angehörige durch eine multiprofessionelle Personalzusammensetzung mit Pflegenden, Psychologen, Ärzten und Sozialarbeitern in dieser komplexen Aufgabe unterstützen (➤ Kap. 13.4).

5.2 Nichtmedikamentöse Therapie

Unter dem Oberbegriff **nichtmedikamentöse Therapien bzw. Maßnahmen** findet sich eine Vielzahl an z. T. wissenschaftlich überprüften und evaluierten Therapieformen, Einzelberichten, Alltagskonzepten oder Individualtherapien. Die Therapien können dem ärztlichen, psychologischen, pflegerischen, ergotherapeutischen, physiotherapeutischen, logopädischen oder geragogischen Bereich zugeordnet werden.

Einige Therapieformen sind wissenschaftlich untersucht und als wirksam beschrieben worden und haben dadurch Eingang in die medizinischen Leitlinien gefunden (📖 [15]).

Übersicht nichtmedikamentöser Maßnahmen

- Psychotherapie (➤ Kap. 5.2.1)
- Erinnerungs- oder Biografiearbeit (➤ Kap. 5.2.2)
- Milieutherapie oder Soziotherapie (➤ Kap. 5.2.3)
- Kreativtherapie (➤ Kap. 5.2.4)
- Ergo- und Physiotherapie (➤ Kap. 5.2.5)
- Logopädie (➤ Kap. 5.2.6)
- Körperorientierte/somatische Verfahren (➤ Kap. 5.2.7)

5.2.1 Psychotherapie

Die individuelle Psychotherapie folgt keiner speziellen Psychotherapierichtung, sondern den individuellen Bedürfnissen der Menschen mit Demenz. Kürzere Therapiezeiten, kürzere Intervalle und der Verzicht auf eine allzu große Erwartungshaltung können in dieser Therapieform notwendig werden. Der Fokus liegt überwiegend in einem wertschätzenden stützenden Kontakt und der Förderung der bestehenden Ressourcen. Trotz bestehender kognitiver Veränderungen ist eine Psychotherapie bis in mittlere Erkrankungsstadien möglich, wenn auch unter Hinzuziehung von Angehörigen oder anderen Betreuungspersonen.

Wichtige Themen in den Therapiesitzungen sind:
- Der erlebte Kompetenzverlust
- Umgang mit Stress und Stimmungsschwankungen
- Erarbeitung externer Gedächtnisstützen und anderer Hilfsmittel
- Wertschätzung des bisher im Leben Erreichten

Ziele sind:
- Krankheitsbewältigung
- Reduktion von Verhaltensänderungen
- Besserung psychischer Begleitsymptome
- Förderung des Wohlfühlens des Betroffenen und seiner Familie

Im besonderen Fokus steht der Schutz der Betroffenen vor möglichen kognitiven Überforderungen. So darf der Name des Therapeuten oder der letzte Sitzungsinhalt vergessen werden; es obliegt dem Therapeuten durch Wiederholungen, die Kontinuität zu gewährleisten.

Eine reine Einzeltherapie wird bei den meisten Betroffenen zu kurz greifen und sollte um Beratungs- bzw. Therapieangebote der nächsten Angehörigen erweitert werden. Dies kann sich zu familientherapeutischen Sitzungen entwickeln, die den Regeln der systemischen Familientherapie folgen.

Hinsichtlich der Alltagsbewältigung finden sich auch immer wieder Elemente der kognitiven Verhaltenstherapie, die aber aus bekannten Gründen im fortgeschritteneren Stadium deutliche Einschränkungen erfährt.

Selbst-Erhaltungs-Therapie (SET)

In der von Romero und Eder entwickelten SET (📖 [8, 9]) wird als übergeordnetes Ziel der Erhalt des eigenen Selbst angestrebt. Man verbindet damit einen längeren Erhalt effizienteren Verhaltens, die Abwehr von psychischem Leiden sowie die Reduktion von Verhaltensstörungen. Aus dieser Überlegung heraus werden mit den Angehörigen Betreuungsprinzipien erarbeitet oder verstärkt, die folgenden Ziele folgen:

- Vermeidbare Veränderungen vermeiden
- Erlebnisarmut vermeiden
- Zuversicht der Bezugspersonen bewahren

Neben der Vermittlung des Wissens um das eigene Selbst wird in Erinnerungsgruppen versucht, durch Übungen zur Biografie und zum eigenen Wissen Verlusten entgegenzutreten oder selbstnahes Wissen zu reaktivieren und die Übungen im Alltag fortzusetzen. Die zentralen Anteile des Selbst werden mit einer speziellen Interviewtechnik ermittelt und dokumentiert. Aus persönlich bedeutsamem Material, wie Videos, Urlaubsfotos oder Zeugnissen, wird dann eine „Erinnerungsmappe" hergestellt.

Die Entlastung der Angehörigen ist ein weiterer zentraler Ansatz der SET, die stationär, aber auch ambulant durchgeführt wird.

Validation und integrative Validation

➤ Kap. 8.3.6

Die von Naomi Feil begründete Methode der **Validation** versteht die Desorientiertheit eines hochaltrigen Menschen als eigene Lebensphase und vermutet, dass das Verhalten immer begründet ist. Aufgabe des Gegenübers ist es, die Gründe des Verhaltens zu erkennen und das eigene Handeln in empathischer Weise darauf abzustimmen. Feil geht davon aus, dass auch demenzerkrankte Personen im späten Stadium danach streben, unerledigte Aufgaben aufzuarbeiten. Die Aufgabe des Therapeuten/Betreuers ist es, den Betroffenen dabei zu unterstützen. Begründet wird die Methodik auf dem Stufenmodell der psychosozialen Entwicklung nach Erik H. Erikson, ergänzt um die letzte Phase „Aufarbeiten vs. Vegetieren". Dass im Stadium der Demenz unbewältigte Konflikte aus der Vergangenheit bearbeitet werden, gehört dabei zu den umstrittensten Thesen von Feil.

Nicole Richards hat die Methode abgewandelt bzw. neu begründet und bezeichnet sie als **integrative Validation.** Sie geht dabei, anders als Naomi Feil, von zugrunde liegenden hirnorganischen Abbauprozessen und den damit in Verbindung stehenden Verlusten und Einbußen aus. Die

Methodik konzentriert und orientiert sich an den Ressourcen und der Erfahrungswelt der Betroffenen.

Beide Verfahren fußen auf den Grundlagen der verbalen und nonverbalen Kommunikation, fokussiert auf die jeweilige Gefühlswelt des Betroffenen.

Bindungsarbeit

Stuhlmann (📖 [11]) formulierte die Bedeutung von Bindungsaspekten und Biografie in der Betreuung und Behandlung demenzerkrankter Personen. Unter Bindung versteht man ein biologisch angelegtes Bezugssystem zu nahestehenden Personen, die Schutz und Sicherheit garantieren können. Bindungserfahrungen, die man vor allem in der frühen Kindheit entwickelt, bleiben oftmals zeitlebens bestehen. Im Rahmen einer demenziellen Erkrankung können vormals kompensierte Bindungsstörungen wieder aufbrechen und zu relevanten Verhaltensänderungen oder psychischen Symptomen führen. Die Arbeit mit Bindungserfahrungen geht demnach weit über eine reine Biografiearbeit hinaus und erfordert von den Bezugspersonen die Kenntnis von eigenen Bindungserfahrungen und den Umgang mit mitunter traumatischen Erlebnissen. Vor allem in der Paartherapie eines erkrankten Menschen und dessen Lebenspartner spielen Bindungsaspekte eine übergeordnete Rolle, können sie doch Verlassensängste, Depression bei Überbehütung oder das Nichterfüllen von Erwartungsinhalten besser erklären und die Konflikte darüber auflösen helfen.

Reaktionen aufgrund von Bindungsstörungen seitens des Betroffenen:

- Rückzug
- Betonung der Selbstständigkeit
- Rasche Erschöpfung
- Eingeengte Einstellungen und Urteile
- Mangelnde Einfühlung
- Depression mit Anklammerung
- Vermeidungsverhalten
- Delegation von Verantwortung
- Vernachlässigung von Pflichten, Aussehen und Körperpflege
- Wahnhafte Umdeutung
- Suchen oder Sammeln
- Verweigerung von Hilfe
- Zurückweisung von Behandlung oder Nahrungsaufnahme
- Verleugnung

5.2.2 Erinnerungs- oder Biografiearbeit

Die Prinzipien der Erinnerungsarbeit mit demenzerkrankten Personen finden sich in einer Vielzahl von eigenständigen Konzepten oder Verfahren wieder. Entwickelt zumeist im angloamerikanischen Raum, wird dies als Reminiszieren, Erinnerungsarbeit, Erinnerungspflege oder Biografiearbeit bezeichnet. Dabei bestehen wesentliche Unterschiede aufgrund berufsbedingter Perspektiven (psychologisch, geragogisch, soziologisch, medizinisch). Allen gemeinsam ist das vorrangige Ziel einer emotionalen Entlastung und nicht die Verbesserung der Kognition. Erfahrungsberichte zeigen aber, dass durch Gruppenarbeit mit lebensgeschichtlichen Themen positive Auswirkungen auf den Verlauf der Erkrankung zu erzielen waren (📖 [9]).

Aber **Biografiearbeit ist keine Therapie,** sondern ein Mittel zum besseren Verstehen, zur Kommunikation, zur Stärkung der Identität oder zur geistigen Aktivierung.

Biografiearbeit beinhaltet daneben auch **Gefahren und Probleme** (gerade im Umgang mit psychotraumatisierten Personen oder psychiatrisch Erkrankten):

- Überbewerten lebensgeschichtlicher Ereignisse seitens der Bezugspersonen
- Retraumatisierung: Verleugnen, Verdrängen und Vergessen muss auch als

Schutz vor nicht kontrollierbaren traumatischen Erlebnissen verstanden werden
- Fehlerhafte Erinnerungen
- Erwünschte Erinnerungen
- Konfabulationen (gefüllte Gedächtnislücken)
- Verletzung der Intimsphäre
- Verletzung der Schweigepflicht
- Reaktion auf Präsentation von Erinnerungsmaterial ist nicht vorher absehbar
- Informationen aus zweiter Hand können subjektiv gefärbt oder schlicht falsch sein

Vorrausetzungen für Erinnerungs- und Biografiearbeit sind:
- Zeit und Raum – zum Zuhören und Verstehen
- Vertrauen
- Unterscheidung zwischen persönlich Anvertrautem und Inhalten, die öffentlich bestimmt sind, vor allem auch hinsichtlich der Dokumentation (📖 [6])

Eine zu intensive und nicht selektive Biografiearbeit kann bei einem Betroffenen verdeckte Traumatisierungen aus seiner Lebensgeschichte aufdecken, was zu unkontrollierbaren Abreaktionen führen kann. Das Arbeiten mit biografischen Inhalten sollte sich daher auf die Inhalte beschränken, die vom Betroffenen selbst geschildert werden und die für das Verstehen von Verhaltensweisen, z. B. bei auftretenden Verhaltensänderungen, notwendig sind. Biografiearbeit ist nicht nur eine reine Formalität, z. B. mittels Fragebogen, sondern bedarf eines geschulten Umgangs.

Das Verwenden von biografischem Material „aus zweiter Hand" – z. B. von Angehörigen oder Bekannten, beinhaltet die Gefahr der subjektiven Veränderung oder falscher Erinnerungen.

Die individuelle Biografie ist ein sensibles und schützenswertes Gut. Der Wunsch nach einem besseren Verstehen von Verhaltensweisen endet mit der Privatsphäre des Gegenübers, gerade auch bei demenzerkrankten Personen.

Reminiszenztherapie

In England entstanden seit ca. 1983 in mehreren Orten sog. Age Exchange Reminiscence Centres, in denen man sich in einer nichttherapeutischen Umgebung zwischen den Generationen über Erinnerungen austauschen kann. Die Zentren sind historisch eingerichtet, werden teilweise als Museum betrieben und bieten so vielfältige Möglichkeiten, „in Erinnerung zu schwelgen" (📖 [1]).

Der Schwerpunkt der sich dort entwickelnden Reminiszenz (*lat.* reminiscentia, von reminisci = sich erinnern) lag in der Reflexion von Erlebtem. Teilweise wurde dieser Ansatz aber bis hin zu einer therapeutischen Technik weiterentwickelt, um auch den Umgang mit konfliktbehaftetem Erleben oder Traumatisierungen zu erlernen.

In Deutschland wird die Reminiszenz vor allem in ihrer einfacheren, weniger belastenden Form in der Altenhilfe eingesetzt.

Formen der Reminiszenz:
- Einfache Reminiszenz. Die Idee liegt darin, die Vergangenheit in einer informativen und genussvollen Art zu reflektieren.
- Evaluative Reminiszenz. Eher therapeutischer Ansatz, der in der Lebensbetrachtung oder in Konfliktsituationen eingesetzt wird.
- Offensive-defensive Reminiszenz. Unangenehme oder Stress auslösende Informationen werden abgerufen. Dies kann Ursache oder Ergebnis von Verhaltensänderung oder emotionaler Belastung sein. Sich damit zu beschäftigen, kann die Belastung auflösen, im besten Fall die Erinnerung – im Sinne einer Traumaverarbeitung – auch beenden.

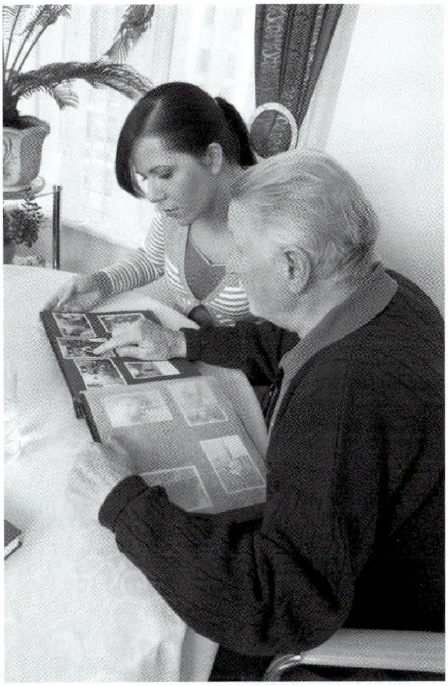

Abb. 5.3 Materialien zur Erinnerungsarbeit: alte Fotografien [J787]

Eingesetzte Materialien:

- Visuell: Fotografien (➤ Abb. 5.3), Bilder, autobiografisch wichtige Gegenstände
- Musik: bekannte Melodien aus dem Radio, von CD oder Musik mit verschiedenen Instrumenten
- Geruch und Geschmack: Gerüche, Speisen
- Tasten: Berühren von Gegenständen, Oberflächen erfühlen, Malen oder Töpfern

5.2.3 Milieutherapie

Milieutherapie (📖 [10]) oder Soziotherapie meint die Anpassung der materiellen und sozialen Umwelt an die veränderte Wahrnehmung, Empfindung und Kompetenzen von demenzerkrankten Menschen. Das Prinzip stammt aus der Psychiatrie, wird jedoch mittlerweile in vielen medizinischen, aber auch nichtmedizinischen Bereichen eingesetzt.

Der therapeutische Ansatz liegt in mehreren Bereichen, die miteinander in enger Beziehung stehen und sich auf

- den Betroffenen selbst,
- sein soziales Umfeld,
- seinen Wohn- und Lebensraum und
- die Betreuungsatmosphäre beziehen.

Ziele der Milieutherapie sind neben der Symptomlinderung psychischer Störungen oder Verhaltensänderungen der Erhalt von Alltagsfähigkeiten und die Kompetenzförderung des Betroffenen. Klassische Institutionen wie Krankenhäuser oder Altenhilfeeinrichtungen mit krankenhausähnlichem Charakter fördern dagegen die Unselbstständigkeit, die Regression und den sozialen Rückzug (➤ Abb. 5.4). Sie erzeugen Angst, Unruhe bis hin zu psychotischen Symptomen.

Vordringliches Ziel ist daher die Annäherung an den Alltag des Betroffenen vor dem Kontakt mit der Institution oder aber der Einsatz entspannender oder fördernder Maßnahmen.

Die Milieutherapie verfolgt sicherlich den umfassendsten Ansatz, ist jedoch entsprechend schwierig durchzuführen und sehr störungsanfällig. Hier genügt es nicht, Einzelmaßnahmen vorzuhalten, sondern der gesamte Lebensraum, einschließlich der darin Tätigen, muss sich dem Ziel der Milieugestaltung unterwerfen. Wie schwierig dies im Alltag ist, zeigt

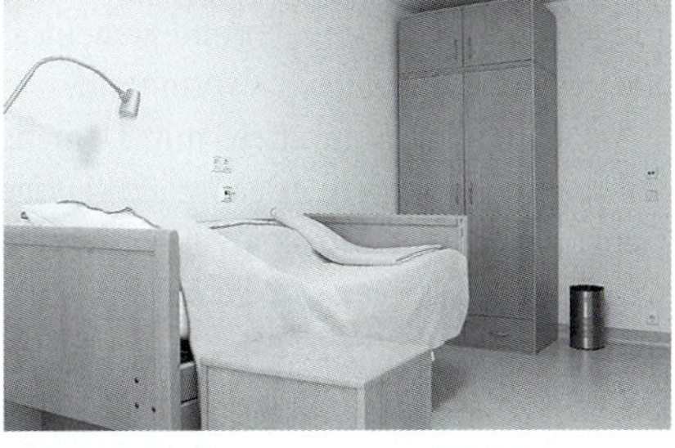

Abb. 5.4 Ein krankenhausähnliches Milieu im Altenheim fördert das Auftreten von herausfordernden Verhaltensweisen oder die Abwehr von Pflegemaßnahmen. [K157]

5

sich an zahllosen Beispielen, in denen trotz guter Ansätze schon vermeintlich minimale Veränderung, wie die Krankheit eines Mitarbeiters oder ein neuer Bewohner, ein bislang funktionierendes Konzept kippten. Daher kann nie „das perfekte Milieu“ das Ziel sein, sondern immer nur die Bemühung nach möglichst viel Normalität und Sicherheit.

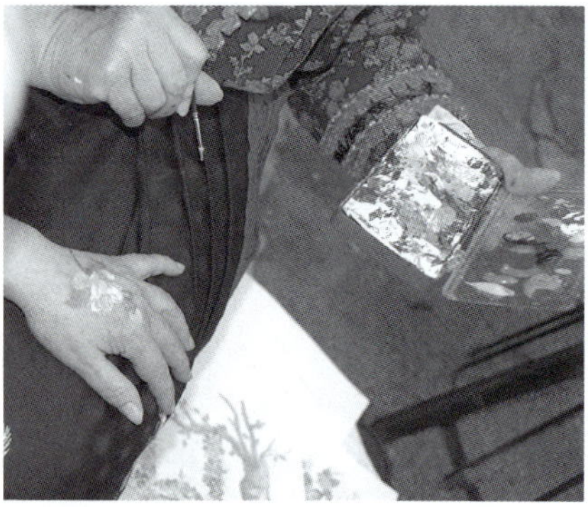

Abb. 5.5 Kunsttherapie [J787]

5.2.4 Kreativtherapeutische Verfahren

Musik, Kunst und Sprache gelten gemeinhin als die Kommunikationsinstrumente des Menschen. Da sich die sprachliche Ausdrucksfähigkeit vieler demenzerkrankter Personen mit Fortschreiten der Erkrankung verschlechtert, erhalten therapeutische Verfahren, die sich dieser Techniken bedienen, eine höhere Bedeutung.

Musiktherapie

Gerade der **Musiktherapie** kommt zugute, dass offensichtlich die kognitiven Ressourcen hinsichtlich musikalischer Fähigkeiten deutlich länger erhalten bleiben als die der Sprache. Selbst stumme (mutistische) oder stark sprachverarmte Betroffene „erwachen“ beim Singen alter Lieder oder Gedichte. Musik erweist sich als Mittel, um das Selbsterleben zu fördern, das Erinnerungsvermögen anzuregen und gemeinsame soziale Erfahrungen zu vermitteln.

Dabei haben Menschen mit Demenz teilweise völlig andere Zugänge als heutige Generationen zur Musik. Während heute ein eher passiver Musikkonsum vorherrscht, kannten viele Ältere in ihrer Jugend noch kein Radio, geschweige denn andere Medien. Das aktive Musizieren hatte einen viel höheren Stellenwert als heute. Sichtbar ist dies alleine in dem Vergleich der Kenntnis alter Volkslieder zwischen an Alzheimer erkrankten Menschen und deren deutlich jüngeren betreuenden Pflegepersonen in der Altenhilfeeinrichtung.

Kunsttherapie

Ähnliches wird auch aus der **Kunsttherapie** (➤ Abb. 5.5) berichtet. Viele demenzerkrankte Menschen kommen im Rahmen einer Therapie erstmals in Kontakt mit dem aktiven Malen. Anders als Menschen ohne Demenz haben sie aber Schwierigkeiten im eigenständigen Malen und müssen geleitet werden, sonst verharren sie häufig im Zeichnen von abstrakten Zeichen.

Ziele der Kunsttherapie

- Stress abbauen
- Selbstsicherheit gewinnen
- Konzentrationsfähigkeit verbessern
- Eine andere Form der Kommunikation erfahren (bei Verlust der Sprache)

In fortgeschritteneren Stadien muss die Therapie den jeweiligen Möglichkeiten des Betroffenen angepasst werden. Wissenschaftliche Überprüfungen über Auswirkungen oder Therapieerfolge stehen aus, sind aber aufgrund des Therapieansatzes mit klassischen Studienmethoden schwer zu erfassen.

5.2.5 Ergotherapie und Physiotherapie

Ergotherapie

„Ergotherapeuten helfen und begleiten Menschen jeden Alters, die durch Krankheit, Behinderung oder Alter in ihrer Handlungsfähigkeit eingeschränkt sind und Schwierigkeiten bei alltäglichen Aufgaben haben. Ergotherapie zielt darauf ab, die Selbstständigkeit der betroffenen Menschen zu erhöhen, sodass der Alltag in Beruf, Schule und Familie wieder so unabhängig wie möglich bewältigt werden kann“ (Definition Deutscher Verband der Ergotherapeuten e. V. 🕮 [4]).

Anders als kreativtherapeutische Angebote und andere soziotherapeutische Maßnahmen ist die Ergotherapie ein anerkanntes Heilmittel und daher auch durch Haus- und Fachärzte verschreibungsfähig. In den einzelnen Krankheitsstadien kann der Beitrag eines Ergotherapeuten sehr unterschiedlich sein.

Zu Beginn stehen kognitive Funktionen und Alltagsfertigkeiten im Vordergrund, später Fragen der Biografiearbeit, Orientierung im Raum, Zeit und zur eigenen Person sowie der Reduktion von Begleitsymptomen oder die Unterstützung bei zunehmenden apraktischen Symptomen (➤ Kap. 2.2.1).

Ergotherapie kann in Einzelsitzungen oder in Gruppen stattfinden und sollte im Idealfall in den Alltag übertragbar sein, damit andere Berufsgruppen oder Angehörige die Maßnahmen fortführen können.

Ziele der Ergotherapie

- Förderung der motorisch-funktionellen Fähigkeiten, Erhaltung der Grundmobilität und der Geschicklichkeit
- Aktivierung und Förderung geistig kognitiver und neuropsychologischer Fähigkeiten
- Selbsthilfetraining zur Erhaltung größtmöglicher Selbstständigkeit, vor allem in den Bereichen Essen und Trinken, Körperpflege und Bekleidung, Fortbewegung und Kommunikation, inkl. Beratung der Angehörigen, Hilfen zur Anpassung des Wohnumfeldes und Versorgung mit den notwendigen Hilfsmitteln
- Erhaltung der Kontaktfähigkeit, Kommunikation und Orientierung
- Psychische Stabilisierung und Hilfestellung zur Verarbeitung veränderter Lebensumstände und von Verlusten

Physiotherapie

Schwerpunkt der Physiotherapie ist die Krankengymnastik; sie beinhaltet aber auch andere Verfahren wie Massagen, Elektro- oder Hydrotherapie. Ärztlicherseits verordnet dient sie dazu, bei demenzkranken Personen Mobilität, Aufmerksamkeit und Orientierung zu unterstützen oder zu fördern. In frühen Stadien liegt dabei der Schwerpunkt auf der Mobilisierung antriebsgeminderter Betroffener oder in der Unterstützung der Kognition durch Bewegungsangebote. In fortgeschritteneren Stadien werden mehr der Erhalt der Mobilität, die Sturzprophylaxe, die Gleichgewichtsförderung oder die Kontrakturprophylaxe berücksichtigt. Daneben beraten Physiotherapeuten Angehörige oder Institutionen bei Hilfsmitteln oder häuslichen Gefahrenquellen hinsichtlich der Mobilität und Sturzgefahr.

5.2.6 Logopädie

Die Logopädie befasst sich mit der Behandlung von Sprach- und Sprechstörungen. In der Demenztherapie stellt zudem die Therapie von Schluckstörungen einen zusätzlichen Schwerpunkt dar. Während

Sprachstörungen und die damit verbundenen Veränderungen der Kommunikation im Wesentlichen nur in frühen Stadien begrenzt beeinflusst werden können, zeigen sich durch logopädische Behandlungen bei Schluckstörungen auch in schwereren Stadien der Demenz gute Erfolge. Durch Stimulation des Schluckreflexes, Schlucktraining und Maßnahmen zur Verbesserung der Zungenbewegung kann der Schluckakt positiv beeinflusst werden. Ziel ist letztlich die Vermeidung von Ernährungssonden; daher ist die Logopädie als vorangestellte Maßnahme auch seitens der Krankenkassen genehmigungsfähig.

5.2.7 Körperorientierte Verfahren

Zu den körperorientierten (somatischen) Verfahren zählt man die Basale Stimulation® (➤ Kap. 8.3.8), die Kinästhetik, Entspannungsverfahren und das Snoezelen (➤ Kap. 8.3.8).

Kinästhetik

Durch den zunehmenden Sprachverlust versagt das vertraute Kommunikationsinstrument für den demenzerkrankten Menschen. Mehr denn je ist er auf neue Sinnesmodalitäten angewiesen, um in Kontakt zu seiner Umwelt zu treten. Durch Bewegung und Berührung eröffnen sich hier neue Möglichkeiten. Die Kinästhetik zielt darauf ab, Bewegungsempfindungen im Alltag einzusetzen. Daneben ist sie als Bewegungstherapie bei den sich verstärkenden körperlichen Einschränkungen therapeutisch wirksam (📖 [3]).

Die **sechs Themenbereiche der Kinästhetik** sind:
- Interaktionen
- Funktionale Anatomie
- Menschliche Bewegung
- Menschliche Funktion
- Anstrengung als Kommunikationsmittel
- Gestaltung der Umgebung

Entspannungsverfahren

Entspannungsverfahren wie Progressive Muskelrelaxation oder Autogenes Training setzen neben der Möglichkeit der motorischen Ruhe auch einen gewissen Grad an kognitiver Mitarbeit voraus, der nur in leichteren Demenzstadien gegeben ist. Hier können diese Verfahren zu einer guten Stressreduktion bei den Erkrankten führen. Die Verschlechterung depressiver Begleitsymptome oder aber der stressbedingt beschleunigte kognitive Abbau können vermieden werden. In der Regel profitieren demenzerkrankte Personen wie auch viele ältere Menschen eher von geleiteten Entspannungsverfahren wie der Progressiven Muskelrelaxation (nach Jacobson) als z. B. vom Autogenen Training oder benötigen deutlich mehr externe Reize wie Licht, Musik oder Gerüche, um Entspannungszustände erreichen zu können. So haben sich die Aromatherapie (Einsatz von Lavendel) oder das Snoezelen als positiv bei demenzerkrankten Menschen erwiesen.

Sport und Bewegung

Demenzassoziierte motorische Störungen wie
- motorische Fehlleistungen,
- Störungen des Bewegungsablaufs bei Aufmerksamkeitsablenkung,
- gesteigerte Aktivität/Aktivitätsreduktion,
- Immobilität und Kraftminderung

führen zu einem mehrfach erhöhten Sturzrisiko im Vergleich zu kognitiv nicht eingeschränkten Personen.

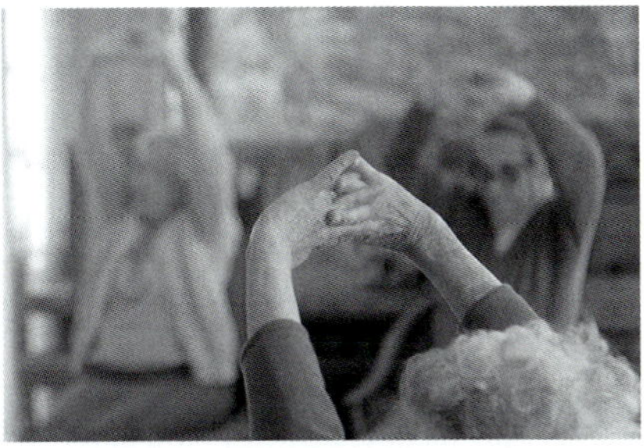

Abb. 5.6 Sport und Bewegung [J787]

Kontakt und Informationen

Bewegung bei Demenz: www.bewegung-bei-demenz.de

Sport und Bewegungsangebote (➤ Abb. 5.6) für demenzerkrankte Personen verfolgen neben der Schulung und Verbesserung von Alltagsbewegungen eine Verbesserung von Mobilität, Kraft und Balance. Damit tragen sie letztlich zur Reduktion der Sturzgefahr, zur Steigerung des Wohlbefindens und zweitrangig in begrenztem Maße zur Verbesserung der kognitiven Leistungen bei.

Angebote, wie sie z. B. im Rahmen der geriatrischen Rehabilitationsbehandlung zum Einsatz kamen, zeigen dabei sehr unterschiedliche Ergebnisse und werden daher kontrovers diskutiert.

Eine mögliche Ursache der schlechten Vergleichbarkeit mag in einer fehlenden Anpassung des Trainings an den kognitiven Status des Betroffenen liegen. Neuere Ansätze verfolgen daher demenzspezifischere, phasengerechte körperliche Trainingsansätze mit Förderung von Kraft und Funktionstraining sowie die Schulung motorisch-kognitiver Komplexleistungen (📖 [13]).

5.3 Medikamentöse Therapie

Für die große Gruppe der Alzheimer-Demenzen stehen Antidementiva als medikamentöse Basistherapie zur Verfügung. Sie gelten als progredienzverzögernd und haben positive Wirkungen auf die nichtkognitiven Begleitsymptome. Jedoch reagieren nicht alle Erkrankten gleichermaßen auf die Therapie; teilweise zeigen sich keinerlei Wirkungen oder nur ein Abschwächen der Progression im begrenzten Umfang.

Zwei Substanzgruppen sind aktuell für die Indikation **Alzheimer-Krankheit** zugelassen: zum einen die Acetylcholinesterase-Hemmer bei leichter und mittelschwerer Demenz, zum anderen der NMDA-Rezeptorantagonist Memantin für die mittelschwere und schwere Demenz. Für die vaskuläre Demenz und die Lewy-Körperchen-Demenz liegen erste positive Ergebnisse vor, eine Leitlinienempfehlung existiert jedoch noch nicht.

Verhaltensänderungen und andere **psychische Störungen** können mit Antipsychotika, Antidepressiva oder Anxiolytika (angstlösende Arzneimittel) behandelt werden, sobald nichtmedikamentöse Maßnahmen nicht zielführend waren oder eine akute Eigen- oder Fremdgefährdung befürchtet werden muss.

Schlechter behandelbar sind dagegen Schlafstörungen oder unruhiges Umherwandern.

Betrachtet man die reale Verschreibungssituation, erhalten nur 10–20 % der demenzerkrankten Menschen Antidementiva; deutlich häufiger werden Medikamente verordnet, die zur Beruhigung oder zur Schlafanstoßung eingesetzt werden. Zwar kann in den letzten Jahren ein deutlicherer Trend zu weniger Psychopharmaka in Altenheimen beobachtet werden, trotzdem erhalten immer noch 70 % aller Bewohner Psychopharmaka. Die größte Verschreibungsgruppe sind weiterhin die niederpotenten Antipsychotika und Benzodiazepine.

Aufgrund einer ähnlichen Problematik wurde 1987 in den USA ein Gesetz verabschiedet, das den Umgang mit Psychopharmaka in Altenheimen regelte. Ziel war der Rückgang der nicht indizierten Medikamente (➤ Kap. 5.3.3, OBRA-Richtlinien).

5.3.1 Psychopharmaka

Psychopharmaka greifen in den Stoffwechsel im Gehirn (Transmitter bzw. Botenstoffe) ein und wirken in der Regel symptomatisch (➤ Abb. 5.7).

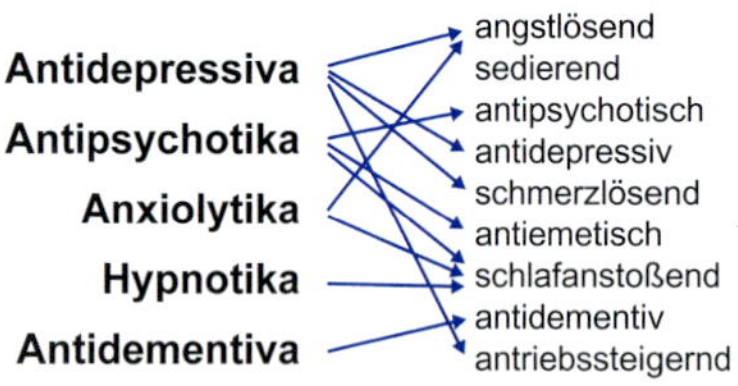

Abb. 5.7 Schema Psychopharmaka [V492]

Entwickelt wurden Psychopharmaka anhand von **Transmitterhypothesen:**

- Der Mangel an **Acetylcholin** führt zum Demenzsyndrom.
- Der Mangel an **Serotonin** führt zum depressiven Syndrom.
- Die Störung des **Serotoninspiegels** kann Aggressivität verursachen.
- Der Überschuss an **Dopamin** führt zu psychotischem Erleben.
- Ein Mangel an **Dopamin** führt zum Parkinson-Syndrom.

Wirkweise von Psychopharmaka

- Blockade von Rezeptoren, damit Transmitter keine Wirkung erzielen können (➤ Abb. 5.8)
- Blockade der Wiederaufnahme, d. h. eine verstärkte Verfügbarkeit
- Störung des enzymatischen Abbaus der Transmitter
- Direkte Wirkung an Rezeptoren

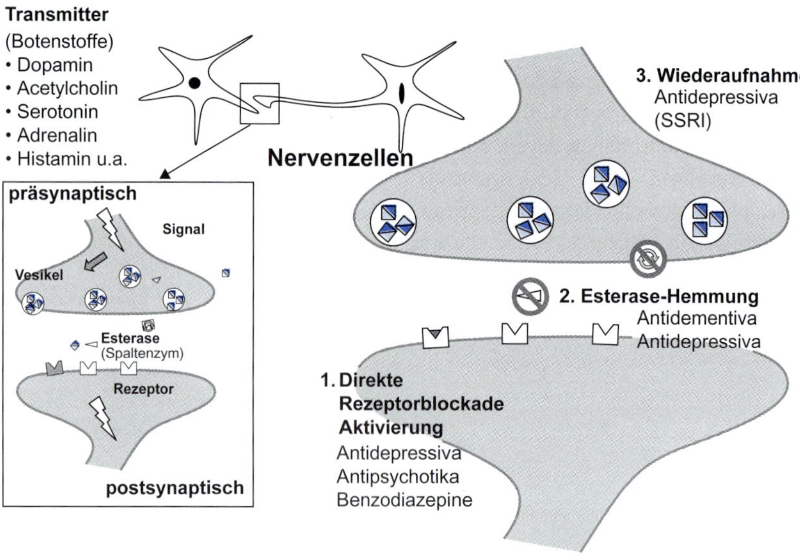

Abb. 5.8 Transmitter im synaptischen Spalt und Wirkweise von Psychopharmaka [R281]

Gruppen von Psychopharmaka

Antidementiva ➤ Kap. 5.3.2

Antipsychotika (Neuroleptika)

- Hauptwirkung der niederpotenten Neuroleptika ist die Sedierung (➤ Abb. 5.9)
- Hochpotente Neuroleptika wirken gegen Halluzinationen (➤ Abb. 5.9)
- Hohe Rate an Nebenwirkungen
- Eingeschränkte Zulassung bei Demenz
- Zeitlich begrenzte Gaben notwendig
- Deutlich niedrigere Dosis im Vergleich zu jüngeren Betroffenen notwendig
- Keine disziplinarische Gabe erlaubt

Antidepressiva

- Stimmungsaufhellend, angstlösend, beruhigend oder aktivierend, schmerzlösend
- Einsatz als schlafanstoßende Medikation
- Klassische Antidepressiva erzeugen Obstipation oder Mundtrockenheit
- Neuere Antidepressiva können Unruhe oder Übelkeit erzeugen
- Gleiche Dosen wie bei jüngeren Betroffenen notwendig
- Erzeugen auch ungewöhnliche Wechselwirkungen, z. B. Blutungszeiterhöhung unter Marcumar®
- Trizyklische Antidepressive (TZA) werden auch als klassische Antidepressiva bezeichnet
- Selektive Serotonin-Wiederaufnahmehemmer (SSRI) sind spezielle Entwicklungen
- TZA und SSRI unterscheiden sich nicht wesentlich in ihrer Wirksamkeit, zeigen aber verschiedene Gruppen von Nebenwirkungen

Hypnotika

- Schlafmedikamente (➤ Kap. 2.2.5)
- Zumeist aus der Gruppe der Benzodiazepine (unten), Benzodiazepin-Rezeptoragonisten (Zopiclon, Zolpidem) als 1. Wahl
- Präparate aus anderen Wirkstoffgruppen (Tryptophan, Chloraldurat, niederpotente Antipsychotika, Antidepressiva) oder pflanzliche Präparate (Baldrian, Hopfen – 1. Wahl bei leichteren Schlafstörungen)
- Nach längerfristigem Gebrauch Wirkungsverlust möglich
- Abhängigkeitspotenzial bei Benzodiazepinen, bei Benzodiazepin-Rezeptoragonisten unklar
- Intermittierende Gaben empfohlen
- Bei Einschlafstörungen, Durchschlafstörungen

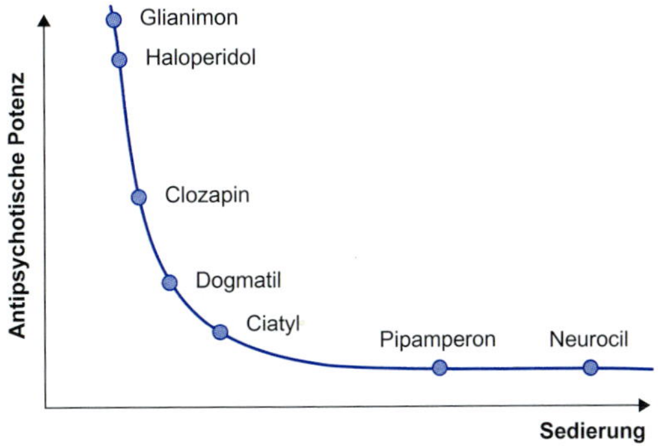

Abb. 5.9 Antipsychotika nach Potenz/Sedierung [V492]

- Erzeugen in der Regel keinen physiologischen Schlaf (durch Fehlen verschiedener Schlafstadien)
- Wirkung sedierend, Schlaf häufig nicht erholsam, bei den Benzodiazepin-Rezeptoragonisten ist die Störung der Schlafphasen geringer
- Erzeugen kognitive Veränderungen bzw. können demenzielle Symptome verstärken
- Verwirrtheit möglich

Benzodiazepine

- Schlafanstoßend, muskelrelaxierend, angstlösend
- Hohes Abhängigkeitspotenzial
- Kognitive Störungen bis sekundäres Demenzsyndrom (➤ Kap. 3.2.1)
- Entzugssymptome auch Wochen nach dem Absetzen
- Im Alter lange Wirkdauer (Diazepam bis 72 Stunden)
- Sedierung und Sturzgefahr
- Verwirrtheit
- Kopfschmerz
- Gangstörungen

5.3.2 Antidementiva

Antidementiva sind Psychopharmaka, die speziell für die Therapie von Demenzerkrankungen eingesetzt werden.

Besonderheiten von Antidementiva:

- Verzögern das Fortschreiten der demenziellen Symptomatik
- Zugelassen für Alzheimer-Erkrankung
- Acetylcholinesterase-Hemmer (Aricept®, Exelon®, Reminyl®) wirksam in frühen und mittleren Stadien
- NMDA-Antagonisten (Axura®, Ebixa®) wirksam in mittleren und späten Stadien
- Wirkung auf Kognition, psychische Veränderungen, Verhaltensstörungen
- Nebenwirkung auf Herzrhythmus und Schlaf, lösen Übelkeit oder Erbrechen aus

Acetylcholinesterase-Hemmer

- Erste Wahl bei Alzheimer-Erkrankung im frühen und mittleren Stadium
- Wirksamkeit bzgl. Kognition, Alltagskompetenz und klinischem Gesamteindruck
- Ausgleich des Acetylcholindefizits im Gehirn
- Donepezil (Aricept®), Rivastigmin (Exelon®) und Galantamin (Reminyl®) zugelassen
- Nebenwirkungen (bei schneller Aufdosierung häufiger):
  - Übelkeit, Erbrechen
  - Durchfall
  - Schlafstörungen
  - Kopfschmerzen, Schwindel
  - Muskelkrämpfe
  - Hautirritationen bei Pflasteranwendung

Glutamatantagonisten

- Memantin wirkt gegen Neurotoxizität des Glutamats im Gehirn
- Früher Akatinol®, heute Axura® oder Ebixa®
- Früher bei zerebral bedingen Bewegungsstörungen, heute nur Zulassung für Alzheimer-Demenz
- Für mittelschweres und schweres Stadium wirksam
- Wirksamkeit bzgl. Alltagskompetenz, klinischem Gesamteindruck, nicht Kognition
- Evtl. Kombination mit Acetylcholinesterase-Hemmern sinnvoll
- Nebenwirkungen:
  - Schwindel, Stürze
  - Übererregbarkeit
  - Unruhe, Halluzinationen
  - Kopfschmerzen

Andere Wirkstoffe

- Früher als Nootropika bezeichnet, z. B. Ginkgo-biloba-Extrakt, Piracetam, Nimodipin
- Klinische Relevanz umstritten
- Keine Leitlinienempfehlung

5.3.3 Medikamentöse Behandlung von Begleitsymptomen

Psychopharmaka sollten nur dann eingesetzt werden,

- wenn nichtmedikamentöse Maßnahmen scheiterten,
- bei akuter Eigengefährdung,
- bei akuter Fremdgefährdung,
- mit Einverständnis des Betroffenen oder gesetzlichen Vertreters,
- unter kontinuierlicher Beobachtung und Dokumentation von Nebenwirkungen (➤ Tab. 5.1),
- nach Klärung des Sturzrisikos,
- nach Ausschluss von Kontraindikationen (Glaukom, Herzrhythmusstörungen) und
- für einen begrenzten Zeitraum (Absetz- oder Reduktionsversuche nach 12 Wochen).

Ein häufiger Wunsch von Angehörigen und Pflegenden ist eine „gute Einstellung" des Betroffenen oder das Wiederherstellen des Zustandsbildes vor Eintreten der Veränderung. Dass dies zumeist nicht möglich ist, darüber müssen alle Berufsgruppen und die Angehörigen, die häufig ebensolche Erwartungen formulieren, aufgeklärt werden.

Bei richtiger Indikationsauswahl und in angepasster Dosierung können Psychopharmaka aber sicherlich einen wertvollen Beitrag in der Behandlung bieten (➤ Abb. 5.10).

Indikationen für Psychopharmaka

- Schwere Aggressivität, Halluzinationen oder Unruhe
  - Atypische Antipsychotika (Neuroleptika) – nur eingeschränkte Zulassungen, Gefahr für Durchblutungsstörungen im Gehirn steigt (zerebrovaskuläres Risiko)
  - Klassische Antipsychotika – deutliche Nebenwirkungen
- Depressivität
  - Klassische Antidepressiva – Delirgefahr
  - Selektive Serotonin-Wiederaufnahmehemmer – Unruhe
  - Andere Antidepressiva
- Angst
  - Antidepressiva
  - Anxiolytika (Benzodiazepine) – Vorsicht Suchtgefahr, Sturzgefahr, kognitive Störung, erhöhtes zerebrovaskuläres Risiko

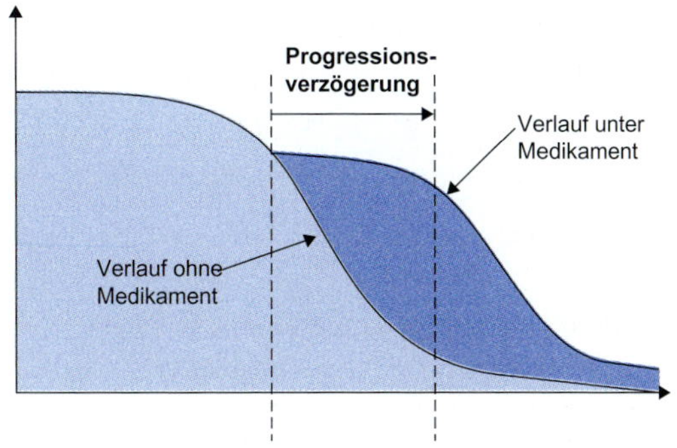

Abb. 5.10 Wirkung von Antidementiva [V492]

- Unruhe
  - Niederpotente Antipsychotika
  - Antidepressiva
  - Carbamazepin (Antiepileptikum)
- Schlafstörungen
  - Hypnotika
  - Antidepressiva
  - Niederpotente Neuroleptika – Sturzgefahr, Bewegungsstörungen

Nebenwirkungen von Psychopharmaka

➢ Tab. 5.1

Tab. 5.1 Nebenwirkungen von Psychopharmaka

Symptom	Neuroleptika	Antidepressiva		Antidementiva	Anxiolytika
		TZA	SSRI		
Abhängigkeit					X
Blutdruckabfall				X	X
Blutdruckanstieg	X	X			
EKG-Veränderungen	X	X			
Pulsanstieg	X	X			
Pulsabfall			X	X	
Schwindel				X	
Orthostatische Dysregulation	X	X			
Übelkeit			X	X	X
Erbrechen			X	X	X
Gewichtszunahme	X	X	X		
Gewichtsverlust		X	X	X	
Speichelfluss vermehrt				X	
Mundtrockenheit	X	X	X		X
Durchfall			X	X	
Obstipation	X	X			
Harnverhalt	X	X			
Sehstörungen	X	X			
Allergische Hautreaktion	X	X	X	X	
Parkinson-Syndrom und EPS	X				
Frühdyskinesien	X				
Kognitive Verschlechterung	X	X			X
Müdigkeit	X	X		X	X
Metabolisches Syndrom	X	X			
Hormonelle Störungen	X				

Wichtige Begriffe der Psychopharmaka-Therapie

Orthostatische Dysregulation

Bei der orthostatischen Dysregulation handelt es sich um eine Fehlfunktion der Kreislaufregulation. Unter anderem ausgelöst durch Psychopharmaka, fällt bei dem Betroffenen der Blutdruck nach dem Aufstehen schnell ab. Die Regelmechanismen des Körpers, die sonst verhindern, dass das Blut im Stehen der Schwerkraft folgend in den Beinen versackt, funktionieren nicht. Als Folge können Schindel, Ohrensausen oder Kopfschmerzen auftreten. Durch langsames Aufrichten, Wechsel in eine sitzende Position und erst dann der Übergang in das Stehen können die Probleme verringert werden.

Extrapyramidal-motorische Symptome (EPS)

Unter EPS fasst man eine Gruppe von Symptomen zusammen, die typischerweise unter dem Einsatz von Antipsychotika, aber auch anderen Psychopharmaka auftreten können. Neben einem Parkinson-Syndrom werden innere Bewegungsunruhe (Akathisie) und andere Bewegungsstörungen (Dystonien oder Dyskinesien) beobachtet. Je nach ihrem zeitlichen Auftreten nach Beginn der Therapie werden sie als Frühdyskinesien (nach Stunden oder Tagen) oder Spätdyskinesien (nach Monaten und Jahren) unterschieden. Frühdyskinesien können als Blickkrampf oder Zungen-Schlund-Krampf auftreten, Spätdyskinesien als das sog. Pillendreher-Phänomen oder ein unwillkürliches Lecken mit der Zunge oder andere Mundbewegungen. Durch neuere Antipsychotika konnte das Auftreten reduziert, aber nicht verhindert werden.

Metabolisches Syndrom

Als metabolisches Syndrom bezeichnet man das Auftreten von erhöhten Blutfettwerten, Bluthochdruck, erhöhtem Blutzucker und bauchbetontem Übergewicht. Unter dem Einsatz von atypischen Antipsychotika konnte beobachtet werden, dass es neben einer Gewichtszunahme auch zu einer Veränderung im Blutzuckerstoffwechsel mit Veränderung der Insulinresistenz kommt. Das Phänomen, das zunächst nur bei jüngeren Patienten mit Schizophrenie beobachtet und deren ungesunden Lebensweise zugeschrieben wurde, spielt auch im Alter eine Rolle. Gerade auf mögliche neu auftretende erhöhte Blutzuckerwerte ist zu achten.

OBRA-Richtlinien

Wie auch in Deutschland (➤ Abb. 5.11) bestand in Amerika lange Zeit das Problem der Übermedikation oder Fehlmedikation von Heimbewohnern mit Psychopharmaka. Während man in Deutschland den Weg der Aufklärung und Information ging, wählte man in Amerika eine Gesetzesinitiative.

1987 wurde in den USA ein Gesetz (OBRA = Federal Nursing Home Reform

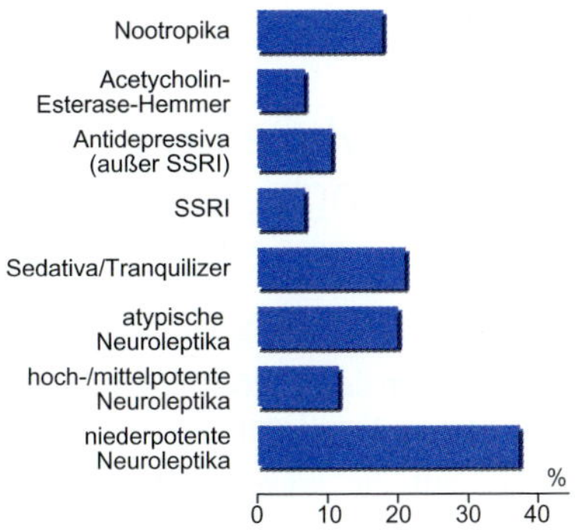

Abb. 5.11 Psychopharmakagaben in deutschen Altenheimen (📖 [5]) [V492]

5

Act from the **O**mnibus **B**udget **R**econciliation **A**ct) verabschiedet, das neben vielen anderen Regelungen (z. B. Fixierung) auch die Vergabe von Psychopharmaka bei Altenheimbewohnern regeln sollte. Hierdurch gelang es in den Folgejahren, den Gebrauch von Psychopharmaka deutlich zu reduzieren. Die wesentlichen Regelungen werden im Folgenden dargestellt.

Regeln zur Psychopharmagabe nach OBRA 1987

- Betroffener hat das Recht, die Medikation zu verweigern
- Betroffener hat das Recht, frei von Medikamenten zu sein, die aus disziplinarischen oder praktischen Erwägungen verabreicht werden
- Neuroleptika/Antipsychotika dürfen nur gegeben werden:
  - Bei Psychosen oder psychotischen Symptomen
  - Bei Demenz, wenn Verhaltensstörungen eine Fremd- oder Eigengefährdung beinhalten
  - Nicht zur Behandlung von Schlafstörungen, Unruhe, unkooperativem Verhalten oder als Bedarfsarznei
  - Müssen reduziert und diskontinuierlich gegeben werden, es sei denn, es liegen spezifische Kontraindikationen vor

5.4 Prophylaxe und Vorbeugung

Da man bis heute die Entstehungsbedingungen demenzieller Störungsbilder nicht sicher klären kann, fällt eine eindeutige Aussage auf die Frage einer möglichen Prävention schwer. Die Empfehlungen zur Prophylaxe sind häufig widersprüchlich und werden teilweise heftig diskutiert.

Im Folgenden werden daher nur die aktuell gängigen Thesen zu Risikofaktoren und Prophylaxen aufgeführt, die aber sicherlich noch in den nächsten Jahren weiter beforscht werden (modifiziert nach J. Andrews 🕮 [2]).

5.4.1 Risikofaktoren

Bis auf wenige klar genetisch bedingte Alzheimer-Demenzformen geht man von einer heterogenen Entstehung der Alzheimer-Krankheit und anderer Demenzformen aus.

Das **Alter** ist der wichtigste Risikofaktor für alle Demenzerkrankungen, besonders aber für die Alzheimer-Krankheit.

Daneben treten bei Menschen mit **leichten kognitiven Störungen** erwartungsgemäß gehäuft demenzielle Störungsbilder auf. Das Risiko im Vergleich zu unbeeinträchtigten Altersgruppen ist um mehr als das 20-Fache erhöht.

Außerdem konnte in vielen Studien das **Rauchen** als wesentlicher Risikofaktor identifiziert werden.

Bei vielen anderen statistisch erfassbaren Risikofaktoren sind die genauen Zusammenhänge weit weniger gut nachvollziehbar: So konnte gezeigt werden, dass Menschen mit einer geringeren Schulbildung ein höheres Risiko aufweisen. Eine mögliche Erklärung dafür wäre, dass eine gute Schulbildung eng mit höherem sozialem Niveau, gesundheitsbewusstem Verhalten, höherem finanziellem Einkommen und mit der Möglichkeit einer besseren medizinischen Versorgung verknüpft ist.

Bekannte Risikofaktoren:

- Vorerkrankungen in der Familie
- Genetische Ursachen
- Rauchen
- Verstärkter Alkoholkonsum
- Fettreiche Ernährung
- Niedrigere Schulbildung
- Schädel-Hirn-Traumata in der Vorgeschichte

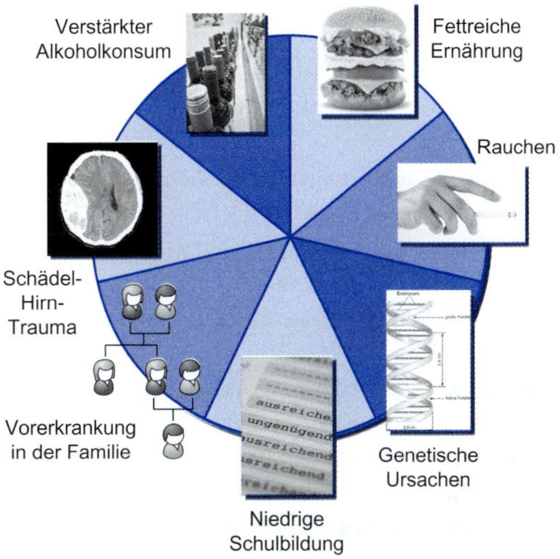

Abb. 5.12 Risikofaktoren [J787, L253, M426, R281, M663, V492]

Die genetischen oder familiären Risikofaktoren sind heute noch nicht abschließend geklärt (➤ Abb. 5.12). Man geht von einer familiären Häufung für die Alzheimer-Krankheit von 5–10 % aus. Die Mehrheit der Alzheimer-Erkrankten erleidet dagegen eine sog. sporadische Demenz (ohne familiäre Häufung). Innerhalb der Gruppe der familiär gehäuften Demenzerkrankungen konnten Genveränderungen ermittelt werden, in deren Folge es unausweichlich zu einer Alzheimer-Krankheit kommt. Es häufen sich Hinweise, dass die Genveränderungen daneben für das frühe Auftreten der Erkrankung (vor dem 65. Lebensjahr) verantwortlich sind (📖 [14]).

5.4.2 Antioxidanzien

Seit Längerem ist bekannt, dass durch oxidative Prozesse und sog. freie Radikalbildung im Organismus auf molekularer Ebene und damit auch im Zellbereich unter anderem Schäden des Gehirns hervorgerufen werden. Freie Radikale entstehen als Stoffwechselprodukte, werden aber auch über die Atemluft oder die Nahrung aufgenommen. Die Schädigungen sind unspezifisch, spielen jedoch in der Entstehung demenzieller Erkrankungen wahrscheinlich eine gewichtige Rolle.

Antioxidative Substanzen gehören zumeist zu den sog. Radikalfängern. Zu ihnen gehören die Vitamine C und E; sie sind aber auch in vielen Lebensmitteln, in Tee, Kaffee oder Knoblauch, vor allem aber in verschiedenen Obst- und Gemüsearten wie z. B. Tomaten und Spargel enthalten.

Neben der Empfehlung zum regelmäßigen Fischkonsum (ungesättigte Fettsäuren als Entzündungshemmer ➤ Kap. 5.4.3) gehen daher in die Ernährungsrichtlinien zur Reduktion des Demenzrisikos auch der Verzehr von Obst und Rohgemüse ein (📖 [7]).

5.4.3 Prophylaxe und Vorbeugung

- Eine höhere Bildung schützt! Diskutiert wird, ob die Betroffenen nur später auffällig werden, da sie über längere Zeit eine gute Fassade aufrechterhalten können.
- Vitamine helfen! Studien konnten zeigen, dass Vitamin E, Folsäure und Vitamin B_6 das Risiko einer Alzheimer-

Demenz reduzieren. Vor allem Vitamin E muss dabei aber in hohen Dosen zugeführt werden. Ernährungsphysiologen verweisen auf eine ausgewogene Ernährung.

- Fischöl konnte in einigen Versuchen mit Alzheimer-Mäusen das Fortschreiten der Demenz dramatisch reduzieren. Länder mit höherem Konsum von Seefisch haben einen geringeren Erkrankungsanteil.
- Grüner Tee soll bei der Aktivierung verschiedener Enzyme helfen, die in der Proteinbildung bzw. beim Abbau im Gehirn eine entscheidende Rolle spielen.
- Der Genuss von Rotwein reduziert das zerebrovaskuläre Risiko und damit wahrscheinlich auch das Risiko demenzieller Erkrankungen. Die Wirkung von Rotwein konnte auch für andere vaskuläre Erkrankungsbilder, wie Schlaganfall oder Herzinfarkt, gezeigt werden. Über die Menge des täglichen Alkohols wird diskutiert. Ein Alkoholrausch muss aber auf alle Fälle vermieden werden, er führt zu Gehirnschäden. Der Konsum von anderen alkoholhaltigen Getränken führt zu keiner bekannten Risikominimierung.
- Körperliche Aktivität reduziert das vaskuläre Risiko. Das tägliche Bewegen, sei es durch einen Spaziergang oder Gymnastik, kann das Risiko minimieren.
- Eine stimulierende Umgebung ist wichtig und Gehirntraining im gesunden Alter hilft. Bei bereits erkrankten Personen kann aber ein Gedächtnistraining zum gegenteiligen Effekt führen.
- Menschen mit einem großen Kopfumfang – häufig gleichgesetzt mit einem größeren Gehirnvolumen – sind besser vor Demenz geschützt. Begründet wird diese These durch ein größeres Reservevolumen des Gehirns.

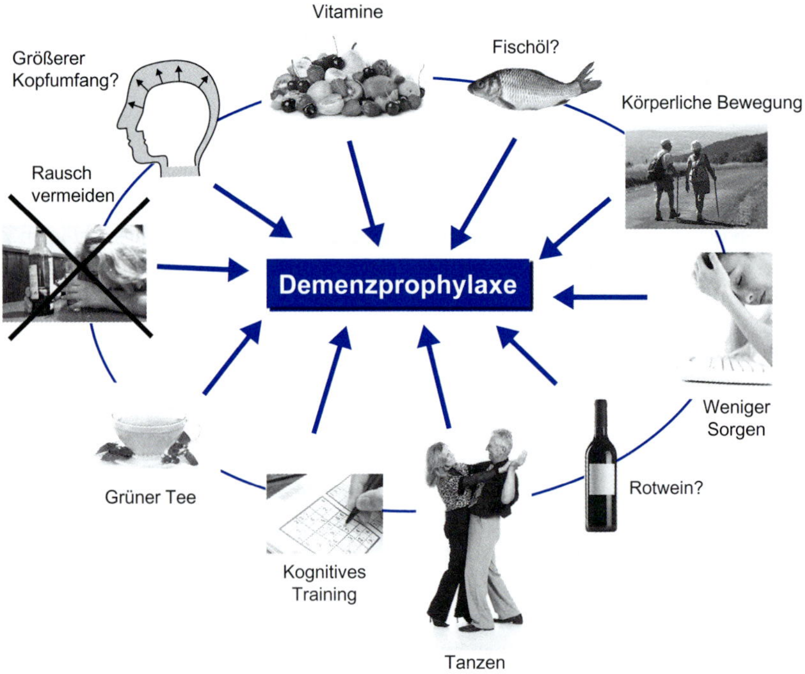

Abb. 5.13 Prophylaxe und Vorbeugung demenzieller Erkrankungen [J787, L190, V492]

- Tanzen verzögert kognitive Einbußen.
- Wer sich weniger Sorgen macht, ist weniger anfällig für das Auftreten einer Demenz, denn Stress erhöht das Risiko einer Demenzerkrankung (➤ Abb. 5.13; [3]).

5.4.4 Immuntherapien

Setzt man den Organismus einer Fremdsubstanz, Bakterien oder viralen Bestandteilen aus, bildet er in großer Menge Antikörper, welche die Voraussetzung dafür sind, dass durch die Immunabwehr der „Eindringling" unschädlich gemacht werden kann. Dieses Prinzip der Impfung wurde zunächst bei Mäusen erforscht, um die Ablagerung von Amyloid zu verhindern oder bereits bestehendes Amyloid abzubauen. Dass dabei die Blut-Hirn-Schranke überwunden wurde, war die wesentliche Voraussetzung für die ersten Versuche mit Alzheimer-Erkrankten. Leider erlitten 6 % der Behandelten eine teilweise intensivbehandlungspflichtige Entzündung des Gehirns. Keine der Testpersonen starb; trotzdem wurden die Versuche im Jahr 2002 abgebrochen. Da aber viele der behandelten Betroffenen auch nach drei Jahren keine weiteren Veränderungen der Kognition erlebten, forscht man derzeit an einer nebenwirkungsärmeren Immunisierung. Diverse Präparate wurden in der Vergangenheit mit ähnlichem Wirkansatz, leider auch mit vergleichbaren Problemen oder fehlender Wirksamkeit getestet.

Der Hauptkritikpunkt gegen eine Immuntherapie ist, dass von einigen Wissenschaftlern die Amyloid-Hypothese grundsätzlich infrage gestellt wird. Sie halten die Bildung des Amyloids unter anderem für einen Selbstheilungsversuch des Körpers gegen die neurofibrillären Tangles. Diese werden aber durch die Behandlung in keiner Weise beeinflusst.

LITERATUR

1. Age Exchange Centres. Aus: www.age-exchange.org.uk/ (letzter Zugriff: 24.10.2017).
2. Andrews J. Keeping dementia at bay? The Dementia Services Development Centre at the University of Stirling. Aus: http://dementia.stir.ac.uk/system/files/filedepot/19/10_top_tips_for_keeping_dementia_at_bay.pdfh (letzter Zugriff: 24.10.2017).
3. Asmussen M. Praxisbuch Kinaesthetics. München: Elsevier, 2009.
4. Deutscher Verband der Ergotherapeuten e. V. Aus: https://www.dve.info/ergotherapie/infos-fuer-patienten (letzter Zugriff: 24.10.2017).
5. Hirsch RD, Kastner U. Heimbewohner mit psychischen Störungen – Expertise. Köln: Kuratorium Deutsche Altershilfe, 2004.
6. Hirt R. Biografiearbeit zwischen Erinnerung und Therapie. Aufsatz, 2003. Aus: http://www.meine-biographie.com/wp-content/uploads/2011/08/Biographiearbeit_zwischen_Erinnerung_und_Therapie1.pdf (letzter Zugriff: 24.10.2017).
7. Kellermann J, Schmitz B. Zur Bedeutung von oxidativem Stress für die Alzheimer Demenz. Ernährungs-Umschau 2001; 48: 312–317.
8. Romero B, Eder G. Selbst-Erhaltungs-Therapie. Konzept einer neuropsychologischen Therapie bei Alzheimer-Kranken. Zeitschrift für Gerontopsychologie u. -psychiatrie 1992; 5: 267–282.
9. Romero B. Selbsterhaltungstherapie: Konzept, klinische Praxis und bisherige Ergebnisse. Zeitschrift für Gerontopsychologie u. -psychiatrie 2004; 2: 119–134.
10. Staack S. Milieutherapie. Ein Konzept zur Betreuung demenziell Erkrankter. Hannover: Vincentz Verlag, 2004.
11. Stuhlmann W. Demenz – Wie man Bindung und Biografie einsetzt. München: Reinhardt Verlag, 2004.
12. Thomas S. PG Online graphic: A cure for Alzheimer's? 1999. Aus: www.post-gazette.com/healthscience/19990708alzgraphic2.asp (letzter Zugriff: 24.10.2017).
13. Training bei Demenz. Dokumentation zum Kongress „Training bei Demenz". Landesstiftung Baden-Württemberg gGmbH, 2008.
14. Weyerer S. Gesundheitsberichterstattung des Bundes. Altersdemenz. Berlin: Robert Koch-Institut, 28/2005.
15. Deutschl G et al. S3-Leitlinie Demenzen. 2016. In: Deutsche Gesellschaft für Neurologie, Hrsg. Leitlinien für Diagnostik und Therapie in der Neurologie. Aus: www.dgn.org/leitlinien (letzter Zugriff: 26.10.2017).

KAPITEL

6 Pflege von Personen mit Demenz

Rita Löbach

Personen mit progredient verlaufenden Demenzen haben im Krankheitsverlauf einen zunehmenden Bedarf an Hilfen und Unterstützung. Neben den direkten Angehörigen, die größtenteils die Pflege und Betreuung erbringen, bieten ehrenamtliche und professionelle Helfer mit unterschiedlichsten Qualifikationen Leistungen in diesem Bereich an. Das so gebildete Helfernetzwerk kann die Personen mit Demenz und deren Angehörige entsprechend den individuellen Bedürfnissen, Bedarfen und Gegebenheiten unterstützen und entlasten.

6.1 Auswirkungen der Erkrankung auf Verhalten und Alltagskompetenzen

6.1.1 Verhalten

Menschen mit einer Demenz zeigen im Alltag ein verändertes Verhalten. Zurückzuführen ist dies auf die zugrunde liegende, zur Demenz führende Erkrankung. Besonders deutlich wird dies, wenn die betroffenen Personen auf Anforderungen im Alltag zunehmend scheinbar unangemessen reagieren. Für die Menschen in der direkten Umgebung dementer Personen sind deren Verhaltensweisen zunächst oft unverständlich, verwirrend oder gar peinlich und werden oftmals als belastend erlebt. Nicht selten reagieren sie dann im Kontakt mit den Betroffenen gereizt, vorwurfsvoll oder belehrend und kritisieren, korrigieren oder ermahnen diese immer wieder. Damit konfrontieren sie die Betroffenen jedoch kontinuierlich mit ihren Defiziten und üben ungewollt zusätzlichen Druck aus. Menschen mit Demenz machen deswegen oftmals nicht nur mit fremden, sondern auch mit nahestehenden, vertrauten Personen Erfahrungen, die sie als beschämend oder sogar bedrohlich erleben können.

Andererseits kann eine Demenz für die Betroffenen auch zu Erfahrungen führen, die als angenehm oder entlastend erlebt werden. Tritt z. B. die erlernte Orientierung an Normen und Konventionen im Verlauf der Erkrankung in den Hintergrund, so kann eine bis dahin distanziert und verschlossen erscheinende Person plötzlich „auftauen“, auf andere Menschen zugehen und unvermittelt die eigenen Gefühle mitteilen. Wird dieses Verhalten vom jeweiligen Adressaten freundlich aufgenommen, kann dies für diese Person eine neue, beglückende Erfahrung sein.

Aber ganz gleich, ob die Erfahrungen, die eine Person mit Demenz im Alltag macht, sich als angenehm oder unangenehm erweisen, gemeinsam ist ihnen, dass die Betroffenen diesen Erfahrungen schlussendlich schicksalhaft ausgeliefert sind (📖 [15]). Im Verlauf der Erkrankung verlieren diese nämlich die Fähigkeit, bedrohlich oder beängstigend erlebten Situationen und Erlebnissen zukünftig auszuweichen, sich mental darauf vorzubereiten, um sich diesen dann bewusst zu stellen, sie zu reflektieren, zu verarbeiten und zu bewältigen. Ebenso wenig sind Menschen mit einer fortgeschrittenen Demenz ohne Unterstützung in der Lage, angenehme Erfahrungen willentlich zu erinnern oder zu wiederholen. Schließlich werden demente Menschen bei allen Aktivitäten und existenziellen Erfahrungen des täglichen Lebens vollständig abhängig von anderen Personen. Diese Tatsache gilt es zu akzeptieren und in Pflege und Betreuung zu berücksichtigen. Die Pflegeprozesse müssen sich dementsprechend der Dynamik des Krankheitsverlaufs anpassen. Das heißt, Ziele und Maßnahmen müssen der zunehmenden Hilfsbedürftigkeit der betroffenen Person Rechnung tragen und dabei gleichzeitig nicht den Verlust noch vorhandener Ressourcen begünstigen, indem den Betroffenen Tätigkeiten abgenommen werden, die von diesen noch selbstständig erledigt werden können.

Viele Verhaltensweisen von Personen mit Demenz wie ruheloses oder suchendes Umhergehen, Rufen oder Schreien, Sammeln und Horten, Abwehr oder Enthemmung, wiederholtes Nachfragen oder das Ausdrücken negativer Gefühle wie Ärger, Trauer oder Empörung werden von anderen Menschen in der Umgebung als störend empfunden. In der Konsequenz richtet sich die Aufmerksamkeit häufig darauf, diese Verhaltensweisen zu unterbinden. Hier besteht die Gefahr, dass nach „schnellen Lösungen“ gesucht wird und die Ursachen für das gezeigte Verhalten nicht eruiert werden und unberücksichtigt bleiben.

Wenn ein bestimmtes Verhalten aufgegeben werden soll, muss stattdessen eine überzeugende, d. h. subjektiv befriedigende Alternative angeboten werden, die das bisherige Verhalten umlenkt oder überflüssig macht.

Geht man von dem Ansatz aus, dass viele der oben beschriebenen Verhaltensweisen als Reaktion der Betroffenen auf das Gefühl der Verunsicherung und Bedrohung zu verstehen sind, die vor allem in unbegleiteten, unstrukturierten, verwirrenden oder stressenden Situationen auftreten, geht es zunächst darum, diese Situationen zu erkennen, um das gezeigte Verhalten zu verstehen. Daraus resultierend ist nach Interventionen zu suchen, die das Gefühl des Unbehagens oder der Bedrohung bei der Person mit Demenz aufheben oder lindern, Begleitung anzubieten oder ein Verhalten als ein für die Person aktuell unverzichtbares zu tolerieren bzw. im Umfeld die Toleranz dafür zu fördern.

6.1.2 Kommunikation und Sozialkontakte

Die Fähigkeit zu kommunizieren ist bei Personen mit Demenz im Krankheitsverlauf auf vielfältige Weise bedroht bzw. beeinträchtigt:

- Sie können ihre Aufmerksamkeit zunehmend weniger fokussieren.
- Sie werden leicht abgelenkt durch Reize, die nicht mehr wie früher gefiltert und unterdrückt werden können und deshalb die Aufmerksamkeit stören.
- Störende Reize können von innen, z. B. durch Schmerzen oder Hungergefühl, oder von außen kommen, z. B. durch Geräusche aus der Umgebung.
- Sinneseinbußen, wie Sehschwäche oder Schwerhörigkeit, beeinträchtigen zusätzlich die Aufnahme von Informationen und begünstigen Fehldeutungen und Missverständnisse.

Die Fähigkeit, sich verbal mitzuteilen, kann durch die Demenz so stark eingeschränkt werden, dass die Äußerungen der Betroffenen vom Zuhörer kaum noch entschlüsselt werden können. Dies gilt besonders, wenn die Äußerungen nicht im Kontext mit der aktuellen Situation, der Persönlichkeit und der Lebensgeschichte der Betroffenen gesehen werden.

- Wortfindungsstörungen, Wortverständnisstörungen, stereotype Äußerungen oder schließlich völliges Verstummen zeigen sich als Merkmale der zunehmenden Beeinträchtigung.
- Den nonverbalen Botschaften der Betroffenen, die sich in Mimik, Gestik und vor allem in Handlungen mitteilen, kommt eine zentrale Bedeutung zu.
- Demente Personen drücken Gefühle und Bedürfnisse durch ihr Verhalten aus. Dabei sind sie darauf angewiesen, dass die Pflegenden diese wahrnehmen, verstehen und angemessen darauf reagieren.

Entsprechend besteht die Aufgabe der Pflegenden darin, die von den Betroffenen nonverbal, also durch das Verhalten, kommunizierten Inhalte zu erkennen und zu interpretieren. Besonders wichtig ist es dabei, deren aktuelle Situation, Persönlichkeit und Lebensgeschichte zu berücksichtigen bzw. zueinander in Beziehung zu setzen.

Pflegedokumentation

In der **Pflegeanamnese** sollte demnach festgehalten werden, auf welche Weise sich die demenzerkrankte Person zum Zeitpunkt der Erhebung mitteilt. Auch aktuelle Beeinträchtigungen hinsichtlich

- Aufmerksamkeit,
- Sprachfähigkeit,
- Sprachverständnis und
- Sinneswahrnehmung

sollten dokumentiert werden.

Die individuelle Art, wie die Betroffenen Gefühle und Bedürfnisse äußern, stellt zunächst einmal eine Fähigkeit bzw. eine Ressource dar. Ebenso wichtig ist es, in der Pflegeanamnese das Verhalten der Betroffenen im Kontakt mit anderen Menschen zu beschreiben. Besonderes Augenmerk sollten Pflegende darauf richten, ob jene noch selbstständig für sie als befriedigend erlebte Beziehungen zu anderen Personen herstellen und gestalten können. Benötigt eine Person hierbei Unterstützung, um im Kontakt mit anderen Personen nicht überfordert zu werden, so wird dies in der Dokumentation festgehalten.

Menschen mit Demenz haben wie alle anderen Menschen das Bedürfnis nach Sozialkontakt, um sich aufgehoben und angenommen zu fühlen. Sie verlieren im Verlauf der Erkrankung jedoch die Fähigkeiten, die benötigt werden, um Kontakte selbst herzustellen oder zu pflegen. So können sie sich z. B. zwar durchaus einfühlungsfähig zeigen, wenn sie durch **aktuelle** Beobachtung den Eindruck gewinnen, dass es einem anderen Menschen in ihrem Blickfeld nicht gut geht, und versuchen, diesen zu trösten. Sie sind aber häufig nicht mehr fähig, Zusammenhänge herzustellen und hier etwa zu erkennen, dass sie durch ihr vorhergehendes eigenes Verhalten (z. B. durch permanentes Rufen) den gerade beobachteten Zustand bei dem Angesprochenen selbst herbeigeführt haben. Menschen mit Demenz können sich die Folgen ihres spontanen, impulsgesteuerten Handelns für sich selbst, aber auch für andere Menschen nicht mehr vorstellen. Sie können ihr Verhalten nicht mehr an Situationen anpassen, nicht abwarten oder sich rücksichtsvoll zurücknehmen oder „Benimmregeln" einhalten.

Durch die Einbußen der Merkfähigkeit und weiterer kognitiver Fähigkeiten berichten sie bei Unterhaltungen wiederholt von früheren Erlebnissen, verhalten sich unangemessen vertraulich oder greifen im Gespräch auf immer gleiche Floskeln zurück. Sie suchen nach Worten und berichten umständlich und weitschweifig am Gesprächsthema vorbei.

Sie erkennen das Telefon oder die Klingel nicht oder benutzen diese falsch. Sie können den Sinn der Botschaften auf Merkzetteln oder Hinweistafeln nicht mehr verstehen. Sie verkennen das eigene Spiegelbild als Person oder reagieren auf im Fernsehen gezeigte Personen oder Stimmen aus dem Radio.

In nicht moderierten Gruppen sind Personen mit Demenz schnell überfordert, ernten durch ihr seltsames, scheinbar rücksichtsloses Verhalten häufig Missbilligung und Kritik. Darauf reagieren sie mit Irritation, Angst oder Ärger und Wut.

Sie ziehen sich zu Beginn der Erkrankung häufig zurück, entweder körperlich, indem sie den Sozialkontakt meiden, oder dadurch, dass sie im Kontakt mit anderen Menschen kaum noch sprechen. Später drücken sie ihre Gefühle zunehmend spontan und unkontrolliert aus, was ihre Mitmenschen verunsichert und den Kontakt mit ihnen eher meiden lässt.

Je weiter die Erkrankung fortschreitet, umso stärker lässt die Erkenntnis- und Steuerungsfähigkeit der Betroffenen nach, sodass sie vermehrt Unsicherheit und Bedrohungsgefühle erleben und nach Schutz und Orientierung durch eine vertraute Person suchen, an die sie sich anschließen können.

Die Mutter, die als Symbolfigur für die Vermittlung von Geborgenheit gedeutet werden kann, wird von den Betroffenen dann häufig lautstark gerufen und aktiv gesucht. Pflegende oder andere Personen in der direkten Umgebung werden als Mutter oder Vater oder andere Vertrauensperson verkannt und angesprochen oder regelrecht verfolgt, weil die Betroffenen das Alleinsein nicht aushalten/ertragen können.

Personen mit Demenz erinnern sich nicht an neu kennengelernte Personen, können nicht an vergangene Kontakte anknüpfen und sind darauf angewiesen, dass Pflegende „Brücken bauen“ zu anderen Menschen, denn das Bedürfnis nach freundlich-aufbauendem und Sicherheit gebendem Sozialkontakt bleibt bestehen oder wird sogar stärker.

Hinweise für Pflegende

- Sprachverständnis, Aufmerksamkeit und Konzentration und die Fähigkeit zum angemessenen Verhalten im Kontakt sind notwendig, um sich in Gruppen ohne Vermittler wohl zu fühlen, d. h. davon zu profitieren.
- Mit fortschreitender Erkrankung müssen sich die Angebote zum Sozialkontakt den abnehmenden Fähigkeiten anpassen, d. h. die Gruppen kleiner werden, begleitet werden, sich schließlich zu Einzelkontakten in ruhiger Umgebung wandeln, bei denen die nonverbale Kommunikation, Blickkontakt und Berührung zunehmend an Bedeutung gewinnen.
- Menschen mit Demenz drücken Überforderung und Unbehagen über ihr Verhalten aus, zeigen Stresszeichen (Unruhe, Reizbarkeit, Abwehr, herausforderndes Verhalten).
- Isolation und Einsamkeit können sich mitten unter Menschen einstellen und wirken sich ebenso demenzfördernd aus wie Überstimulation und Daueranforderung in permanenten Einzelkontakten.
- Ein individuell ausgewogenes Verhältnis von Sozialkontakt und „Für-Sich-Sein“ des Betroffenen muss immer wieder neu eingeschätzt und eingerichtet werden; dies sollte unter Einbeziehung der Angehörigen/des Sozialdienstes geschehen, um Missverständnisse und Konflikte zu vermeiden (beobachtete Veränderungen im Verhalten des Betroffenen rechtzeitig austauschen und Interventionen/Angebote nach Absprache anpassen).
- Die Wirkung von Spiegeln/Spiegelungen und Fernsehen/Radio sollte beobachtet werden, da diese zu Verkennungen und Irritationen führen können.

6.1.3 Alltagsgestaltung und Schlaf

Tagesstrukturierung, Beschäftigung

Menschen mit Demenz verlieren mit dem Fortschreiten der Erkrankung allmählich die Fähigkeit zur eigenständigen Tagesstrukturierung und Planung von Alltagstätigkeiten und Beschäftigungen im Sinne von angenehmer Freizeitgestaltung. Sie sind zunehmend weniger in der Lage zu lernen, da ihnen die kognitiven Fähigkeiten, die Lernen ermöglichen, allmählich verloren gehen.

Der Rückgriff auf Erfahrungen gelingt nur noch lückenhaft oder gar nicht mehr. Aufmerksamkeit und Konzentration werden immer wieder abgelenkt, das Wiederanknüpfen nach Unterbrechungen ist nicht mehr möglich.

Dennoch sind Menschen mit Demenz meist sehr beschäftigt und verlieren auch nicht das Bedürfnis, sich zu beschäftigen.

Wenn man Menschen mit bereits mittelgradiger Demenz beobachtet, die sich selbst überlassen, d.h. ohne Begleitung sind, sieht man häufig folgende Verhaltensweisen:

- Suchendes Umherlaufen oder Begleiten/Verfolgen von anderen
- Sortieren, Ein- oder Ausräumen von Dingen
- Herumtragen oder -schieben von Gegenständen
- Sammeln/Horten von Gegenständen oder Lebensmitteln
- Betasten/Begreifen von Dingen
- Sich selbst stimulieren, berühren
- Sitzen und Beobachten/Schauen
- Wiederholtes Rufen

Häufig werden dieselben Handlungen immer wieder scheinbar endlos wiederholt.

Die Betroffenen wirken bei diesen Aktivitäten oftmals nicht entspannt und zufrieden, sondern eher angestrengt. Dies kann unter anderem darin begründet sein, dass sie kaum Erfolgserlebnisse bei oder durch ihre Tätigkeiten haben, weil sie sich diese nicht mehr vergegenwärtigen, nicht reflektieren und sich ihre Gesamtsituation immer weniger bewusst machen können.

Vielmehr scheinen manche der Betroffenen diese Tätigkeiten auszuführen, weil sie sich in einer permanent unerklärlichen, also potenziell bedrohlichen Situation befinden und sich intuitiv mit ihrem Tun beruhigen und rückversichern möchten.

Die Tätigkeiten erinnern auch oft eher an Arbeit als an Spiel und werden für den Beobachter meist erst verständlich, wenn sie in Beziehung gesetzt werden zu der Biografie (Beruf) oder mit ursprünglichen, menschlichen Handlungsweisen zur Sicherung des Überlebens wie etwa Sammeln und Horten.

Hinweise für Pflegende

- Menschen mit Demenz benötigen Unterstützung bei der Tagesstrukturierung und Begleitung bei Beschäftigungen, da sie sich zunehmend weniger allein zufriedenstellend beschäftigen können.
- Angebote zur Beschäftigung dürfen vom Betroffenen abgelehnt werden; Selbstbestimmung hat grundsätzlich Priorität.
- Personen, die eine Aktivität begleiten, sollten flexibel auf die aktuellen Bedürfnisse der Betroffenen reagieren und diskrete Hilfestellung bieten, statt auf einem starren Programm oder bestimmten Ergebnissen zu bestehen. Ziele der Aktivität sind angenehme Erfahrungen während der Aktion und die dabei vermittelte Lebensfreude.
- Pflegende sollten in diesem Bereich eng mit anderen Berufsgruppen (Physiotherapeuten/Ergotherapeuten/Sozialdienst/Betreuungsassistenten), Angehörigen oder ehrenamtlich Tätigen zusammenarbeiten, Informationen zur

6

Verfügung stellen, Beobachtungen austauschen und Interventionen gemeinsam erarbeiten und abstimmen.
- Alle Angebote, die leistungsorientiert sind, Merkfähigkeit, schnelle Reaktionen oder Schlagfertigkeit erfordern (z. B. Spielfilm anschauen, „Quiz", Wettbewerbe), sind nicht hilfreich, sondern erhöhen eher den Stress.
- Angebote zur Beschäftigung sollen sich an der Biografie der Betroffenen orientieren.
- Gruppenangebote werden mit Fortschreiten der Demenz zunehmend problematisch; schließlich werden Einzelkontakte in ruhiger, wenig ablenkender Umgebung notwendig.
- Angebote, die Konzentration und Aufmerksamkeit erfordern, eher am Vormittag, Bewegungsangebote eher am Nachmittag anbieten.
- Ausgleich/Abwechslung zwischen Anregung und Entspannung anstreben.
- Keine „Lernerfolge" erwarten, sondern Angebote rechtzeitig den sich verringernden Fähigkeiten anpassen und bereit sein, bei jedem Termin immer wieder neu mit einem Thema zu beginnen, selbst wenn es schon mehrfach vorher bearbeitet wurde, weil ein Anknüpfen für die Betroffenen nicht mehr möglich ist.

Schlaf

Viele ältere Menschen schlafen auch am Tag einige Zeit. In der Nacht werden ebenfalls viele wach, weil sie die Toilette aufsuchen müssen. Die Anzahl der Stunden des zusammenhängenden Nachtschlafs nimmt im Vergleich zu jüngeren Jahren meist ab. Tag- und Nachtschlaf zusammengerechnet, schlafen viele ältere Menschen jedoch durchaus ausreichend, um sich wohl zu fühlen, sodass man nicht von einer Schlafstörung sprechen kann.

Bei Personen mit Demenz ist jedoch häufig zu beobachten, dass sie unangemessen viel tagsüber schlafen. Sie scheinen dafür nachts überhaupt nicht zur Ruhe zu kommen und können trotz völliger Erschöpfung nicht einschlafen.

Schlafstörungen treten häufig bereits im Anfangsstadium der demenziellen Erkrankung auf, oft zu einem Zeitpunkt, an dem die Betroffenen noch in der Lage sind, tagsüber ihre kognitiven Einbußen zu kaschieren. In der Nacht jedoch, wenn als zusätzliche Belastung für das Gehirn Blutzuckerspiegel und Blutdruck sinken, kommt es dann nicht selten zu Verwirrtheitszuständen.

Menschen mit Demenz erleben tagsüber immer wieder Situationen des Scheiterns, in denen sie sich bloßgestellt oder ertappt fühlen und die ihnen Unbehagen oder Angst bereiten. Sie sind deshalb häufig emotional sehr gestresst und angespannt.

Im fortgeschrittenen Stadium der Erkrankung finden die Betroffenen häufig keine Ruhe und deshalb auch keinen Schlaf, weil es ihnen nicht mehr möglich ist, sich bei Aufregung und Anspannung selbst zu beruhigen.

Hierzu sind kognitive Fähigkeiten erforderlich, die es ermöglichen, sich die aktuelle Situation bewusst zu machen und zu erklären, Erfahrungen vom Tage angemessen einzuordnen, Zusammenhänge herzustellen oder sich an getroffene Absprachen zu erinnern.

Nicht nur diese Selbstberuhigungsstrategien stehen den Betroffenen nicht mehr zur Verfügung, sie können auch ganz praktische Handlungen, wie den Lichtschalter oder die Klingel zu betätigen, nicht mehr ausführen, weil sich ihnen die Bedeutung der Dinge nicht mehr erschließt, sie diese nicht mehr erkennen und sachgerecht benutzen können.

In der nächtlichen Dunkelheit besteht zusätzlich die Gefahr, dass die räumliche Orientierung erschwert wird und Gegenstände im Zimmer nicht richtig wahrgenommen, sondern verkannt werden, was Bedrohungsgefühle verstärkt.

Schließlich können nicht gestillte körperliche Bedürfnisse wie Hunger oder Harndrang, zu Aufregung und Schlafstörungen führen.

Menschen mit Demenz bleiben nicht im Bett, wenn sie keine Ruhe finden, sondern stehen auf, folgen ihren Impulsen und versuchen, ihre Bedürfnisse zu stillen. Dies können sie meist nicht mehr allein, sondern sind hierzu auf Begleitung und Unterstützung angewiesen. Gelassen agierende Pflegende/Angehörige, die um die Einschränkungen bei der Fähigkeit zur Selbstberuhigung wissen, helfen den Betroffenen, zur Ruhe zu kommen, zu entspannen und einzuschlafen.

Es kommt auch vor, dass Menschen mit Demenz übermäßig viel schlafen oder andauernd schläfrig erscheinen. Dieses Verhalten kann unterschiedliche Ursachen haben, die eruiert werden müssen, um zu sinnvollen Interventionen zu gelangen.

- Reizüberflutung führt zu innerem Rückzug/Apathie, da dauernde Reize, die nicht verstanden und eingeordnet werden können, zu Dauerstress führen.
- Mangelnde Anregung und/oder fehlender Sozialkontakt, die Langeweile, Leere und Vereinsamung verursachen, kommen ebenfalls als Ursache für Rückzug und Schläfrigkeit in Betracht.
- Unerwünschte Arzneimittelwirkungen (UAW), zu hohe Dosierungen oder die zu späte Gabe von Schlafmedikamenten können ebenfalls zu vermehrter Schläfrigkeit am Tage führen.

Nicht jedes nächtliche Erwachen der Betroffenen stellt eine „Schlafstörung“ dar, die medikamentös behandelt werden sollte, sondern kann durchaus physiologische Ursachen haben (Hunger, Durst, Harndrang, Stuhldrang, Ausgeschlafensein, neue Umgebung), was durch pflegerische Interventionen angemessen zu beantworten ist.

Entsprechend vorsichtig, d.h. erst nach genauem Assessment, sollte der Begriff „Schlafstörung“ verwendet werden.

Hinweise für Pflegende

Als **schlaffördernde Interventionen** kommen in Betracht:

- Persönliche Abendroutinen/gewohnte Zubettgehzeiten/Strategien im Umgang mit bereits bekannten Schlafstörungen des Betroffenen erfragen und möglichst übernehmen.
- Regelmäßig wiederkehrende Rituale beim „Zubettbringen“ (kurzes Gespräch/Gebet/Lied, bei denen der Pflegende auf der Bettkante sitzt/Hand hält).
- Angemessene Umgebungsgestaltung (Nachtlicht, Wärmflasche, kleine Abendmahlzeit vor dem Zubettgehen, Toilettengang, angemessene Zimmertemperatur, leise Musik, bestimmte Art, das Bett herzurichten, Schutz vor Lärmbelästigung, frische Luft).
- Der richtige Zeitpunkt, um schlafen zu gehen (nicht zu früh, nicht zu starren Zeiten, sondern dann, wenn der Betroffene müde erscheint oder Müdigkeit äußert).
- Alle Interventionen, die tagsüber zur Entspannung hilfreich sind und angewendet werden, können auch nachts erforderlich sein.
- Einschlafrituale müssen verlässlich von allen Pflegenden und bei jedem „Zubettbringen“ angeboten werden.
- Von erheblicher Bedeutung sind auch die Beziehungen des Betroffenen zu dem/den Zimmernachbarn, die sowohl den Schlaf fördern als auch empfindlich stören können, wenn der Betroffene sich durch den/die Zimmernachbarn geängstigt oder verunsichert fühlt.
- Das Gleiche gilt für die Beziehungen zu den Pflegenden.

- Es ist meist nicht hilfreich, einen nächtlich mehrfach umherlaufenden, demenzerkrankten Menschen einfach immer wieder zurück ins Bett zu bringen, ohne (sich) nach den Ursachen für die Unruhe und Anspannung zu fragen.
- Schlafmedikamente können als unerwünschte Arzneimittelwirkung die Kognition und Gangsicherheit des Betroffenen negativ beeinflussen.

6.1.4 Mobilität

Personen mit Demenz sind gerade zu Beginn der Erkrankung häufig noch sehr mobil. Dies ist allerdings nicht unproblematisch, denn die Betroffenen sind im Verlauf der Erkrankung immer weniger in der Lage, ihre Handlungen planvoll zu gestalten, sich zu orientieren und Absprachen einzuhalten. Gerade wegen dieser Beeinträchtigungen stehen Personen mit Demenz jedoch oft unter hohem psychischem Druck, sind angespannt, unruhig und haben ein ausgeprägtes Bedürfnis, sich zu bewegen. Eine ungeeignete Umgebung, die bedrohlich wirkt, z. B. weil sie dem Betroffenen unbekannt ist, unübersichtlich erscheint oder unpersönlich gestaltet ist, führt zu vermehrter Anspannung. Ebenso verstärken Lärm, verwirrende Geräusche oder optische Signale das Bedürfnis eines dementen Menschen, eine solche Umgebung zu verlassen und einen angenehmeren Ort zu suchen. Der Begriff Weglauftendenz hat sich inzwischen für dieses Verhalten etabliert.

Aus Sicht der Autorin ist dieser Begriff eher problematisch, da er der Person mit Demenz ein geplantes Vorgehen, eine gezielte Absicht unterstellt, eine Fähigkeit, die bei den Betroffenen durch die Erkrankung rasch sehr stark beeinträchtigt ist. Der Begriff bewertet das Verhalten eher, als dass er es beschreibt. Die Reaktion, die mit der Verwendung dieses Begriffs bei den Pflegenden provoziert wird, ist häufig entsprechend einseitig auf das Festhalten bzw. Festsetzen des Betroffenen ausgelegt, ohne dessen Bedürfnisse zu hinterfragen. „Ruheloses" oder „suchendes Umhergehen" sind Begriffe, die das Verhalten der Person mit Demenz genauer beschreiben, und sind nach Meinung der Autorin deshalb besser geeignet.

Dieses ruhelose bzw. suchende Umhergehen stellt möglicherweise ein überaus ursprüngliches Verhaltensmuster des Menschen dar. In vergangenen Zeiten hielt sich der Mensch als Nomade immer nur jeweils so lange an einem Ort auf, wie er an diesem seine Bedürfnisse z. B. nach Nahrung, Wohnen, Sicherheit und Aufgehobensein befriedigen konnte. War das nicht mehr möglich, machte er sich auf die Suche nach einem Ort, der ihm geeigneter erschien.

Auch unerwünschte Nebenwirkungen von Medikamenten, die zu vermehrter Unruhe bzw. Sitzunruhe führen (Agitiertheit bzw. Akathisie), können Ursache für Ruhelosigkeit sein

Ohne Begleitung und Unterstützung, ohne schützende und fördernde Umgebungsgestaltung geraten Personen mit Demenz leicht in gefahrvolle Situationen, weil sie möglicherweise

- die eigene Erschöpfung nicht äußern können,
- die Grenzen der eigenen Belastungsfähigkeit nicht beachten können,
- Fehlhandlungen durchführen,
- orientierungslos umherlaufen,
- Situationen oder Gefahren nicht angemessen einschätzen und darauf reagieren können,
- gestörte Handlungsabläufe zeigen,
- Sitzunruhe zeigen,
- stereotype Bewegungsmuster zeigen oder
- ungezielte Bewegungen ausführen.

Im Verlauf der Erkrankung verlieren Personen mit Demenz zunehmend ihre Bewegungsfähigkeit. Aber auch zu Beginn der Erkrankung, z. B. bedingt durch eine zusätzliche Erkrankung oder Behinderung, kann die Bewegungsfähigkeit bereits eingeschränkt sein. Gleichzeitig nehmen die Betroffenen ihre Einschränkungen häufig nicht wahr und verhalten sich nicht entsprechend. Dieses wiederum kann zu Gefährdungen führen, wenn die Betroffenen ohne Begleitung sind.

Hinweise für Pflegende

Im Verlauf der Erkrankung kommt es häufig zu folgenden Bewegungseinschränkungen oder -störungen, welche die Sturzgefahr erhöhen und ggf. präventive Maßnahmen nötig machen:
- Probleme beim Treppensteigen
- Gang- und Standunsicherheit
- Gleichgewichtsstörungen
- Koordinationsstörungen

6.1.5 Selbstversorgung

Essen und Trinken

Unterstützung bei der Ernährung benötigen Menschen mit Demenz aus unterschiedlichen Gründen, z. B. wenn die **kognitiven Beeinträchtigungen** zu Selbstversorgungsdefiziten führen, wenn also z. B.:
- Einkauf und Zubereitung der Nahrung vergessen werden
- Mahlzeiten vergessen werden
- Essbesteck nicht mehr erkannt oder dessen Benutzung nicht mehr beherrscht wird
- Nahrung nicht als solche erkannt, sondern damit gespielt wird
- Nahrungsmittel ständig gesucht oder gesammelt werden
- Die Sondennahrung nicht akzeptiert wird
- die Betroffenen Nahrung und Flüssigkeit trotz bestehender Schluckbeschwerden zu sich nehmen
- Schlüsselreize zur Nahrungsaufnahme benötigt werden

Auch der **soziale Bereich** kann bei der Nahrungsaufnahme beeinträchtigt sein, z. B. wenn
- nicht mehr zwischen eigenem und dem Essen der anderen unterschieden wird,
- die Betroffenen wegen Sitzunruhe zu den Mahlzeiten nicht mehr am Tisch sitzen bleiben,
- die Nahrungsaufnahme in der Gruppe eine Überforderung darstellt, weil die Aufmerksamkeit der Betroffenen durch die Anwesenheit anderer Menschen immer wieder abgelenkt wird, oder
- die Betroffenen von anderen Menschen wegen ihres Verhaltens bei Tisch kritisiert oder abgelehnt werden.

Probleme können ebenso im Bereich **Kommunikation** auftreten, wenn die Person mit Demenz z. B.
- ihre Bedürfnisse nicht mehr anmeldet,
- ihre Vorlieben für bestimmte Speisen oder deren Würzung (z. B. besonders starke Süßung) nicht verbal äußern kann oder
- Hunger, Durst, Appetitlosigkeit oder Übelkeit nur mehr nonverbal ausgedrückt werden.

Schließlich treten im fortgeschrittenen Stadium einer Demenz **körperliche Probleme** hinzu, z. B.:
- Störungen im Handlungsablauf, Nahrung wird nicht geschluckt.
- Deutlich erhöhter Nährstoff- und Kalorienbedarf wegen aufgetretener motorischer Unruhe.
- Kau- und Schluckstörungen (➤ Kap. 2.2.5).

Zu beachten sind hier insbesondere die Auswirkungen auf die Sicherheit der Betroffenen, die in der Pflegeprozessplanung berücksichtigt werden müssen.

6

Hinweise für Pflegende

- Immer die Fähigkeit des Kauens und Schluckens im Assessment einschätzen.
- Ebenso das Verhalten in der Gruppe, die Gruppenfähigkeit beobachten.
- Veränderungen von Appetit/Gewicht weisen unter Umständen als einzige Indikatoren auf Probleme der Betroffenen hin, die physische oder psychische Ursachen haben können.
- Die Fähigkeiten in diesem Bereich verändern sich durch die demenzielle Erkrankung möglicherweise sehr rasch, sodass genaue Verlaufsbeobachtungen/häufige Neueinschätzungen im Pflegeprozess notwendig sind, um rechtzeitig angemessen zu reagieren.

Körperpflege

Personen mit Demenz ist häufig nicht bewusst, dass sie Hilfe bei der Körperpflege benötigen, oder sie empfinden Scham, weil sie sich beschmutzt haben oder weil eine gegengeschlechtliche Pflegeperson sie bei der Körperpflege unterstützen möchte. In diesen Situationen reagieren die Betroffenen häufig irritiert und verunsichert oder sie lassen die notwendigen Pflegemaßnahmen nicht zu. „Ich habe mich schon gewaschen" oder „Das mache ich später" antworten die Betroffenen häufig, wenn die Pflegenden ankündigen, dem Betroffenen bei der Körperpflege behilflich sein zu wollen.

Auch kann es vorkommen, dass Personen mit Demenz die Situation als sexuelle Annäherung interpretieren und dann ihrerseits mit distanzlosem Verhalten reagieren. Oder sie missverstehen die Situation als sexuellen Übergriff und zeigen massives Abwehrverhalten oder fügen sich verzagt in die Situation. Aber nicht nur für die Personen mit Demenz, auch für die Pflegenden stellt die Situation eine extreme Anforderung dar. Neben ausreichend viel Zeit erfordert sie die Kenntnis sowohl der biografischen Erfahrungen der Betroffenen als auch ihrer individuellen Körperpflegerituale, um Eindeutigkeit in der Situation herzustellen und aufkommende Ängste zu reduzieren. Pflegende müssen über Einfühlungsvermögen, Erfahrung und eine ruhige Gelassenheit sowie ein hohes Maß an Kreativität verfügen, um zu einer einvernehmlichen Lösung mit den Betroffenen zu gelangen. Gelingt es den Pflegenden trotz aller Bemühungen nicht, eine einvernehmliche Lösung zu finden, so ist es im Zweifelsfall günstiger, flexibel zu reagieren und keinesfalls auf die Durchführung der Pflegemaßnahmen zu bestehen. Denn die Person mit Demenz sollte während des gesamten Prozesses das Gefühl haben, dass ihre Autonomie respektiert wird.

Aus diesem Grund ist es wichtig, das Verhalten der betroffenen Person während der Körperpflege im Pflegebericht differenziert zu beschreiben, um die Schwierigkeiten in Folgesituationen möglichst zu vermeiden. Vor allem aber sollte das individuell auf die Person zugeschnittene Vorgehen bei der Beziehungsgestaltung in der Pflegeplanung dokumentiert werden, um ein einheitliches Vorgehen sicherzustellen, einen ggf. notwendigen erhöhten Zeitaufwand darzustellen oder um klarzustellen, dass bestimmte erwünschte Pflegeergebnisse nicht ohne oder gar gegen den Willen der betroffenen Person erreichbar sind.

Hinweise für Pflegende

- Verhalten des Betroffenen genau beobachten/beschreiben.
- Routinen des Betroffenen in den Ablauf einbauen, Autonomiewünsche respektieren.
- Bei Abwehrverhalten nicht auf unbedingte Durchführung bestehen, sondern flexibel reagieren und ruhig bleiben.

- Angehörige informieren, zum professionell angezeigten Vorgehen beraten und Absprachen treffen.
- Wenige, fest zugeordnete, ggf. gleichgeschlechtliche Pflegepersonen anbieten.
- Falls Durchführung bei Abwehrverhalten des Betroffenen unverzichtbar, evtl. zu zweit arbeiten, ruhig und zügig vorgehen und nur zwingend notwendige Interventionen durchführen.
- Bei Abwehrverhalten nach der Körperpflege und einer Pause nochmals freundliche Kontaktaufnahme ohne weitere Anforderung.

Kleiden

Demenzerkrankte Menschen benötigen ebenfalls Unterstützung, um sich angemessen, d.h. dem eigenen Selbstbild, dem Anlass oder den klimatischen Bedingungen entsprechend zu kleiden.

- Sie wechseln die Kleidung nicht mehr, wenn sie verschmutzt ist.
- Sie erkennen die eigene Kleidung nicht mehr und tragen fremde Kleidungsstücke.
- Sie kleiden sich in der falschen Reihenfolge oder tragen mehrere Kleidungsstücke übereinander.
- Sie erkennen die Funktion bestimmter Kleidungsstücke nicht und tragen sie in falscher Funktion.
- Sie können sich verbal nicht mitteilen, wenn z.B. die Kleidung unbequem ist, kratzt oder die Art der Kleidung nicht mit dem eigenen Identitätsgefühl übereinstimmt (z.B. Jogginganzug bei einem Herrn, der immer in Hemd und Krawatte gekleidet war), und zeigen ihr Unbehagen stattdessen nicht selten mit wiederholtem Entkleiden.
- Bestimmte Kleidungsstücke oder Accessoires, die der Betroffene als für seine Person unverzichtbar erklärt (Hut, Handtasche, Stock, Schlüssel), können zur inneren Ruhe und Gelassenheit, deren Fehlen dementsprechend zu Ruhelosigkeit und Anspannung führen.

Erkenntnisstörungen (Agnosie) und Störungen im Handlungsablauf (Apraxie) führen dazu, dass die Betroffenen beim An- und Auskleiden Anleitung und Begleitung benötigen.

Das Identitätsbedürfnis der Betroffenen muss bei der Wahl der Kleidung Priorität haben. Die Pflegenden sollten biografieorientiert handeln, weil eine individuelle, dem Identitätsbedürfnis des Betroffenen Rechnung tragende Kleidung die Orientierung zur Person stärkt, beruhigende Hinweise zur Gesamtsituation gibt und damit zu erhöhtem Wohlbefinden führt.

Vermeintlich praktische Überlegungen bezüglich der Kleidung, z.B. die Waschbarkeit oder Bequemlichkeit, müssen dahinter zurücktreten.

Hierzu sei angemerkt, dass diese Zusammenhänge mit den Angehörigen, die sowohl über die biografischen Informationen bzgl. des gewohnten Kleidungsstils und die persönlichen Vorlieben des Betroffenen vor dessen Erkrankung verfügen als auch die möglichen Reinigungskosten der Bekleidung übernehmen müssen, rechtzeitig (z.B. bei der Erhebung der Pflegeanamnese) besprochen werden sollten, um Missverständnisse und Konflikte zu vermeiden.

Hinweise für Pflegende

- Bei der Erhebung der Pflegeanamnese nach individuellem Kleidungsstil und Gewohnheiten fragen und diese in der Pflegeplanung berücksichtigen.
- Im Gespräch mit den Angehörigen die identitätsstiftende Funktion der Kleidung herausstellen und die daraus resultierenden pflegerischen Prioritäten beschreiben.
- Wichtige persönliche Accessoires unbedingt als solche wahrnehmen und dem

Betroffenen zur Verfügung stellen (nötigenfalls in mehrfacher Ausführung).
- Notwendige Kleidungswechsel nur, wenn unbedingt erforderlich – und nicht etwa dann, wenn der Kleidungsstil oder die Kombination bestimmter Kleidungsstücke dem einzelnen Pflegenden oder Angehörigen nicht zusagen –, möglichst diskret vornehmen und Korrekturen vermeiden.

Toilettenbenutzung

Menschen mit Demenz verlieren im fortgeschrittenen Stadium der Erkrankung allmählich die Kontrolle über die Ausscheidungsfunktionen (➤ Kap. 2.2.5). Sie werden schließlich harn- und stuhlinkontinent.

Zunächst besteht das Problem jedoch häufig darin, dass sie Stuhl- bzw. Harndrang zwar noch bemerken, aber
- diesen nicht mehr angemessen verbal äußern können,
- den Weg zur Toilette nicht mehr ohne Hilfe finden,
- mit dem Ausziehen ihrer Kleidung nicht mehr zurechtkommen oder sich nicht mehr säubern können,
- sich schämen, nach Hilfe zu fragen,
- die Toilette nicht mehr erkennen oder
- die Anwesenheit einer anderen Person in der Toilette nicht einordnen können und irritiert und abgelenkt sind.

Man spricht in diesen Fällen von „funktioneller Inkontinenz", weil die Betroffenen den Harn- oder Stuhldrang ja noch spüren und aufgrund anderer Probleme einnässen oder einkoten.

Auch hier treten im Zusammenhang mit den angebotenen, körpernahen Hilfen durch Pflegende häufig Probleme auf, wenn Betroffene
- Pflegemaßnahmen in Situationsverkennung (sexueller Übergriff) oder aus Schamgefühl abwehren,
- die Intimreinigung mit falschen Hilfsmitteln (Hände, Kleidung, Handtücher) durchführen,
- die beschmutzte Wäsche aus Scham verstecken oder
- in Situationsverkennung falsche Behältnisse (Papierkorb, Schublade, Waschbecken, Handtasche, Schuhe) zur Ausscheidung benutzen.

Die Pflegenden müssen zunächst eine genaue Einschätzung des Pflegeproblems vornehmen und sich fragen, in welchem Bereich das tatsächlich relevante Pflegeproblem liegt, um zu jeweils sinnvollen, d. h. für alle Beteiligten erträglichen Lösungen zu kommen.

In der schweren Phase der Demenz kommt es zur totalen Harn- und Stuhlinkontinenz. Die Betroffenen spüren Stuhl- und Harndrang nicht mehr; es kommt zu unwillkürlichem Einnässen und Einkoten. Auch in dieser Phase kommt es bei den Pflegeinterventionen häufig zu zusätzlichen Problemen, wenn die Betroffenen im Umgang mit Hilfsmitteln durch die Demenz überfordert sind und z. B.
- eingenässte Inkontinenzslips/Einlagen als störend bemerken und entfernen oder verstecken,
- Blasenkatheter verkennen und herausziehen oder
- am Stuhl befestigte Urinbeutel „vergessen" bzw. nicht mit der eigenen Person in Verbindung bringen und aufstehen.

Hinweise für Pflegende

Bei „funktioneller Inkontinenz" liegt das Augenmerk auf den beeinflussenden Aspekten in deren Kontext:
- Besondere Kennzeichnung/Beleuchtung der Toilette nachts bei Orientierungsstörung
- Besondere Beobachtung des Verhaltens (z. B. auftretende Unruhe bei Harndrang) bei beeinträchtigter verbaler Kommunikationsfähigkeit

- Zuordnung einer gleichgeschlechtlichen Pflegeperson oder das „Erträglichmachen" der notwendigen Interventionen durch bewusst höflich-korrektes Auftreten oder das Tragen von Dienstkleidung bei ausgeprägtem Schamgefühl
- Einsatz von leicht zu öffnender bzw. über Jahrzehnte vertrauter Kleidung bei beeinträchtigter Fingerbeweglichkeit/Koordinationsfähigkeit
- Einsatz eines Toilettenstuhls am Bett bei eingeschränkter Gehfähigkeit

Beim Einsatz von Inkontinenzmaterial ist der Zeitpunkt des Einsatzes des jeweils angezeigten Hilfsmittels von größter Wichtigkeit. Solange das eingesetzte Inkontinenzmaterial vom Betroffenen als störender Fremdkörper empfunden und entfernt wird, ist dessen Einsatz noch nicht sinnvoll. Weitere Maßnahmen sind in diesem Zusammenhang:

- Schutz der Matratze durch einen entsprechenden Schutzbezug/Querlaken/Auflagen vor Feuchtigkeit.
- Den Betroffenen nicht zum Einnässen in seine Inkontinenzeinlage auffordern; dies wird nicht verstanden, da es im Gegensatz zur frühkindlichen Sauberkeitserziehung steht und für den Betroffenen nicht plausibel ist.
- Den Einsatz von Kathetern möglichst vermeiden bzw. falls unumgänglich mit dem Arzt die Anlage eines suprapubischen Dauerkatheters besprechen und Beinbeutel benutzen.
- Störende Gerüche auf dem Wohnbereich minimieren durch häufigere Reinigung der Böden und (abwaschbaren) Wände und Möbel, Einsatz von Aktivkohlefiltern in Abfallbehältnissen, regelmäßiges Lüften, Einsatz von Duftsprays, geschlossene Türen zum Fäkalbereich sowie die Information der Angehörigen und Besucher des Wohnbereichs über die zugrunde liegenden, teilweise unvermeidlichen Ursachen.

6.1.6 Sicherheit

Durch die abnehmende Fähigkeit von Personen mit Demenz, z. B. vorausschauend zu denken, Situationen angemessen einzuschätzen, sich zu orientieren und eigene Beeinträchtigungen zu berücksichtigen, besteht ein größeres Risiko, sich zu verletzen bzw. sich Schaden zuzufügen oder zu erleiden. Potenzielle Gefahren entstehen:

- Beim eigenständigen Verlassen der Wohnung/Teilnahme am Straßenverkehr (Autofahren/Radfahren/Benutzung von öffentlichen Verkehrsmitteln, Orientierung in bekannter/unbekannter Umgebung).
- Bei der eigenständigen Haushaltsführung (Umgang mit Haushaltsgeräten, gefährlichen Gegenständen, Putzmitteln, Feuer, Strom, Einkauf von und Umgang mit Lebensmitteln).
- Beim eigenständigen Medikamenten- und Therapiemanagement (Beschaffen, Lagern, Richten und Einnehmen der Medikamente/Einhalten von Verordnungen/Kontaktieren und Aufsuchen von Ärzten oder Therapeuten).
- Bei der eigenständigen Regelung sozialer/finanzieller/rechtlicher Angelegenheiten.
- Bei Kontakt und Beziehungsgestaltung zu fremden Menschen/Umgang mit Geld/Verträgen/Wahrnehmung von Rechten und Pflichten.
- Bei der Selbstsorge (Wahl angemessener Kleidung/Heizen der Wohnung).
- Bezüglich der Fähigkeit, im Bedarfsfall eigenständig Hilfe/Unterstützung zu holen.

Zusätzliche Gefahren entstehen durch nachlassende körperliche Fähigkeiten bei progredientem Verlauf:

- Durch auftretende Schluckstörungen entsteht Aspirationsgefahr.
- Durch auftretende Bewegungs- und Gangstörungen entstehen Verletzungsgefahr und Sturzgefahr.

6

- Durch auftretende Inkontinenz und Immobilität entstehen Infektions-, Kontraktur-, Thrombose- und Dekubitusgefahr.

Hinweise für Pflegende

- Ein **umfassendes Assessment** durchführen, in dem Gefahren erkannt, benannt und Risiken eingeschätzt werden, um danach die notwendigen Interventionen abzuwägen (Sicherheit/Autonomiebedürfnisse/Lebensqualität).
- **„Gemeinsam sind wir stark"** bedeutet, dass Pflegende, statt einsame Entscheidungen zu treffen (Ausnahme bei akuter, erheblicher Eigen- oder Fremdgefährdung), die Beteiligten/Verantwortlichen (Betroffene, Angehörige, Betreuer, Vorgesetzte, Experten) einbeziehen und damit Verantwortung gemeinsam tragen und teilen.
- **„Nicht mit Kanonen auf Spatzen schießen"**, sondern eigene Ängste/Fantasien reflektieren, damit diese nicht zum unbewussten Motor allen Handelns werden; eine sachliche Analyse der Situation bewahrt vor übertrieben protektivem Handeln und ermöglicht abgestufte Reaktionen (so wenig Einschränkung wie möglich, soviel Sicherung wie nötig).
- **Notfallplan erstellen,** in dem das vorher gemeinsam vereinbarte Vorgehen im „Worst Case" dargestellt wird und der für die Beteiligten verbindlich ist.
- **„Alles zu seiner Zeit"** bedeutet, dass die Progredienz bei der Planung der Maßnahmen berücksichtigt wird: Was heute an Interventionen angemessen ist, kann zukünftig unpassend/unzureichend sein (die regelmäßige Neueinschätzung der Restrisiken bei abnehmenden Fähigkeiten ist eine obligatorische Intervention).
- **Realistische Zielformulierung** bewahrt vor unrealistischen Erwartungen, unangemessenen Interventionen und Schuldgefühlen; absolute Sicherheit kann nicht garantiert werden und damit auch nicht Pflegeziel sein; größtmögliche Sicherheit und Minimierung der Restrisiken sind anzustrebende Pflegeziele.
- **Grenzen erkennen** und in der Konsequenz rechtzeitig darauf aufmerksam machen, dass diese erreicht sind, bei Bedarf Aufgaben an andere (etwa stationäre Einrichtungen, beschützende Einrichtungen, Krankenhaus) abgeben, wenn die pflegerischen Mittel vor Ort zur Herstellung/Bewahrung der Sicherheit des Betroffenen nicht mehr ausreichen.

6

6.2 Definitionen und Aufgabenprofile professioneller Pflege

„Als Praxis unterstützt Pflege Individuen und Gruppen im Rahmen eines Problemlösungs- und Beziehungsprozesses bei der Bewältigung des Alltags, beim Umgang mit Bedürfnissen, beim Streben nach Wohlbefinden und bei der Erhaltung, Anpassung und Wiederherstellung physischer, psychischer und sozialer Funktionen und beim Umgang mit existenziellen Erfahrungen." (📖 [17])

Der amerikanische Pflege-Berufsverband ANA (American Nurses Association) definiert Pflege wie folgt (📖 [17]):

„Pflege ist die Diagnose und Behandlung menschlicher Reaktionen auf vorhandene oder potenzielle Gesundheitsprobleme."

Diese kurze und prägnante Definition macht die enge Beziehung zwischen Pflege und Medizin, aber auch die Abgrenzung deutlich. Sowohl Pflege als auch Medizin stellen den Menschen mit Gesundheitsproblemen in den Fokus ihres professionellen Handelns.

In der Medizin geht es dabei in erster Linie um Diagnostik und Therapie von Krankheiten und Störungen. Die Pflege hingegen befasst sich mit den **Reaktionen** eines Menschen auf bereits vorhandene Erkrankung, Behinderung oder durch andere Faktoren bedingte Beeinträchtigung der Alltagskompetenzen oder seinen Umgang mit Gesundheitsgefährdungen. Dabei steht die Alltagsbewältigung im Mittelpunkt des pflegerischen Interesses.

In der Pflege existieren verschiedene Ausbildungen, Weiterbildungen und Studiengänge, die auf unterschiedliche Weise für die Versorgung von demenzerkrankten Personen qualifizieren.

6.2.1 Ausbildung und Aufgabenprofil in der Altenpflege

In die Ausbildung zum Altenpfleger oder zur Altenpflegerin sind inzwischen wesentliche Erkenntnisse über Kompetenzen und Aktivitäten im Alter integriert. Der Ausbildungsfokus richtet sich nicht primär auf die akute, stark somatisch ausgerichtete Behandlung von Erkrankungen. Ethische Grundlagen, kommunikative Kompetenzen in Gesprächsführung, Beratung und Anleitung sowie zur Gesundheitsförderung und Prävention sowie die Biografiearbeit stellen ebenfalls Ausbildungsinhalte dar (📖 [8]).

Im Altenpflegegesetz (AltPflG, zuletzt geändert im Dezember 2011) (📖 [10]) wird in der Ausbildungsordnung für die Altenpflege bezüglich der Ausbildungsziele der (in Vollzeitform dreijährigen) Ausbildung in § 3 ausgeführt:

Die Ausbildung in der Altenpflege soll die Kenntnisse, Fähigkeiten und Fertigkeiten vermitteln, die zur **selbstständigen und eigenverantwortlichen Pflege einschließlich der Beratung, Begleitung und Betreuung** alter Menschen erforderlich sind.

Dies umfasst insbesondere:

- Die sach- und fachkundige, den allgemein anerkannten pflegewissenschaftlichen, insbesondere den medizinisch-pflegerischen Erkenntnissen entsprechende, umfassende und geplante Pflege
- Die Mitwirkung bei der Behandlung kranker alter Menschen einschließlich der Ausführung ärztlicher Verordnungen
- Die Erhaltung und Wiederherstellung individueller Fähigkeiten im Rahmen geriatrischer und gerontopsychiatrischer Rehabilitationskonzepte
- Die Mitwirkung an qualitätssichernden Maßnahmen in der Pflege, der Betreuung und Behandlung
- Die Gesundheitsvorsorge einschließlich der Ernährungsberatung
- Die umfassende Begleitung Sterbender
- Die Anleitung, Beratung und Unterstützung von Pflegenden
- Die Betreuung und Beratung alter Menschen in ihren persönlichen und sozialen Angelegenheiten
- Die Hilfe zur Erhaltung und Aktivierung der eigenständigen Lebensführung einschließlich der Förderung sozialer Kontakte
- Die Anregung und Begleitung von Familien- und Nachbarschaftshilfe und die Beratung pflegender Angehöriger

Darüber hinaus soll die Ausbildung dazu befähigen, mit anderen in der Altenpflege tätigen Personen zusammenzuarbeiten und diejenigen Verwaltungsarbeiten zu erledigen, die in unmittelbarem Zusammenhang mit den Aufgaben in der Altenpflege stehen.

6.2.2 Ausbildung und Aufgabenprofil in der Gesundheits- und Krankenpflege

Das Krankenpflegegesetz (KrPflG, zuletzt geändert im Dezember 2011 📖 [11]) formuliert in § 3 das Ausbildungsziel der (in Vollzeitform dreijährigen) Ausbildung in der Gesundheits- und Krankenpflege:

(1) Die Ausbildung für Personen nach § 1 Abs. 1 Nr. 1 und 2 soll entsprechend dem allgemein anerkannten Stand pflegewissenschaftlicher, medizinischer und weiterer bezugswissenschaftlicher Erkenntnisse fachliche, personale, soziale und methodische Kompetenzen **zur verantwortlichen Mitwirkung insbesondere bei der Heilung, Erkennung und Verhütung von Krankheiten vermitteln.** Die Pflege im Sinne von Satz 1 ist dabei unter Einbeziehung präventiver, rehabilitativer und palliativer Maßnahmen auf die Wiedererlangung, Verbesserung, Erhaltung und Förderung der physischen und psychischen Gesundheit der zu pflegenden Menschen auszurichten.

Dabei sind die unterschiedlichen Pflege- und Lebenssituationen sowie Lebensphasen und die Selbstständigkeit und Selbstbestimmung der Menschen zu berücksichtigen (Ausbildungsziel).

(2) Die Ausbildung für die Pflege nach Absatz 1 soll insbesondere dazu befähigen,

1. die folgenden Aufgaben eigenverantwortlich auszuführen:
   a. Erhebung und Feststellung des Pflegebedarfs, Planung, Organisation, Durchführung und Dokumentation der Pflege,
   b. Evaluation der Pflege, Sicherung und Entwicklung der Qualität der Pflege,
   c. Beratung, Anleitung und Unterstützung von zu pflegenden Menschen und ihrer Bezugspersonen in der individuellen Auseinandersetzung mit Gesundheit und Krankheit,
   d. Einleitung lebenserhaltender Sofortmaßnahmen bis zum Eintreffen der Ärztin oder des Arztes,

2. die folgenden Aufgaben im Rahmen der Mitwirkung auszuführen:
   a. eigenständige Durchführung ärztlich veranlasster Maßnahmen,
   b. Maßnahmen der medizinischen Diagnostik, Therapie oder Rehabilitation,
   c. Maßnahmen in Krisen- und Katastrophensituationen,

3. interdisziplinär mit anderen Berufsgruppen zusammenzuarbeiten und dabei multidisziplinäre und berufsübergreifende Lösungen von Gesundheitsproblemen zu entwickeln.

Das neue Pflegeberufegesetz (PflBG)

Das Pflegeberufegesetz (PflBG) wird ab 1. Januar 2020 das Altenpflegesetz und das Krankenpflegegesetz ablösen und die bisher getrennten Ausbildungen zu einem einheitlichen Ausbildungsberuf integrativ zusammenführen: Nach einer zweijährigen gemeinsamen Ausbildungszeit können die Auszubildenden einen generalistischen Abschluss mit einem Vertiefungsschwerpunkt zum Pflegefachmann bzw. zur Pflegefachfrau machen, der nach drei Ausbildungsjahren für alle Altersstufen und Versorgungsbereiche qualifiziert. Alternativ dazu besteht die Wahlmöglichkeit, sich im dritten Ausbildungsjahr zum Pflege-Spezialisten für Kinderkrankenpflege oder Altenpflege ausbilden zu lassen.

Neben der beruflichen Ausbildung wird zusätzlich die primärqualifizierende hochschulische Pflegeausbildung eingeführt, die zu einem erweiterten Ausbildungsziel führt und mit dem akademischen Grad abschließt.

Im § 4 des Pflegeberufegesetzes sind explizit vorbehaltene Tätigkeiten der Pflegefachkräfte formuliert, die nicht auf andere Personen delegierbar sind. Damit wird erstmalig in Deutschland der Kernbereich der Pflegeprofession, nämlich die Erhebung und Feststellung des individuellen Pflegebedarfs, die Organisation, Gestaltung und Steuerung des Pflegeprozesses sowie die Analyse, die Evaluation und die Sicherung und Entwicklung der

Qualität in der Pflege, eindeutig definiert, abgegrenzt und geschützt (📖[4]).

6.2.3 Qualifikation und Aufgabenprofil von Betreuungsassistenten nach § 53c SGB XI

Betreuungsassistenten arbeiten als sogenannte zusätzliche Betreuungskräfte in stationären Einrichtungen (§ 43b) oder sind neben ehrenamtlich Tätigen in der häuslichen Pflege im Rahmen von Angeboten zur Unterstützung im Alltag (§ 45a) tätig. Die Betreuungskräfte-Richtlinie zur Qualifikation und zu den Aufgaben von zusätzlichen Betreuungskräften (📖 [21]) beschreibt deren Aufgabenprofil wie folgt: Betreuungskräfte sollen *„in enger Kooperation und fachlicher Absprache mit den Pflegekräften und den Pflegeteams die Betreuungs- und Lebensqualität von Pflegebedürftigen in stationären Pflegeeinrichtungen verbessern"*.

Für diese Tätigkeit ist kein pflegerischer oder therapeutischer Abschluss erforderlich. Als Qualifikation sind nachzuweisen: ein Orientierungspraktikum in einem Pflegeheim, eine Qualifizierungsmaßnahme, ein Betreuungspraktikum in einem Pflegeheim sowie regelmäßige Fortbildungen bei bestehendem Arbeitsverhältnis.

6.2.4 Weiterbildung und Studium in der professionellen Pflege

Inzwischen gibt es für Pflegefachkräfte vielfältige Möglichkeiten, sich fachlich weiterzuqualifizieren. In Deutschland werden auf der Basis länderspezifischer Weiterbildungsverordnungen z. B. verschiedene Fachweiterbildungen zur „Pflegefachkraft für psychiatrische Pflege" (zwei Jahre, berufsbegleitend) oder zur „Fachkraft für Gerontopsychiatrie" (ein Jahr, berufsbegleitend) angeboten. Neben der abgeschlossenen Ausbildung zur Pflegefachkraft ist eine einschlägige Berufserfahrung von in der Regel ein bis zwei Jahren Voraussetzung für die Weiterbildungen, die nach erfolgreich abgelegter Prüfung das Führen der o. g. Berufsbezeichnungen erlauben.

Neben diesen Weiterbildungen nach Länderverordnungen gibt es die Möglichkeit, Psychiatrische Pflege zu studieren. Die Fachhochschule der Diakonie in Bielefeld bietet beispielsweise seit 2011 den akkreditierten Bachelor-Studiengang „Psychische Gesundheit/Psychiatrische Pflege" an, der im Hauptstudium optional eine spezifisch gerontopsychiatrische Qualifizierung ermöglicht. Neben der abgeschlossenen Ausbildung zur Pflegefachkraft sind dies die Voraussetzungen zur Aufnahme des Studiums:

- Berufserfahrung in einem psychiatrischen Arbeitsfeld sowie
- Die Hochschulzugangsberechtigung bzw. eine Hochschulzugangsprüfung für beruflich Qualifizierte

Aufbauend auf eine bestehende akademische Qualifikation bietet die Universität Witten/Herdecke den multiprofessionellen Masterstudiengang „Demenz (M. A.)" an, der die Studierenden zur Weiterentwicklung ihrer spezifischen Berufs- und Handlungsfelder in der Versorgung von Menschen mit Demenz befähigt. Informationen unter: www.uni-wh.de/demenz.

6.3 Pflege durch nicht professionell Pflegende

6.3.1 Pflegende Angehörige von Personen mit Demenz

Personen mit Demenz werden überwiegend (ca. 70 %) von nahen Angehörigen zu Hause gepflegt (📖 [18]). Studien belegen, dass zu Beginn bis in die mittleren Krankheitsstadien die Partner die Betreuung und Pflege von Menschen mit Demenz nahezu vollständig übernehmen und es erst im weiteren Krankheitsverlauf zu einer Verlagerung auf die Kinder der Betroffenen kommt. Diese Entwicklung verläuft analog zur Verlagerung des Versorgungsortes von Privathaushalten zu stationären Einrichtungen.

Demenzielle Erkrankungen führen regelmäßig zu krisenhaften Veränderungen in der Paarbeziehung, wobei es zu Rollenveränderungen und Asymmetrie in der Entwicklung der beiden Partner kommt und sich die Paarbeziehung zunehmend zur Pflegebeziehung entwickelt (📖 [9]). Bezogen auf die Belastungen durch die Pflegesituation gibt es Hinweise, dass pflegende Partner – und hierbei Frauen stärker als Männer – in vielen Dimensionen höher belastet sind als pflegende Kinder. Viele Partner sind selbst hochaltrig und haben gesundheitliche Probleme. Die Sorge, die Pflege des Erkrankten nicht zu Ende führen zu können, einerseits, und der zunehmenden Verschlechterung des Zustands machtlos zusehen zu müssen, andererseits werden von pflegenden Partnern ebenfalls als belastend erlebt. Auch eine gewisse Funktionalisierung und Bürokratisierung der Paarbeziehung durch das bestehende pflegerische Versorgungssystem spielen hierbei eine Rolle.

Lindernd wirken sich dagegen als befriedigend erlebte soziale Beziehungen aus. Auch die Einschätzung des pflegenden Partners, dass die bisherige Partnerschaft gut war, und die Unterstützung durch professionelle Pflegepersonen, welche die Bedürfnisse des Paares statt der Einzelperson des Erkrankten in den Vordergrund stellen, können sich lindernd auswirken (📖 [22]).

6.3.2 Ehrenamtliche Betreuung von Personen mit Demenz

Inzwischen gibt es vermehrt Angebote zur Schulung von ehrenamtlich Tätigen in der Betreuung von Menschen mit Demenz. Diese Schulungen mit ca. 30–40 Unterrichtsstunden werden z. B. vom Deutschen Roten Kreuz oder von kirchlichen Trägern angeboten. Die geschulten ehrenamtlich Tätigen sollen mit ihrem Angebot pflegende Angehörige unterstützen. Sie übernehmen stundenweise die Betreuung demenzerkrankter Personen zu Hause und beschäftigen sich mit den Betroffenen durch Gespräche, gemeinsames Musikhören oder z. B. Spaziergänge. So erhalten die Angehörigen die Möglichkeit, in Ruhe Dinge für sich zu erledigen. Für die Betreuung wird in der Regel ein geringer Kostenbeitrag erhoben, der über die Pflegekasse abgerechnet werden kann. Ehrenamtliche und Angehörige werden vom jeweiligen Träger der Schulung meist auch kontinuierlich begleitet.

6.4 Herausforderungen in der professionellen Pflege

„Glück heißt, seine Grenzen kennen – und sie lieben."

R. Rolland (📖 [13])

Zwischen Allmachtsfantasien und Ohnmachtsgefühlen

Die Fähigkeit der professionell Pflegenden, Herausforderungen wahrzunehmen und Grenzen anzuerkennen, ist wichtig, um das eigene Berufsprofil angemessen auszu-

6

füllen. Sie hilft Pflegenden, sich abzugrenzen, einerseits von anderen Professionen hinsichtlich einer konstruktiven Zusammenarbeit, andererseits aber auch von unangemessenen Erwartungen seitens Dritter, die überfordern und frustrieren können. Das bedeutet auch, sich begrenzen zu können und andere Professionen, Anschauungen und Blickwinkel anzuerkennen und zu respektieren.

Die professionelle Pflege wird im Berufsalltag durch viele Faktoren begrenzt, die von den Pflegenden selbst häufig nicht oder nur geringfügig beeinflusst werden können. Die konstruktive Auseinandersetzung mit diesen Faktoren führt zur Anerkennung der Realität und stellt insofern das Gegenteil von Resignation dar, als sie etwa in der konkreten Pflegeprozessplanung vor unangemessenen Zielsetzungen und ungeeigneten Interventionen bewahrt und damit erst Erfolge ermöglicht.

Wer gegebene Grenzen nicht anerkennt, findet keine konstruktiven Lösungsansätze, sondern schafft sich und anderen in der Konsequenz seines Handelns oftmals zusätzliche Probleme und Konflikte! Im Folgenden werden herausfordernde Faktoren, aber auch die Möglichkeiten des pflegefachlichen Handelns näher betrachtet.

6.4.1 Gesetzliche Rahmenbedingungen

Das Gesundheits- und Sozialsystem in Deutschland ist gekennzeichnet durch Komplexität, ein extrem spezialisiertes Angebot, Diskontinuität und Episodenhaftigkeit (📖 [17]). Das Sozialgesetzbuch (SGB), in dem die verschiedenen Leistungen sowie die Voraussetzungen für die Geltendmachung von Ansprüchen auf Gesundheits- und Sozialleistungen geregelt sind, umfasst zwölf Gesetzbücher. Die darin enthaltenen Definitionen von Krankheit, Behinderung oder Pflegebedürftigkeit begründen oder verwehren Leistungsansprüche. Die dort festgeschriebenen Regelungen werden im Zuge politischer Entscheidungen laufend angepasst, weiter differenziert und ausgestaltet, was von Leistungsanbietern ein ständiges Schritthalten und Anpassen der Angebote an die aktuell geltenden Regelungen erfordert. Eine lange geforderte, jedoch umfassende Veränderung bedeutet hier die neue Definition des Begriffs der Pflegebedürftigkeit im Sozialgesetzbuch XI. Mit Inkrafttreten des Zweiten Pflegestärkungsgesetzes (PSG II) im Januar 2017 wurde dieser zusammen mit einem neuen Begutachtungsinstrument zur Feststellung von Pflegebedürftigkeit gesetzlich verankert.

Der Pflegebedürftigkeitsbegriff nach SGB XI

Pflegebedürftigkeit nach § 14 SGB XI liegt bei Personen vor, die gesundheitlich bedingte kognitive, körperliche oder psychische Beeinträchtigungen der Selbstständigkeit oder von Fähigkeiten aufweisen, aufgrund derer sie Unterstützung durch andere benötigen, oder die gesundheitlich bedingte Belastungen oder Anforderungen nicht selbstständig ausgleichen oder bewältigen können. Die Beeinträchtigung der Selbstständigkeit in sechs festgelegten Bereichen (1. Mobilität, 2. Kognitive und kommunikative Fähigkeiten, 3. Verhaltensweisen und psychische Problemlagen, 4. Selbstversorgung, 5. Bewältigung und selbstständiger Umgang mit krankheits- oder therapiebedingten Anforderungen und Belastungen, 6. Gestaltung des Alltagslebens und sozialer Kontakte) muss außerdem dauerhaft, d. h. mindestens voraussichtlich sechs Monate bestehen und so ausgeprägt sein, dass sie – ermittelt mit dem neuen Begutachtungsassessment (NBA) – hinsichtlich der Schwere mindestens Grad 1 bis Grad 5 erreicht (📖 [21]).

6.4.2 Beachtung des Berufsprofils

Professionelle Pflege ist nicht ärztliche Tätigkeit. Folglich besteht die Aufgabe der Pflegenden nicht in der Diagnostik und Therapie von Krankheiten. Die Mitwirkung bei medizinischer Diagnostik und Therapie besteht vor allem in der gezielten und genauen Krankenbeobachtung, der Kenntnis und Berücksichtigung von erwünschten und unerwünschten Arzneimittelwirkungen, der Durchführung und Dokumentation von ärztlichen Verordnungen im Rahmen der Behandlungspflege und im Bedarfsfall der unverzüglichen Weitergabe von detaillierten Beobachtungen und Informationen an den Arzt in einer sachlichen und exakten Sprache.

Pflegefachkräfte werden andererseits entsprechend ihres Berufsprofils nach Erhalt des Pflegeauftrags eigenständig und eigenverantwortlich tätig: Hierzu gehört die umfassende Einschätzung des psychischen und physischen Befindens, der Fähigkeiten und Beeinträchtigungen hinsichtlich der Alltagsbewältigung sowie der individuellen Umgebungsbedingungen, Wünsche und Bedürfnisse einer Person im Rahmen des Pflegeassessments. Pflegefachkräfte nutzen dabei verschiedene Methoden, wie beispielsweise die Befragung, Verhaltensbeobachtung oder Messung einzelner Parameter, und setzen angezeigte valide Assessmentinstrumente ein. Die aus der Pflegediagnostik resultierenden psychosozialen oder somatischen Interventionen stehen eigenständig neben ärztlich verordneten Maßnahmen der Behandlungspflege. Der Austausch von Informationen sowie das gemeinsame Planen und Abstimmen von Vorgehensweisen und das Entwickeln von Handlungsstrategien stellen die Verbindung im therapeutischen Team her. Die Kenntnis und Einhaltung der professionellen Rolle stellt eine komplexe Anforderung/Herausforderung dar, die sich in der beruflichen Praxis jedoch als ein wesentliches Element für eine gelingende und erfolgreiche Zusammenarbeit mit allen Beteiligten erweist.

6.4.3 Arbeiten im Helfernetzwerk

Im Helfernetzwerk eines Menschen mit Demenz werden im Krankheitsverlauf viele unterschiedlich qualifizierte Helfer mit verschiedensten Angeboten und Aufträgen potenziell tätig. Je nach individueller Situation sind viele von ihnen zeitlich überlappend oder gleichzeitig tätig. Sie arbeiten entweder unmittelbar mit der von Demenz betroffenen Person oder mit deren Angehörigen.

Beispiel für ein Helfernetz

Ein Helfernetz einer Person mit Demenz umfasst verschiedene formelle und informelle Akteure und von der Krankenkasse und der Pflegekasse bewilligte **ambulante** Leistungen nach SGB V und SGB XI. Als Akteure kommen infrage:

SGB-V-Bereich:
- Hausarzt
- Facharzt für Psychiatrie/Neurologie *oder*
- Multiprofessionell erbrachte Komplexleistung durch Fachpersonen der Gerontopsychiatrischen Institutsambulanz einer psychiatrischen Klinik (Facharzt, Sozialarbeiter, Experte für Psychiatrische Pflege)
- Ergotherapeut
- Physiotherapeut
- Logopäde

SGB-XI-Bereich:
- Pflegefachkräfte und Pflegeassistenten (ambulanter Pflegedienst)
- Hauswirtschaftlich tätige Mitarbeiter (ambulanter Pflegedienst)
- Zusätzliche Betreuungskräfte (ambulanter Pflegedienst)
- Ehrenamtlich tätige Helfer
- Pflegende Angehörige

Selbst bei idealtypischen Voraussetzungen und Abläufen, d. h., dass die beteiligten

Helfer-Institutionen z. B. nach dem Bezugspersonensystem (> Kap. 12) arbeiten und auf regelmäßigen gegenseitigen Informationsaustausch und eindeutige Aufgabenzuordnung achten, wird deutlich, dass ein Helfernetz nicht selten aus bis zu zehn verschiedenen Personen bestehen kann. Die Aufgabenbereiche dieser Personen sind z. T. vom Gesetzgeber definiert; sie lassen sich teilweise abgrenzen, überschneiden sich jedoch auch. Schon allein die große Anzahl der Akteure stellt eine Herausforderung dar. Dies gilt sowohl für die betroffene Person mit Demenz als auch für die pflegenden Angehörigen und die Leistungserbringer untereinander. Wegen des hohen Kommunikations- und Abstimmungsbedarfs besteht außerdem ein erhöhtes Risiko für Konflikte und Fehler.

Hinzu kommt, dass die individuellen therapeutischen, pflegerischen, hauswirtschaftlichen und sonstigen Unterstützungsleistungen über verschiedene Wege ärztlich verordnet bzw. bei der Kranken- und Pflegekasse beantragt, genehmigt und organisiert werden müssen. Dies bedeutet eine maximale Anforderung für die pflegenden Angehörigen, die mit der Organisation nicht selten überfordert sind.

Für die Leistungserbringer ist das Arbeiten in einem solchen Helfernetzwerk ebenfalls herausfordernd. Sie benötigen zur erfolgreichen Arbeit eindeutig geregelte Zuständigkeiten und transparente Informationswege und Kommunikation. Auch die Würdigung des jeweils erbrachten Beitrags trägt dazu bei, dass ein gelungenes Miteinander entsteht, von dem die Person mit Demenz und deren Angehörige profitieren können.

Bezogen auf den **stationären Altenhilfebereich** stellt sich die Sachlage ähnlich dar. Auch hier ist oftmals eine Vielzahl unterschiedlich qualifizierter Personen aus verschiedenen Berufsgruppen beteiligt, die

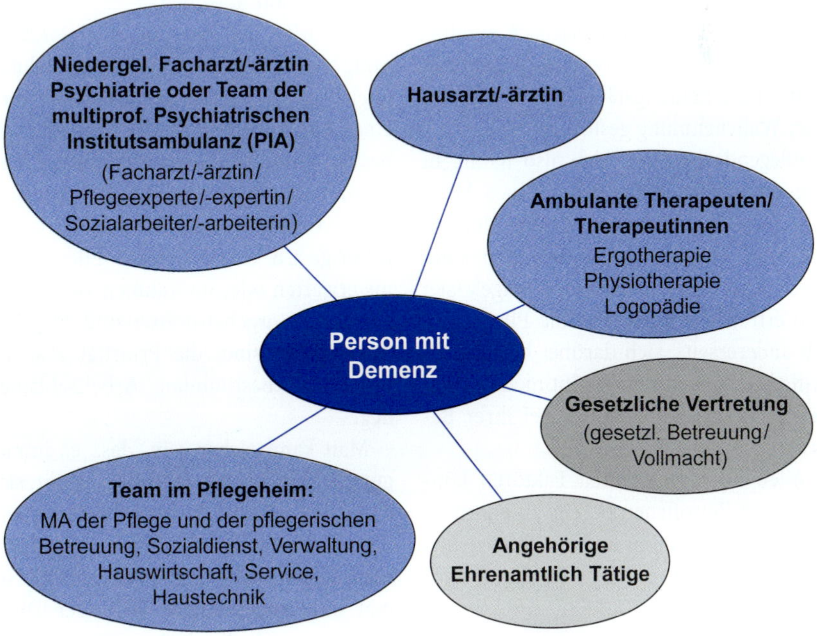

Abb. 6.1 Potenzielles Helfernetzwerk einer Person mit Demenz im Pflegeheim. Informelle Helfer (grau hinterlegt) und formelle Helfer (blau hinterlegt) müssen sich je nach Auftrag/Bedarf abstimmen. [L143]

von verschiedenen Kostenträgern finanziert werden, um die erforderlichen Unterstützungsleistungen zu erbringen. ➤ Abb. 6.1 zeigt ein potenzielles Helfernetzwerk einer Person mit Demenz, die in einem Pflegeheim lebt und Leistungen aus der Krankenversicherung (SGB V) und der Pflegeversicherung (SGB XI) erhält.

6.4.4 Balance von Nähe und Distanz

Die beeinträchtigte Alltagskompetenz beim Betroffenen bildet in der Regel die Voraussetzung für das Tätig-Werden der professionellen Pflege.

Pflege konfrontiert den Betroffenen ihrem Wesen nach also immer mit Beeinträchtigungen in seinen Alltagsfähigkeiten, was bereits als Kränkung erlebt werden kann. Pflegende kommen dem Betroffenen während ihrer Tätigkeit naturgemäß sehr nah, entweder im Rahmen der somatischen Pflege im körperlichen oder bei der psychiatrischen Pflege im seelisch-emotionalen oder kognitiven Bereich, wenn etwa Wille, Entscheidungsfähigkeit, Stimmung oder Wahrnehmung gestört sind.

Pflegende bewegen sich also häufig in den sehr privaten Bereichen eines Menschen, die eigentlich dem Partner oder den nächsten Angehörigen vorbehalten sind. Dies muss vom Betroffenen zugelassen und ertragen werden. Für die Pflegenden gilt andererseits, sich darüber bewusst zu sein, dass sie sich zwar im intimen Bereich bewegen, sie aber dennoch bei ihrer Berufsrolle bleiben müssen.

Allein diese genannten Faktoren können beim Betroffenen bereits zu enormen Widerständen führen und die potenziellen Möglichkeiten der Pflege de facto stark einschränken.

Pflegende müssen ihre Interventionen so auswählen und anbieten, dass sie für den Betroffenen annehmbar und erträglich werden. Dies kann z. B. durch eine bewusst zurückhaltende, dabei aber freundlich-zugewandte Art der Kontaktaufnahme und Beziehungsgestaltung geschehen, welche die unvermeidliche Penetranz der Situation gewissermaßen ausgleicht und den Betroffenen nicht bedrängt. Pflegende, die diskret vorgehen und dabei verlässlich und gelassen auftreten, die um Erlaubnis fragen, bevor sie handeln, und „reagieren", statt voranzustürmen, haben gute Chancen, dass die notwendigen Interventionen von den Betroffenen und deren Angehörigen auch zugelassen werden.

6.4.5 Pflege als Aushandlungsprozess

Schließlich ist es trotz allem möglich, dass der Betroffene oder seine Angehörigen sich nicht kooperativ zeigen oder scheinbar wider besseres Wissen objektiv angezeigte Interventionen, Vorgehensweisen oder Angebote ablehnen.

Hier wird das Akzeptieren der Ablehnung dem Pflegenden vielleicht dadurch erleichtert, dass man sich auf das Wesen eines Angebots besinnt, das nämlich darin besteht, es auch ablehnen zu dürfen. Den Betroffenen zu nötigen oder Zwang auszuüben, verbietet sich selbst dann, wenn Angehörige z. B. ein bestimmtes Pflegeergebnis erwarten oder im Rahmen von Pflegestandards Vorgehensweisen und Pflegeziele festgelegt sind, die Priorität also auf funktional bestimmten Arbeitsabläufen liegt.

Man kann sicher sein, dass es immer gute Gründe für den Betroffenen gibt, sich nicht einzulassen bzw. Angebote abzulehnen. Häufig eröffnen sich gerade dadurch neue Möglichkeiten, dass Pflegefachpersonen ihre professionelle Sicht der Dinge darlegen und die Notwendigkeit einer Maßnahme erläutern und begründen, sie jedoch auch deutlich Respekt und Verständnis für die Entscheidung des Betroffenen zeigen. Pflegefachpersonen müssen sich bewusst sein und dies auch selbstbewusst vertreten, dass Pflege vor allem Beziehungsarbeit ist, die einen Aushandlungsprozess mit dem Betroffenen erfordert, dem Vorrang vor funktional bestimmten Arbeitsabläufen gegeben werden muss.

6.4.6 Progredienz im Krankheitsverlauf

Demenzerkrankungen sind i. d. R. nicht heilbar und verlaufen in den meisten Fällen progredient, d. h., der Zustand verschlechtert sich selbst bei optimaler Pflege im Zeitverlauf.

Die Pflege von Personen mit Demenz wirkt immer in einem Gesamtgeschehen, das nicht Heilung im klassischen Sinne, sondern vielmehr Bewältigung der Erkrankung und ihrer Folgen und relatives Wohlbefinden bei weiter bestehender Erkrankung zum Ziel hat.

Von „gesund pflegen“ im üblichen Sinne kann also nicht die Rede sein. Vielmehr stellt die Pflege von Personen mit Demenz eine Begleitung der Betroffenen auf deren Weg dar, der mit zunehmenden Verlusten einhergeht und schließlich zum Tod führt.

Nicht nur von dem Betroffenen selbst, sondern auch von seinen Angehörigen und nicht zuletzt von den Pflegenden kann dieser Krankheitsverlauf als so bedrohlich und schockierend erlebt werden, dass es zur Verleugnung der Erkrankung oder ihrer unvermeidlichen Symptome kommt. Wenn eine bewusste Auseinandersetzung mit der Erkrankung unterbleibt, das Loslassen vom Ziel der Heilung des Betroffenen im körperlichen Sinne nicht gelingt und eine „Aussöhnung“ mit dem Schicksal ausbleibt, besteht die Gefahr, dass verzweifelt nach dem „Stein der Weisen“, sprich der heilenden Arznei, Therapie oder Pflegetechnik gesucht wird und eine Entwicklung hin zur Annahme und Bewältigung nicht in Gang kommt.

Pflegende werden hier unvermeidlich mit der eigenen Haltung gegenüber zunehmenden Beeinträchtigungen und Verlusten, mit Abhängigkeit und dem Tod konfrontiert.

Sie nehmen eine Schlüsselrolle im Umgang mit den Betroffenen und deren Angehörigen ein, weil diese sich unbewusst häufig emotional an der Haltung der Pflegenden orientieren und bei ihnen Rat und Unterstützung suchen oder ihr Tun mit Ängsten und Zweifeln skeptisch beobachten und kritisieren.

Pflegende, welche die Kompetenzverluste des Betroffenen nicht als eigenes Versagen erleben, sondern aushalten können, die flexibel reagieren und kreativ mit Begrenzungen umgehen, die „loslassen“ können, ohne „davonzulaufen“, die schmerzhafte Abschiedsphasen nicht verleugnen, sondern „präsent“ bleiben als Person in der zwischenmenschlichen Beziehung, wirken „heilsam“ für den Betroffenen und sind hilfreich und unterstützend für die Angehörigen.

Übergeordnetes **Ziel in der Pflege** von Personen mit Demenz ist die Bewahrung und Förderung des Personseins sowie die Wiederherstellung von relativem physischem und psychischem Wohlbefinden und größtmöglicher Sicherheit bei weitestgehender Selbstbestimmung der betroffenen Person. Die Interventionen passen sich dem Verlauf der Erkrankung an und werden allmählich umfassender, um die zunehmenden Beeinträchtigungen der Alltagskompetenzen möglichst diskret auszugleichen.

Die Pflege wirkt dabei im Rahmen ihrer Möglichkeiten und insofern aktivierend, als sie den Betroffenen mit seiner Erkrankung und damit einhergehenden Einschränkungen als Person mit individuellen Wünschen, Bedürfnissen und eigenen

Zielen wahrnimmt, anerkennt und unterstützt.

Als Konsequenz haben diejenigen Pflegeinterventionen Priorität, die das Selbstwertgefühl und die Selbstachtung des Betroffenen stärken und sich auf diese Weise anregend und motivierend auswirken. Dies muss mitunter auch gegenüber skeptischen oder anders denkenden Angehörigen, gesetzlichen Vertretern oder Fachpersonen kompetent kommuniziert und sachlich-fachlich begründet vertreten werden.

In der Praxis stellt dies eine (hoch-)komplexe, verantwortungsvolle Aufgabe dar, die ein breit gefächertes fachliches Wissen und Können, Erfahrung sowie kommunikative und psychosoziale Kompetenzen erfordert.

6.5 Selbstsorge Pflegender

„Indem man sich mit sich selbst befasst, befähigt man sich dazu, sich mit anderen zu befassen."

Foucault, 1993 (📖 [2])

Die Beachtung der eigenen Grenzen und die Wertschätzung und Berücksichtigung der eigenen Person sind wichtige Voraussetzungen, um als Pflegende(r) gesund zu bleiben. Dies trifft sowohl für professionell Pflegende als auch für pflegende Angehörige zu. Dieses Kapitel thematisiert die Selbstsorge Pflegender als Grundlage zur physischen und psychischen Gesunderhaltung.

6.5.1 Stress, Selbstwirksamkeit und Belastungserleben

Definition Stress

Stress ist eine Aktivierungsreaktion des gesamten Organismus auf Stressoren, d. h. auf alles, was individuell als Anforderung, Bedrohung oder Schaden erlebt oder bewertet wird (📖 [23]). Grundsätzlich wird das Individuum durch diese sowohl auf der physischen als auch auf der psychischen Ebene ablaufenden Reaktion in die Lage versetzt, außergewöhnliche Anforderungen zu bewältigen. Das subjektive Belastungserleben eines Individuums selbst wird ebenfalls als Stress bezeichnet. Für das Belastungserleben entscheidend ist jeweils die subjektive Bewertung der objektiven Situation (📖 [12]). Hierbei spielt vor allem die Selbstwirksamkeitserwartung, also die eigene Einschätzung oder Erwartung, eine Anforderung bewältigen zu können oder nicht, eine entscheidende Rolle. Sobald ein Individuum zur Einschätzung gelangt, mit einer Anforderung überfordert zu sein, entsteht Stress

Warnsignale für Stress

Es gibt vielfältige Anzeichen, die auf eine drohende oder bereits bestehende Überforderung hinweisen. Sie betreffen den Körper, die Gefühle, die geistige Verfassung und das Verhalten:

- **Körperliche Warnsignale:**
  - Schlafstörungen
  - Atembeschwerden
  - Schwindelgefühl
  - Chronische Müdigkeit
  - Herzklopfen/Engegefühl in der Brust
  - Schluckbeschwerden
  - Kopf-, Rücken- und/oder Magenbeschwerden
  - Appetitlosigkeit

- **Emotionale Warnsignale:**
  - Gereiztheit
  - Angstgefühle
  - Nervosität
  - Lustlosigkeit
  - Unzufriedenheit
  - Teilnahmslosigkeit
- **Kognitive Warnsignale:**
  - Kreisende Gedanken, Grübeln
  - Konzentrationsstörungen
  - Häufige Fehler
  - Leistungsverlust
  - Tagträume/Alpträume
- **Warnsignale im Verhalten:**
  - Gereiztheit gegenüber anderen
  - Andere unterbrechen, nicht zuhören
  - Unregelmäßig essen
  - Vermehrter Alkohol- oder Medikamentenkonsum zur Entspannung
  - Vermehrtes Rauchen
  - Rückgang von Sozialkontakten
  - Zähneknirschen

Beispiele für stressförderndes Denken

- Ich muss es alleine schaffen.
- Ich muss mich mehr anstrengen.
- Was sollen die anderen von mir denken?
- Fehler gibt es bei mir nicht.
- Nein-Sagen ist unhöflich.
- Ohne mich geht es nicht.
- Ich bin nachher wieder schuld.
- Das muss jetzt einfach gehen.
- Wer A sagt, muss auch B sagen.
- Bevor ich das jemandem erklärt habe, mache ich es lieber selbst.

6.5.2 Maximen zur Psychohygiene für professionell Pflegende

- Ich gehe achtsam mit mir selbst um (Körper/Geist/Seele).
- Ich kenne und beachte mein Berufsprofil und die zugehörigen Tätigkeiten und schätze meinen Beruf.
- Ich arbeite sorgfältig und muss mein professionelles Tun deswegen nicht ohne besonderen Anlass rechtfertigen.
- Ich übernehme und trage die Verantwortung für mein professionelles Tun.
- Ich verzichte auf Schuldzuweisungen (auch mir selbst gegenüber).
- Ich registriere, anerkenne und beachte die gegebenen Grenzen der aktuellen Situation.
- Ich übernehme keine unlösbaren Aufträge, sondern informiere die Auftraggebenden sachlich über die mir bzw. meiner Profession zur Verfügung stehenden Möglichkeiten und Grenzen.
- Ich verhalte mich konstruktiv, zugewandt, freundlich und trete selbstbewusst auf.
- Ich erweise meinem Gegenüber Respekt und verlange diesen auch für mich selbst.
- Ich bedränge, nötige und zwinge niemanden, etwas gegen seinen Willen zu tun oder zu lassen (Ausnahme: akute, erhebliche Gefahr für Leib und Leben, Notwehr/Nothilfe).

6.5.3 Modellprojekt DemOS

Das vom Bundesministerium für Arbeit und Soziales (BMAS) geförderte und von der Demenz Support Stuttgart gGmbH durchgeführte Modellprojekt DemOS (Demenz|Organisation|Selbstpflege) ist ein Interventionskonzept, das in stationären Altenhilfeeinrichtungen auf Lern- und Prozessbegleitung mit dem Fokus Demenz ausgerichtet ist. Es soll zur nachhaltigen Umsetzung betrieblicher Maßnahmen bei der Förderung und Erhaltung der Gesundheit der Pflegenden motivieren.

In einer Medienmappe mit Kurzfilmen, Broschüren und Praxishilfen (📖 [6]) werden praxisorientierte Handlungsanleitungen mit konkreten Tipps beispielsweise zur Thematisierung und zum Umgang mit den häufig tabuisierten Erfahrungen von Gewalt, Scham und Ekel vorgestellt, mit denen Pflegende im Berufsalltag regelmäßig konfrontiert werden und die sie oftmals als stark belastend erleben, aber auch Vorschläge und Beispiele zur guten Praxis in der Altenpflege. Neben den Pflegenden selbst sollen vor allem die Leitungskräfte für Handlungsbedarfe zur Gesundheitsförderung sensibilisiert werden.

Das Modellprojekt möchte damit einerseits zu einer Kultur des Austauschs und der Verständigung innerhalb multiprofessioneller Teams in der Altenarbeit beitragen und andererseits dazu ermutigen, eigene Grenzen wahrzunehmen und zu beachten. Beide Strategien können sich entlastend auswirken und damit zur Gesunderhaltung der Pflegenden beitragen.

6

Kontakt und Informationen

Demenz Support Stuttgart gGmbH, Hölderlinstraße 4, 70174 Stuttgart, www.demenz-support.de und www.modellprojekt-demos.de/projekt-demos/
Initiative Neue Qualität der Arbeit, c/o Bundesanstalt für Arbeitsschutz und Arbeitsmedizin, Nöldnerstraße 40–42, 10317 Berlin, info@inqa.de

6.6 Personenzentrierte Pflege nach Kitwood

„Personsein ist ein Stand oder Status, der Menschen von anderen Menschen verliehen wird im Kontext von Beziehungen und sozialer Existenz. Er impliziert Anerkennung, Respekt und Vertrauen. Das Verleihen dieses Status oder seine Verweigerung zeitigen empirisch überprüfbare Auswirkungen."

T. Kitwood (📖 [15])

Nach Kitwood (2000) hängt das individuelle Wohlbefinden eines Menschen in erheblichem Maße davon ab, ob das elementare Bedürfnis nach „Personsein" von den Mitmenschen erfüllt wird. Doch während gesunde Menschen gezielt „nährende" Kontakte zu anderen herstellen können, sind Menschen mit Demenz dazu im Krankheitsverlauf immer weniger in der Lage. Das Ziel der personenzentrierten Pflege besteht deshalb darin, in den Kontakten mit Menschen mit Demenz deren Bedürfnis nach „Personsein" zu befriedigen.

Dies wird erreicht durch die Überwindung einer tradierten, die Person untergrabenden Haltung, die Kitwood „maligne, bösartige Sozialpsychologie" nennt und die sich in entpersonalisierenden Verhaltensweisen, den „personalen Detraktionen", gegenüber Menschen mit Demenz ausdrückt.

Auf der Basis einer wertschätzenden, reflektierten Grundhaltung werden von Kitwood formulierte positive Interaktionsformen, sogenannte personale Aufwerter (PA), eingesetzt, welche die wichtigsten psychischen Bedürfnisse von Menschen mit Demenz nach Trost, primärer Bindung, Einbeziehung, Beschäftigung und Identität – zusammengefasst ausgedrückt: nach Liebe, im Sinne von großzügiger, bedingungsloser Annahme – befriedigen.

Tom Kitwood (1937–1998)

Der englische Sozialpsychologe Kitwood (📖 [15]) erkannte und formulierte in zahlreichen Buchveröffentlichungen den wirkmächtigen Zusammenhang zwischen der Bedeutung der Haltung (Sozialpsychologie), die Menschen einem Menschen mit Demenz gegenüber einnehmen, mit dessen Wohlbefinden und dessen Auswirkung auf den Krankheitsverlauf. Er entwickelte das Dementia Care Mapping (DCM, ➤ Kap. 8.4.2).

6.6.1 Personales Wohlbefinden

Die Grundlage von personalem Wohlbefinden der Menschen besteht nach Kitwood in vier wesentlichen Gefühlszuständen, nämlich in

- dem Gefühl, etwas wert und für andere Menschen wichtig zu sein,
- dem Gefühl, etwas tun und bewirken zu können, Kontrolle zu haben,
- dem Gefühl, mit anderen Menschen in Kontakt treten zu können und etwas einbringen/geben zu können, und
- dem Gefühl des Vertrauens in das Leben und dem Sicherheitsgefühl eines Menschen.

In diesen Gefühlen drückt sich das elementare Bedürfnis des Menschen nach „Personsein" aus. Wer diese Gefühle erlebt, kann sich als Person erfahren. Das Wohlbefinden eines Menschen hängt in erheblichem Maß davon ab, ob dieses Bedürfnis von den Mitmenschen erfüllt wird. Menschen mit Demenz sind nicht in der Lage, gezielt Kontakte mit anderen herbeizuführen und so zu gestalten, dass diese das Gefühl des eigenen „Personseins" stärken.

6.6.2 Maligne Sozialpsychologie/ Erscheinungsformen

Mit diesem Begriff bezeichnet Kitwood die entpersonalisierende, die Person untergrabende Haltung von anderen Menschen gegenüber Personen mit Demenz, die sich auf unterschiedliche Art und Weise im Verhalten äußert.

Er betont jedoch, dass der Begriff „maligne" keineswegs bewusst böswilliges Verhalten seitens der Betreuenden/Pflegenden impliziert, sondern betrachtet die Malignität als Teil des kulturellen Erbes im Sinne einer ererbten Pflegetradition, die Menschen mit Demenz stigmatisiert, ausgrenzt und ihres „sozialen Selbst" beraubt.

Kitwood beschreibt siebzehn entpersonalisierende Verhaltensweisen, sog. „personale Detraktionen" (PDC), die in der Beobachtungsmethode des Dementia Care Mapping (➤ Kap. 8.4.2) operationalisiert sind.

Beispiele für personale Detraktionen (PDC)

- **Betrügen:** Die Person mit Demenz wird mittels Täuschungsstrategien/Lügen abgelenkt, manipuliert, zum Mitwirken gezwungen.
- **Entmächtigen:** Der Person mit Demenz wird nicht erlaubt, vorhandene Fähigkeiten zu nutzen, bzw. kompensatorische Hilfe zur Vollendung eines Handlungsversuchs wird versagt.
- **Infantilisieren:** Die Person mit Demenz wird überfürsorglich autoritär behandelt.
- **Einschüchtern:** Die Person mit Demenz wird durch Drohungen/ körperliche Gewalt unter Druck gesetzt.
- **Stigmatisieren:** Die Person mit Demenz wird behandelt, als sei sie ein verseuchtes Objekt/ein Ausgestoßener.
- **Überholen:** Die Person mit Demenz erhält Informationen bzw. wird mit Alternativen konfrontiert in einem Tempo, das für die Person zu schnell ist, um sie zu verstehen bzw. angemessen zu reagieren.
- **Ignorieren:** Die Person mit Demenz wird nicht beachtet, so als sei sie nicht anwesend.
- **Unterbrechen:** Die Person mit Demenz wird in ihrem Handeln plötzlich und in roher Weise unterbrochen.
- **Invalidieren:** Die subjektive Wahrheit bzw. das individuelle Erleben der Person mit Demenz wird nicht anerkannt und berücksichtigt.

6

- **Zwingen:** Die Person mit Demenz wird gegen ihren Willen dazu gezwungen, etwas zu tun oder zu unterlassen.

6.6.3 Personenzentrierte Pflege

Kitwood beschreibt konkrete positive Interaktionsformen (PA) (➤ Kap. 8.3.10), die im Kontakt mit der Person mit Demenz angewendet werden und die personenzentrierte Grundhaltung der Pflegeperson in der therapeutischen Beziehungsgestaltung zur Person mit Demenz in allen Alltagssituationen ausdrücken: *Anerkennen, Verhandeln, Zusammenarbeiten, Spielen, Timalation, Feiern, Entspannen, Validieren, Halten, Erleichtern, schöpferisch Sein, Geben.*

6

6.7 Psychobiografisches Pflegemodell nach Böhm

„Bevor der Körper mobilisiert wird, muss erst die Seele bewegt werden."

E. Böhm (📖 [3])

Das psychobiografische Modell ist **kein** klassisches Pflegemodell, da es nicht auf Erkenntnissen beruht, die aus wissenschaftlich anerkannten und nachweisbaren Forschungsmethoden gewonnen wurden, sondern auf jahrzehntelang aufgebautem Erfahrungswissen des Begründers. Es hat sich also aus der Praxis heraus entwickelt. Böhm betont, dass sein Modell sich auch weiter verändert, entwickelt und dynamisch verhält wie die Umstände und die Zeit, in welche die Menschen hineingeboren werden und denen sie sich anpassen.

Das Modell richtet seinen Fokus speziell auf die Pflege der erkrankten Seele eines Menschen. Gefordert wird, die verhaltensauffälligen Personen mit Demenz zunächst verstehen zu lernen und das erworbene Verständnis in die direkte Pflege individuell einzuarbeiten.

Es stellt den Erhalt bzw. die Förderung von sozialen Kompetenzen, Autonomie, Selbstwertgefühl und Eigenständigkeit in den Mittelpunkt der pflegerischen Arbeit und zielt auf das „Aufleben" und die Reaktivierung der Seele alter Menschen, um Lebenslust wiederzugewinnen.

In dem Modell werden die (herausfordernden) Verhaltensweisen der Betroffenen nicht aus Sicht der Krankheitsbilder, sondern auf der Basis biografischer Phänomene gedeutet (Prägungsphase/Auswirkung auf die individuelle Thymopsyche des Menschen, ➤ Kap. 6.7.1).

Böhm geht davon aus, dass alle Erfahrungen und Erlebnisse, die für einen Menschen in den ersten zwei bis drei Lebensjahrzehnten bedeutungsvoll waren, diesen geprägt haben und sein Verhalten und seine Gefühlswelt (Thymopsyche) mit zunehmendem Alter und in Belastungssituationen wieder stärker beeinflussen.

Erwin Böhm (Jg. 1940)

Der österreichische Krankenpfleger, Pflegeforscher war mehrere Jahrzehnte in der Psychogeriatrie (entspricht in Deutschland der Gerontopsychiatrie) tätig. Er begründete das psychobiografische Pflegemodell. Sein bekanntestes Buch „Verwirrt nicht die Verwirrten" erschien 1988. www.enpp-boehm.com

6.7.1 Thymopsychische Biografie

Böhm definiert die Pflege von Personen mit fortgeschrittener Demenz als **reaktivierende Pflege,** bei der die Pflegenden zunächst eine sog. **thymopsychische Biografie** erheben, in der die prägenden Faktoren im Leben des Betroffenen benannt und aufgezeichnet werden.

Zeitgeist, persönliche Erinnerungen, Anekdoten, persönliche Redewendungen, Dialekt, individuelle Lebenssicht, persönliches Normalitätsprinzip (gewohntes Geschehen/vertraute Abläufe bzgl. Wohnort, Beruf, Gesellschaftsschicht usw.) und das persönliche Problembewältigungsverhalten des Betroffenen sind Faktoren, die bedeutungsvoll sind und in der thymopsychischen Biografie eruiert werden. Durch die Kenntnis und Interpretation der individuellen thymopsychischen Biografie können die Pflegenden dem Betroffenen anregende Impulse geben, indem sie an vertraute Abläufe und gewohnte Handlungen gezielt wieder anknüpfen.

6.7.2 Reaktivierende Pflege

Böhm geht von der Notwendigkeit der Reaktivierung der „Altersseele" vor jeder weiteren körperlichen Mobilisation und Aktivierung aus.

Demenzielle Prozesse sind durch eine fortschreitende Veränderung des Krankheitsgrads gekennzeichnet. Nach Böhm muss sich dementsprechend auch die Zugangsweise in der Kommunikation mit den Betroffenen dieser Dynamik anpassen, um den Kontakt und die Verständigung zu der demenzerkrankten Person nicht zu verlieren und eine Reaktivierung der Seele zu erreichen.

Er unterscheidet in seinem Modell sieben Interaktions- oder Erreichbarkeitsstufen, in denen ein Mensch mit Demenz sich befinden kann und die den Stadien der **Global Deterioration Scale (GDS)** (➤ Kap. 4.2.7) gegenübergestellt werden.

6.7.3 Interaktionsstufen

Erreichbarkeitsstufe 1: Sozialisation – GDS: kein kognitiver Abbau

Diese entspricht der Erwachsenen-Stufe. In dieser Stufe befinden sich Betroffene, die noch kognitiv ausgerichtete Gespräche führen können.

Sozialisation ist lebenslanges Lernen von Normen und Verhaltensweisen, um sich in eine Gesellschaft einfügen zu können. Dieses Lernen wird in der Kindheit zunächst durch die Eltern, die übrige Familie und die unmittelbare Umgebung bestimmt. Später sind Kindergarten, Schule, Freunde prägend und schließlich wird die berufliche Sozialisation wichtig.

Für die Verständigung mit dem Betroffenen ist die Kenntnis der von ihm internalisierten individuellen Normen und Verhaltensweisen, die auch von regionalen und „zeitgeistigen" Faktoren bestimmt wurden, von Bedeutung.

Erreichbarkeitsstufe 2: Mutterwitz – GDS: sehr leichter kognitiver Abbau

Mit dem Begriff „Mutterwitz" ist das offene, direkte Reden gemeint, bei dem „kein Blatt vor den Mund genommen wird". Laut Böhm ist bei den Betroffenen auf dieser Stufe mit humorvollen Redewendungen oder durch das Sprechen im vertrauten, regionalen Dialekt häufig ein guter Kontakt herzustellen.

Erreichbarkeitsstufe 3: Seelische, soziale Grundbedürfnisse – GDS: leichter kognitiver Abbau

In dieser Stufe befindet sich der Betroffene im Alltag bereits häufiger in für ihn irritierenden Situationen, die an seinem Selbstwertgefühl kratzen und ihn ängstigen oder bedrücken können. Die reaktivierende Pflege setzt hier ein und zielt auf die Befriedigung von vor allem seelischen und sozialen Grundbedürfnissen wie akzeptiert werden, erfolgreich sein, dazugehören, Beachtung erfahren. Geistige oder körperliche Überforderungen durch die Pflegenden begünstigen Regression bzw. Abbau.

Erreichbarkeitsstufe 4: Prägungen – GDS: mäßiger kognitiver Abbau

Die Stufe 4 der GDS beschreibt Einbußen bei der Durchführung komplexer Aufgaben wie z. B. die eigenständige Regelung finanzieller Angelegenheiten, aber auch das Kochen von Mahlzeiten oder der selbstständige Einkauf.

Ein Betroffener auf der Stufe der Prägungen zeigt vor allem die fest verankerten, in der Kindheit erlernten Rituale und Eigenarten, die durch Wiederholungen gekennzeichnet sind und ihm in erster Linie ein Gefühl von Sicherheit vermitteln, da die Umgebung aufgrund von Gedächtniseinbußen und Konzentrationsschwächen in diesem Stadium zunehmend als unverständlich und beängstigend erlebt wird.

Erreichbarkeitsstufe 5: Höhere Antriebe – GDS: mäßig schwerer kognitiver Abbau

Der Betroffene kann in dieser GDS-Stufe häufig nicht mehr eigenständig angemessene Kleidung auswählen; die Körperpflege wird nachlässiger, weil sie immer öfter vergessen wird. Die Fähigkeit, zu planen und vorausschauend zu denken, ist deutlich beeinträchtigt. Er erlebt immer häufiger sein Versagen und die Irritation der Menschen in seiner Umgebung.

In dieser Erreichbarkeitsstufe sind nach Böhm die Wünsche, Träume, physische und psychische Grundbedürfnisse (Hunger, Durst, Sexualität, Schlaf, Rang, Macht) des Betroffenen maßgeblich für sein Interesse und Verhalten.

Die Zugangsweise der Pflegenden soll sich nach diesem Fokus ausrichten, und die Gespräche sollen sich dementsprechend mit einfachen Worten auf diese Themen beziehen und nicht mehr an die Rationalität appellieren.

Erreichbarkeitsstufe 6: Intuition – GDS: schwerer kognitiver Abbau

Diese GDS-Stufe beschreibt schwere Defizite in der Kognition. Der Betroffene weiß nichts mehr von aktuellen Ereignissen, kann sich an Absprachen nicht erinnern, sich nicht mehr eigenständig baden und an- und auskleiden. Es kommt zur Inkontinenz.

Der Betroffene nimmt am Geschehen in seiner Umgebung zunehmend intuitiv teil und reagiert gefühlsmäßig auf sie. Poetisches Denken, religiös gefärbte und magische Motive aus der frühen Kindheit können die Wahrnehmung und die Gefühle stark beeinflussen. Dies muss in der Kommunikation von den Pflegenden berücksichtigt werden. Pflegende sollen Symbole und Rituale im Kontakt mit den Betroffenen verwenden (z. B. Hausaltar, Rosenkranz, Gebete und Gesänge, Glücksbringer). Kontakt und Verständigung sind über die Emotion möglich.

Erreichbarkeitsstufe 7: Urkommunikation – GDS: sehr schwerer kognitiver Abbau

In diesem GDS-Stadium sind die verbalen Fähigkeiten zur Kommunikation verloren. Schwere körperliche Beeinträchtigungen treten auf. Die Fähigkeit, zu gehen und später auch zu sitzen, die Orientierung des eigenen Körpers im Raum (Tiefensensibilität) und die Fähigkeit, den Körper aus eigener Kraft aufrecht zu halten, gehen schließlich verloren.

Der Kontakt zum Betroffenen erfolgt ausschließlich nonverbal über die Stimme und Geräusche, über Gerüche, Mimik und Gestik und über Berührungen, die den Betroffenen anregen, beruhigen und ihm deutlich machen, dass er nicht allein ist.

Böhm betont die Wichtigkeit des gezielten und verlässlichen Einsatzes der nonverbalen Kommunikation, vor allem des Körperkontaktes der Pflegenden zum Betroffenen, als notwendige, eigenständige Pflegeintervention.

Die Erreichbarkeitsstufen sollen den Pflegenden (und anderen) als Leitlinie für die Zugangsweise und Interaktion dienen. Sie sind entsprechend flexibel zu handhaben und schließen z. B. körperliche Ursachen für auffälliges Verhalten von Personen mit Demenz nicht aus. Sie können sich überschneiden und sind ausdrücklich nicht kategorisch zu sehen.

Gelingt der Zugang, die Verständigung zum Betroffenen in der zunächst gewählten Erreichbarkeitsstufe nicht, so versucht man, über die nächste Stufe mit dem Betroffenen zu kommunizieren.

Böhm stellt in seinem psychobiografischen Pflegemodell das individuelle Erleben der Betroffenen vor dem Hintergrund der eigenen Biografie in den Mittelpunkt. Er fordert, dass die Pflegenden sensibel beobachten, mögliche Zusammenhänge erkennen und biografisch orientiert auf die Person mit Demenz „reagieren", statt schematisch nach starren Standards auf ein vorformuliertes Ergebnis gerichtet zu handeln.

Die Pflege verwirrter alter Menschen ist somit ein anspruchsvolles Geschehen, das auch die Pflegenden belebt und deren Kreativität und Selbstverständnis fördert.

6.8 Das „Drei-Welten-Konzept" nach Held

Beim „Drei-Welten-Konzept" (📖 [14]) handelt es sich um ein spezielles, dreistufiges Betreuungskonzept für Menschen mit Demenz vom Alzheimer-Typ, die im Heim leben. Die sich im Krankheitsverlauf verändernde Art und Weise von demenzerkrankten Menschen, ihre Umwelt zu erleben, wurde von Christoph Held unter dem Begriff der „drei Welten" beschrieben.

Christoph Held (Jg. 1951)

Der Schweizer Gerontopsychiater und Heimarzt entwickelte das „Drei-Welten-Konzept".

Das Konzept ordnet das jeweils dominante Erleben der Betroffenen den Alzheimer-typischen Verlaufsstadien zu.

Konsequent am Erleben des Betroffenen ausgerichtet, ist es ein personenzentriertes Konzept, das den segregativen Ansatz, also möglichst homogene Bewohnergruppen, favorisiert. Es beschreibt die drei verschiedenen dominanten Erlebniswelten der Betroffenen, nämlich

- die Welt der kognitiven Erfolglosigkeit,
- die Welt der kognitiven Ziellosigkeit und
- die Welt der kognitiven Schutzlosigkeit,

jeweils spezielle Formen der Milieugestaltung, Beziehungsgestaltung, der Anregung und Entspannung.

Im „Drei-Welten-Konzept" wird der Verlauf der Demenz vom Alzheimer-Typ reflektiert und berücksichtigt. Die damit einhergehende Abnahme der Kompetenzen beim Betroffenen wird bewusst zugelassen, ohne jedoch resignativ die Anregung und Förderung bzw. den Erhalt der beim Betroffenen noch vorhandenen Restfähigkeiten aus den Augen zu verlieren.

Bei Eintritt des Betroffenen von einer Erlebenswelt in die im Rahmen des Fortschreitens der Erkrankung nächstfolgende Erlebenswelt ist ein Umzug innerhalb des Hauses in eine andere, speziell auf seine aktuell in den Vordergrund getretenen Bedürfnisse ausgerichtete Wohngruppe vorgesehen.

Dies stellt kein „Versagensereignis“ dar, sondern ist lediglich Ausdruck eines den Krankheitsverlauf annehmenden, flexiblen Begleitungsgeschehens mit dem Ziel, den Betroffenen weiterhin angemessen zu betreuen, ihn vor im bisherigen Setting drohenden Überforderungen zu schützen und seine Lebensqualität zu bewahren.

Im Folgenden werden die verschiedenen Erlebniswelten, die der Mensch mit Alzheimer-Krankheit typischerweise durchläuft, kurz charakterisiert.

6.8.1 Welt der kognitiven Erfolglosigkeit

Menschen mit leichter Demenz sind in ihrer Merkfähigkeit eingeschränkt und haben Wortfindungsstörungen. Auch sind Aufmerksamkeit und Konzentration häufig gestört. Es fällt ihnen schwer, sich an Absprachen oder Termine zu erinnern und Gesprächsinhalten aufmerksam zu folgen.

Unterhaltungen zu führen, die sich auf aktuelle Ereignisse beziehen und/oder an denen mehrere Personen beteiligt sind, erfordert jedoch, dass man die eigene Aufmerksamkeit teilen, die Situation angemessen einschätzen sowie schnell und angemessen reagieren kann.

Die Betroffenen nehmen ihre Beeinträchtigungen noch deutlich wahr und versuchen, sie zu kaschieren. Es fällt ihnen jedoch immer schwerer, unauffällig zu bleiben, da sich die Fehlleistungen häufen, nach Worten gesucht wird, der Gesprächsfaden verloren geht, an Inhalte nicht angeknüpft werden kann oder diese schlicht nicht verstanden werden.

Sie geraten im Kontakt mit anderen Menschen immer stärker unter Druck und befinden sich schließlich in permanenter Anspannung, da es ihnen trotz aller Bemühungen immer seltener gelingt, die Fassade von selbstverständlicher Kompetenz aufrechtzuerhalten.

Jeder Kontakt birgt die Gefahr der Bloßstellung und die Betroffenen reagieren mit Verunsicherung, Angst, Wut, Gereiztheit oder Trauer auf ihre Beeinträchtigungen.

Häufig „verstummen“ die Betroffenen oder ziehen sich so weit wie möglich von Sozialkontakten zurück, um Kränkungen zu vermeiden und nicht das eigene Versagen erleben zu müssen.

Es besteht ein großes Bedürfnis nach Entspannung und Stärkung des Selbstwertgefühls sowie nach angenehmem, nicht bedrohlichem Sozialkontakt.

Ziele der Betreuung und Pflege:

- Entspannung und Entlastung
- Schutz vor Bloßstellung im Sozialkontakt
- Stärkung des Selbstwertgefühls durch angemessene Begleitung, Beziehungs- und Milieugestaltung

Wohnen und leben in einer Kleingruppe, begleitet von Betreuungspersonen, die nötigenfalls diskrete Unterstützung anbieten, sowie das Angebot eines geregelten, nicht jedoch starren Tagesablaufs, der Tätigkeiten, wie sie üblicherweise in den meisten Haushalten vorkommen, vorsieht und familienähnlich organisiert ist, stellen den angemessenen milieutherapeutischen Rahmen für die Erlebenswelt der kognitiven Erfolglosigkeit im „Drei-Welten-Konzept“ dar.

6.8.2 Welt der kognitiven Ziellosigkeit

Diese Erlebenswelt wird der mittleren bis schweren Demenz zugeordnet und ist dadurch gekennzeichnet, dass die Betroffenen immer weniger geplant bzw. absichtsvoll handeln können.

Auf Ansprache oder Aufforderungen, die gleichzeitig nonverbal, d.h. mit entsprechenden Gesten kommuniziert werden, reagieren sie häufig spontan zugewandt und angemessen, da die Schwingungsfähigkeit im Gegensatz zur verbalen Kommunikationsfähigkeit meist weitgehend intakt ist und vor allem die Gefühlsbotschaften nonverbal mitgeteilt und verstanden werden.

Die Erkenntnisfähigkeit und die Orientierung sind jedoch stark beeinträchtigt, sodass die Umgebung, Gegenstände und auch Personen nicht wiedererkannt, sondern immer wieder neu entdeckt und erkundet und deshalb betrachtet, betastet, geschmeckt werden. Die Aufmerksamkeit wird schnell abgelenkt, die Betroffenen laufen scheinbar ziellos oder suchend umher und lassen sich dabei von inneren oder äußeren Impulsen steuern. „Dein und mein" wird nicht mehr unterschieden und der Sinn für „schickliches" Verhalten geht verloren.

Ziele der Betreuung und Pflege:

- Zulassen von Absichtslosigkeit und Spontaneität
- Schutz vor psychischen und physischen Verletzungen
- Kontakt und Verständigung mit den Betroffenen

Zur milieutherapeutischen Unterstützung dieser Ziele sieht das Konzept bei Eintritt eines Betroffenen in diese Erlebenswelt einen Umzug in eine Wohnumgebung innerhalb des Heimes vor, die so gestaltet ist, dass sie dem Bewegungsdrang genügend Raum lässt, dabei zusätzlich Schutz vor Gefahren bietet und sowohl Anregung als auch Entspannung fördert.

Im Kontakt mit den Betroffenen geht es vor allem darum, mittels therapeutischer Beziehungsgestaltung (bedingungslose Wertschätzung, Kongruenz, Empathie) Stress zu reduzieren und individuelle Autonomie zu fördern.

Toleranz und Flexibilität bei gleichzeitiger Gelassenheit sind deshalb unverzichtbar erforderliche Werthaltungen bei den Pflegenden.

6.8.3 Welt der kognitiven Schutzlosigkeit

In der schwersten Stufe der Demenz sind die Betroffenen weder verbal noch nonverbal in der Lage, ihre Bedürfnisse und Empfindungen zu äußern. Sie können keine gezielten Bewegungen mehr ausführen; schließlich sind sie nicht mehr fähig, zu gehen, zu stehen oder den Körper eigenständig in einer bestimmten Position zu halten, und werden vollständig immobil. Die Betroffenen können Nahrung und Flüssigkeit nicht mehr eigenständig zu sich nehmen, zuletzt auch nicht mehr schlucken.

In dieser Welt erleben sie völliges Ausgeliefertsein und sind Außenreizen schutzlos ausgesetzt, weil sie sie nicht mehr abwehren oder ihnen ausweichen können und weil sie angenehme Reize suchen, sich aber nicht mehr selbst stimulieren können.

Ziele der Betreuung und Pflege:

- Herstellen von relativem Wohlbefinden durch das Angebot von anregenden bzw. individuell als angenehm empfundenen Reizen bei gleichzeitigem Schutz vor Reizüberflutung und Stress
- Vermeidung von Schmerz
- Unterstützung bei der Empfindung des eigenen Körpers, seiner Lage im Raum sowie der eigenen Körpergrenzen

6.9 Personen mit Demenz im Allgemeinkrankenhaus

Menschen mit Demenz benötigen eine enge und kontinuierliche Begleitung. Wird ein Krankenhausaufenthalt notwendig, dann sind Personen mit Demenz nicht nur durch die akute Behandlungsbedürftigkeit aufgrund einer körperlichen Erkrankung, die häufig mit Schmerzen einhergeht, konfrontiert. Sie müssen auch den plötzlichen Umgebungswechsel kombiniert mit unvertrauten Strukturen im Allgemeinkrankenhaus bewältigen und sind extremen Belastungen ausgesetzt. All dies kann die Demenzsymptomatik verstärken und zu Komplikationen führen (📖 [1]). Menschen mit Demenz im Allgemeinkrankenhaus leiden im Vergleich zu Patienten ohne Demenz häufiger unter Mangelernährung und Flüssigkeitsdefiziten. Sie haben ein erhöhtes Risiko, lange Krankenhausaufenthalte zu erfahren, unzureichend mit Schmerzmitteln versorgt zu werden, ein Delir zu entwickeln und nach dem Krankenhausaufenthalt in einer stationären Pflegeeinrichtung weiterversorgt zu werden (📖 [24]).

6.9.1 Milieumerkmale des Krankenhauses

Das Milieu in Allgemeinkrankenhäusern setzt bei den Patienten Kompetenzen vor-

Tab. 6.1 Anforderungen im Krankenhaus versus Beeinträchtigungen der Alltagskompetenz bei Demenz

Anforderungen im Krankenhaus	Beeinträchtigungen der Alltagskompetenz bei Demenz
Wahrnehmung und Artikulation eigener Bedürfnisse in angemessener Form	Personen mit Demenz verlieren die Fähigkeit, eigene Bedürfnisse bewusst wahrzunehmen, und zudem die Fähigkeit, sich mit Worten mitzuteilen
Kooperation bei Behandlung, Pflege	In Situationsverkennung wehren sie Interventionen ab
Wahrnehmung und Berücksichtigung der Bedürfnisse anderer	Sie sind vor allem in Belastungssituationen stark mit dem eigenen, inneren Erleben beschäftigt, schätzen Situationen nicht angemessen ein und sind deshalb kaum noch in der Lage, auf die Bedürfnisse anderer Menschen Rücksicht zu nehmen
Anpassung der eigenen Tagesstrukturierung an den Behandlungs- und Stationsablauf	Da die Fähigkeit, zu reflektieren, zu antizipieren und zu planen, sowie die zeitliche Orientierung verloren gehen, leben sie ausschließlich im „Hier und Jetzt", d. h., sie reagieren auf die aktuell erlebte Situation
Bedürfnis- und Impulskontrolle	Personen mit Demenz zeigen meist spontan ihre Gefühle und handeln ihren inneren Impulsen folgend
Anpassungsfähigkeit und flexibles Reagieren auf neue bzw. sich ändernde Situationen	Sie sind nicht mehr in der Lage, sich den Umgebungsbedingungen/Situationen anzupassen und flexibel zu reagieren
Fähigkeit, Spannung und Unsicherheit auszuhalten	Anspannung und Unsicherheiten werden meist nonverbal ausgedrückt (z. B. ruheloses Umherlaufen oder Rufen) bzw. ausagiert
Fähigkeit, sich zu orientieren, zu erinnern und wiederanzuknüpfen	Die Fähigkeit, sich zeitlich, örtlich, zur Person und situativ zu orientieren, Erklärungen und Anweisungen zu verstehen und zu erinnern, und das Wiederanknüpfen nach Unterbrechungen schwinden

aus, über die Personen mit Demenz meist nicht mehr in ausreichendem Maß verfügen (➤ Tab. 6.1). Deswegen befinden sich Personen mit Demenz während eines Krankenhausaufenthalts häufig in einem permanenten Zustand der Anspannung, der ausgelöst und gefördert wird durch:

- Die Unverständlichkeit der Abläufe
- Die vielen wechselnden Kontakte mit unvertrauten Menschen
- Die meist rein technisch-funktionale Umgebungsgestaltung
- Unerwünschte Arzneimittelwirkungen, Schmerzen und die akute Erkrankung

Selbst wenn Personen mit Demenz in ihrer bisherigen, vertrauten Umgebung noch weitgehend eigenständig waren, zeigen sie im Krankenhausmilieu regelmäßig eine deutliche Progredienz der Demenz.

„LERN VON MIR" – Trainingsprogramm für Klinikpersonal zum Umgang mit Menschen mit Demenz

Das Programm (📖 [24]) wurde an der Universität Manchester/UK entwickelt und umfasst sechs Module. Es wendet sich an Mitarbeitende mit verschiedensten Qualifikationen, die im Allgemeinkrankenhaus Kontakt zu Patienten mit einer zusätzlich diagnostizierten demenziellen Erkrankung haben, und bietet Informationen und praktikable Vorschläge für die Pflege von Menschen mit Demenz im Allgemeinkrankenhaus. Die Materialien inklusive Handbuch für Trainer und Powerpoint-Schulungspräsentationen stehen auf der Seite der Fachhochschule der Diakonie zum Download zur Verfügung:
www.fhdiakonie.de/.cms/Psychische_Gesundheit/Trainingsmaterialien_Menschen_mit_Demenz_in_Allgemeinkrankenhaeusern/Lern_von_mir_/416

6.9.2 Bezugspflege einsetzen

Für Personen mit Demenz ist es – gerade im Krankenhaus – wichtig, dass die Anzahl der Personen in der Pflege und Betreuung und damit den Wechsel der Personen so niedrig wie möglich bleibt, damit die bereits belastende Situation nicht noch zusätzlich durch unterschiedliche Anforderungen, Kommunikations- und Interaktionsstile verschärft wird und Kontinuität als stabilisierender Faktor wirksam werden kann.

Es sollten möglichst erfahrene Pflegefachkräfte für Personen mit Demenz im Krankenhaus als Bezugspflegende zuständig sein. Eingesetzte Schüler profitieren von der Anleitung der erfahrenen Pflegekräfte, die ihnen angesichts dieser komplexen Aufgabe ein „Lernen am Modell" ermöglichen.

6.9.3 Angehörige einbeziehen

Die Angehörigen sind eine wichtige Informationsquelle bei allen Fragen, die der demenzerkrankte Mensch nicht ausreichend beantworten kann. Sie sollten, soweit sie dies wünschen bzw. erlauben, während des Krankenhausaufenthalts in die Pflege und Betreuung einbezogen werden (➤ Kap. 8.3.2). Carol Archibald stellt in ihrem Buch (📖 [1]) einen Bogen mit wenigen Fragen (➤ Tab. 6.2) an die Angehörigen von Personen mit Demenz vor, der helfen kann, mit den Patienten in Kontakt zu kommen und eine vertrauensvolle Beziehung aufzubauen.

Tab. 6.2 Angehörigen-Fragebogen (angelehnt an Archibald [1])

Fragebogen für Angehörige	**Wir bitten Sie, uns wichtige Informationen über den Patienten/die Patientin zu geben, damit er/sie sich bei uns gut aufgehoben fühlen kann:**
Wie wird er/sie am liebsten angesprochen?	
Welche sind oder waren wichtige Personen/Haustiere in seinem/ihrem Leben?	
Was sollten wir aus seinem/ihrem Alltag wissen?	
Welchen Beruf hat er/sie ausgeübt, was hat ihn/sie im Leben interessiert?	
Gibt es Belastendes, über das wir Bescheid wissen sollten?	
Gibt es noch etwas, das wir wissen sollten, um die Pflege zu verbessern?	
Können Sie uns seine/ihre tägliche Mahlzeitenroutine schildern?	
Was isst und trinkt er/sie gern?	
Hat es in den letzten Tagen eine Veränderung des Ess- oder Trinkverhaltens gegeben? Falls ja, welche?	
Möchten Sie in den Pflegeprozess einbezogen werden? Was würden Sie gern tun?	
Können wir noch etwas für Sie als wichtige Vertrauensperson des Patienten tun?	

6.10 Personen mit Demenz in der psychiatrischen Klinik

Zu den Erkrankungen, die in einer psychiatrischen Klinik behandelt werden, gehören z. B. Psychosen, schwere Depressionen mit Suizidalität, neurotische Störungen, Persönlichkeitsstörungen und demenzielle Erkrankungen. Die Behandlung erfolgt grundsätzlich mit einem multiprofessionellen Behandlungsteam und kann angepasst an den Behandlungsbedarf ambulant in Psychiatrischen Institutsambulanzen, teilstationär in Tageskliniken oder stationär auf offenen oder geschlossenen Stationen in der Klinik durchgeführt werden. Ob ein Patient mit einer Demenz stationär behandelt werden muss, wird mit den erforderlichen diagnostischen Maßnahmen abgeklärt und erfolgt nach dem Grundsatz ambulant – vor teilstationär – vor stationär. Inzwischen gibt es in Deutschland Ansätze, schwerer psychisch erkrankte Menschen, wenn möglich, durchgehend oder – falls unumgänglich – nach einer stationären Krisenintervention in ihrem vertrauten Umfeld mit speziell qualifizierten, multiprofessionell (Medizin, Pflege, Sozialarbeit) zusammengesetzten Behandlungsteams aufsuchend zu behandeln. Diese in Großbritannien bereits seit Jahren praktizierte alternative Behandlungsform, das „Home-Treatment“, ist dort weit verbreitet und umfasst das mehrdimensionale

Assessment sowie Diagnostik, Beratung und die Vermittlung von komplementären und entlastenden Diensten (📖 [19]).

Bei Vorliegen akuter und erheblicher Eigen- oder Fremdgefährdung kann die Aufnahme zur Gefahrenabwehr auf der Basis von Unterbringungsgesetzen nach richterlicher Genehmigung auch ohne oder gegen den Willen der Patienten erfolgen.

6.10.1 Gerontopsychiatrische Abteilungen und Gerontopsychiatrische Zentren

In **gerontopsychiatrischen Abteilungen** in psychiatrischen Fachkrankenhäusern werden ältere psychisch kranke Menschen mit den oben bereits genannten psychischen Erkrankungen stationär behandelt. Dabei stellen die verschiedenen Demenzformen einen hohen Anteil der zur Aufnahme führenden Erkrankungen dar. In der Regel erfolgt eine Aufnahme ab dem 60./65. Lebensjahr.

Die Säulen der Behandlung sind:

- Psychiatrische Diagnostik und Therapie
- Psychotherapie
- Soziotherapie
- Psychiatrische Pflege
- Ergo-, Physio- und Logopädie sowie Pharmakotherapie

Manche psychiatrische Kliniken verfügen auch über das Angebot eines angegliederten **Gerontopsychiatrischen Zentrums** (➤ Kap. 13.4) mit integrierter Institutsambulanz für die ambulante Behandlung.

Das **Angebot der Gerontopsychiatrischen Institutsambulanzen** richtet sich an ältere Menschen, die nach § 118 SGB V, aufgrund von „Art, Schwere oder Dauer" der psychiatrischen Erkrankung oder „wegen zu großer häuslicher Entfernung zu geeigneten Ärzten" (📖 [20]) eine langfristige, kontinuierliche und krankenhausnahe Behandlung benötigen.

Behandlungsgründe können z. B. sein:

- Chronische Krankheitsverläufe
- Vermeidung von wiederholten Krankenhausaufenthalten
- Fehlende Kooperationsfähigkeit

Ziel ist die Verbesserung der Versorgung psychisch kranker älterer Menschen durch ein multiprofessionelles Behandlungsvorgehen mit medizinischen, psychologischen, pflegerischen und sozialen Unterstützungsangeboten (Komplexbehandlung), die auf den individuellen Bedarf abgestimmt ist und sowohl in den Räumlichkeiten der Ambulanz als auch aufsuchend (Hausbesuche/Heimbesuche) unter Einbeziehung der Angehörigen und/oder professionellen Helfersystemen erfolgen kann.

In der **Memory Clinic** (Gedächtnisambulanz, ➤ Kap. 13.4) erfolgt ebenfalls mithilfe unterschiedlicher Berufsgruppen die frühzeitige Abklärung von Beeinträchtigungen des Gedächtnisses, die Anzeichen unterschiedlicher Erkrankungen sein können.

6.10.2 Fallbeispiel: Behandlung in der Institutsambulanz eines Gerontopsychiatrischen Zentrums

Das folgende Fallbeispiel von Frau K. illustriert den mehrjährigen Krankheits- und Pflegeverlauf einer Patientin mit Alzheimer-Demenz (DAT), deren Erkrankung zunächst in der Memory Clinic diagnostiziert wird, an die sich die multiprofessionelle Behandlung in der Gerontopsychiatrischen Institutsambulanz eines Gerontopsychiatrischen Zentrums anschließt.

Tab. 6.3 Medizinische Diagnose und Pflegediagnosen Frau K., Januar, Jahr 1

Medizinische Diagnose	Pflegediagnosetitel nach NANDA ([16])
Demenz vom Alzheimer-Typ, leichtes Stadium	Beeinträchtigte Gedächtnisleistung
	Beeinträchtigte verbale Kommunikation
	Gefahr einer Rollenüberlastung der pflegenden Bezugsperson

1. Jahr, Januar: Vorstellung in der Memory Clinic

Frau K. stellt sich in Begleitung ihres Ehemannes in der Memory Clinic der Institutsambulanz des Psychiatrischen Krankenhauses vor. Der Ehemann berichtet, dass er seit ca. einem Jahr eine zunehmende Vergesslichkeit bei seiner Frau feststelle. Sie benötige im Alltag auch mehr Zeit für gewohnte Aufgaben und Tätigkeiten. Frau K. bemerkt dies nicht, sie gibt an, auf Wunsch des Ehemannes gekommen zu sein. Im Anamnesegespräch fallen bei ihr ausgeprägte Wortfindungsstörungen auf. Sie erscheint dabei sehr aufgeregt und angespannt. Die anschließenden Untersuchungen in der Memory Clinic führen zur Diagnose Demenz vom Alzheimer-Typ, leichtes Stadium (➤ Tab. 6.3).

1. Jahr, April: Multiprofessionelle Behandlung in der Institutsambulanz

Nachdem sich Frau K. zu einer Behandlung in der Institutsambulanz entschlossen hat, beginnt die multiprofessionell durchgeführte Behandlung mit:

- Ärztlichen Gesprächskontakten
- Medikamentöser Therapie mit einem Antidementivum
- Ambulanter Ergotherapie zweimal wöchentlich durch eine niedergelassene Praxis am Heimatort
- Pflegetherapeutischen Interventionen, die auf die Stärkung des Selbstwertgefühls, die Bewältigung der Erkrankung und den Einsatz alternativer Kommunikation bei Wortfindungsstörungen zielen. Die pflegetherapeutischen Interventionen werden durch die Pflegeexpertin der Institutsambulanz in etwa zweiwöchigem Abstand in den Räumen der Ambulanz angeboten.

Flankierend zur Behandlung wird der Ehemann in die ärztlich-pflegerische Sprechstunde und in die individuelle Sozialberatung durch den Sozialarbeiter der Ambulanz eingeladen. Zusätzlich nimmt der Ehemann im Herbst an der angebotenen Schulungsreihe für Angehörige ([7]) teil. Die psychiatrisch-pflegerische Behandlung findet ab Herbst des ersten Jahres im Rahmen von Hausbesuchen statt, weil sich Frau K. in der eigenen Wohnung entspannter zeigt und die vertraute Umgebung mehr Möglichkeiten der Betätigung bietet. Der Ehemann ist von Frau K. als Bevollmächtigter bestimmt worden. Leistungen der Pflegeversicherung SGB XI sind noch nicht beantragt.

Bis etwa Mitte des Jahres tritt mit diesen Interventionen eine deutliche Entspannung und Stabilisierung sowohl bei Frau K. als auch bei deren Ehemann ein. Die gestellten Diagnosen bleiben bestehen.

2. Jahr, Juni: Zusätzliche Option Tagespflege

Frau K. benötigt verstärkte Unterstützung im Alltag, die sie durch ihren Ehemann erhält, der ihr die Kleidung herauslegt, sie an die Körperpflege erinnert und dabei zeitweise anleitet sowie die Tagesstrukturierung und Haushaltsführung übernommen hat. Sie zeigt sich trotz allmählicher Progredienz psychisch stabil, d. h., sie zeigt sich in den Kontakten meist ausgeglichen gestimmt, humorvoll und entspannt. Mit dem Ehemann gibt es zeitweise Spannungen, wenn sie sich von diesem bevormundet fühlt. Sie profitiert sehr von der Ergotherapie, weil diese ihr Erfolgserlebnisse vermittelt. Der Ehemann erscheint jedoch belastet und es fällt ihm schwer, dies zu realisieren. Die Überlegung, dem Ehepaar eine Tagespflegeeinrichtung zu zeigen, stößt bei Frau K. auf Interesse, während der Ehemann Vorbehalte äußert. Frau K. erhält inzwischen Leistungen der Pflegeversicherung (➤ Tab. 6.4).

Tab. 6.4 Medizinische Diagnose und Pflegediagnosen Frau K., Juni, Jahr 1

Medizinische Diagnose	Pflegediagnosetitel nach NANDA
Demenz vom Alzheimer-Typ, mittleres Stadium	Chronische Verwirrtheit
	Beeinträchtigte verbale Kommunikation
	Rollenüberlastung der pflegenden Bezugsperson
	Selbstversorgungsdefizit Körperpflege/sich kleiden

Herr K. benötigt ebenso viel Unterstützung durch das Team der Ambulanz wie seine Frau und es braucht Zeit und Geduld, sein Vertrauen zu gewinnen, sodass er die empfohlenen Unterstützungsangebote auch zulassen und davon profitieren kann.

3. Jahr: Gute Zeiten …

Frau M. besucht seit Januar dieses Jahres zweimal wöchentlich das Tagespflegehaus, das wenige Kilometer von ihrem Wohnort entfernt liegt. Die zuständige Pflegexpertin der Ambulanz hatte dort nach dem Entschluss des Ehepaares, sich die Tagespflegeeinrichtung anzuschauen, im Dezember des Vorjahres einen Besuchstermin vereinbart und das Ehepaar zum Termin begleitet. Der Ehemann bringt Frau K. morgens dorthin und holt sie nachmittags wieder ab.

Das Jahr wird vom Ehemann im Gespräch später als „gute, harmonische Zeit" eingeschätzt. Es gelingt ihm, an den Tagen, an denen seine Frau im Tagespflegehaus ist, sich stundenweise zu entspannen und eigenen Beschäftigungen nachzugehen. Häufig nutzt er diese Zeiten auch, um unerledigte Dinge im Haushalt oder Behördengänge zu tätigen. Einen ambulanten Pflegedienst zur Unterstützung seiner Frau bei der Körperpflege lehnt er ab. Er wolle nicht gern fremde Menschen im Haus haben, er komme schon zurecht, er sei schließlich inzwischen geübt.

4. Jahr: Schwierige Zeiten …

Frau K. geht dreimal wöchentlich ins Tagespflegehaus, wo sie sich wohl fühlt. Sie benötigt inzwischen umfassende Unterstützung bei der Körperpflege und findet sich in der eigenen Wohnung nicht mehr sicher zurecht, was sie zeitweise sehr ängstigt. Sie weint dann und läuft suchend in der Wohnung umher. Manchmal gelingt es ihr nicht mehr rechtzeitig, die Toilette zu finden, und sie hat deswegen bereits einige Male in ihrer Bedrängnis, die sie nicht mehr angemessen verbal äußern kann, in den Papierkorb oder eine Ecke der Wohnung oder vor die Toilette uriniert, wenn der Ehemann nicht sogleich zur Stelle war.

Der Ehemann äußert sich stark belastet durch diese Geschehnisse. Er hat an Gewicht verloren und gibt zu, nur noch selten nachts durchzuschlafen. Er möchte aber auch zu diesem Zeitpunkt keine weiteren Unterstützungsangebote nutzen.

5. Jahr: Schwere Erkrankung und Tod des Herrn K.

Zu Beginn des Jahres wird bei Herrn K. eine lebensbedrohliche Erkrankung festgestellt. Herr K. stimmt nun zu, dass ein ambulanter Pflegedienst ab Februar dieses Jahres zweimal täglich ins Haus kommt. Auch stimmt er einer gesetzlichen Betreuung zu, die von einem Berufsbetreuer übernommen werden soll. Frau K. besucht weiterhin das Tagespflegehaus. Sie wird vom dortigen Fahrdienst zuhause abgeholt und zurückgebracht. Als die stationäre Einweisung des Herrn K. bevorsteht, gelingt es mit Unterstützung des Sozialarbeiters der Ambulanz, eine Haushaltshilfe, die auch im Haushalt der Frau K. wohnen und sie tagsüber begleiten kann, einzustellen. Herr K. stirbt wenige Monate nach der Diagnosestellung noch während des Krankenhausaufenthalts.

Frau K. scheint den Tod ihres Ehemannes nicht permanent wahrzunehmen. Zu manchen Zeiten geht sie suchend in der Wohnung umher, nennt sogar den Namen ihres Mannes und weint um ihn. Dann wieder erscheint sie vollkommen unbeschwert, entspannt und zufrieden.

6. Jahr April: Einzug ins Pflegeheim

Frau K. zeigt sich zu Hause im Kontakt mit der Haushaltshelferin zunehmend häufiger angespannt. Sie verkennt Situationen und wehrt sich gegen angebotene Unterstützung. Sie erhält zusätzlich regelmäßige, stundenweise Betreuung, die ebenfalls von Alltagsbegleitern des ambulanten Pflegedienstes erbracht wird. Die Haushaltshelferin fühlt sich trotz dieser Maßnahmen zunehmend überfordert mit der Situation. Als Frau K. in unbeobachteten Augenblicken mehrfach die Wohnung verlässt und wiederholt von der Polizei gesucht werden muss, beschließt der gesetzliche Betreuer, einen Heimplatz zu suchen. Frau K. zieht im Juni mit einem dafür notwendigen Gerichtsbeschluss auf den beschützten Wohnbereich eines Pflegeheims für Menschen mit Demenz. Nach Rücksprache mit dem Betreuer führt die Pflegeexpertin der Ambulanz eine psychiatrische Pflegeüberleitung mit Fallbesprechung und Empfehlungen zur Kontaktgestaltung, Tagesstruktur, Milieugestaltung und individuellen Pflegeprozessplanung für die Kollegen des Pflegeheims vor Ort durch. Die psychiatrische Behandlung kann durch die Möglichkeit der aufsuchenden Behandlung auch im Heim weiterhin durch die Mitarbeiter der Gerontopsychiatrischen Ambulanz erfolgen, sodass die Kontinuität in der Behandlung erhalten bleibt (➤ Tab. 6.5).

Tab. 6.5 Medizinische Diagnose und Pflegediagnosen Frau K., 6. Jahr, April

Medizinische Diagnose	Pflegediagnosetitel nach NANDA
Demenz vom Alzheimer-Typ, schweres Stadium	Chronische Verwirrtheit
	Beeinträchtigte verbale Kommunikation
	Ruheloses Umhergehen, Verletzungsgefahr
	Selbstversorgungsdefizit Körperpflege/sich kleiden, Essen und Trinken, Toilettenbenutzung, beeinträchtigte Harnausscheidung
	Gefahr eines Relokationsstresssyndroms (ortswechselbedingtes Stresssyndrom)

LITERATUR

1. Archibald C. Menschen mit Demenz im Krankenhaus. 2. A. Köln: KDA, 2009.
2. Becker H (Hrsg.). Foucault: Freiheit und Selbstsorge. 2. A. Frankfurt a. Main: 1993.
3. Böhm E. Psychobiografisches Pflegemodell. Wien/München/Bern: Maudrich, 2004.
4. Bundesgesetzblatt Jahrgang 2017 Teil I Nr. 49, ausgegeben zu Bonn am 24. Juli 2017. Aus: https://www.bgbl.de/xaver/bgbl/start.xav?startbk=Bundesanzeiger_BGBl#__bgbl__%2F%2F*%5B%40attr_id%3D%27I_2017_49_inhaltsverz%27%5D__1516202349758 (letzter Zugriff: 17.1.2018).
5. Burrow S, Elvish R. Keady J. „Lern von mir" – Unterstützung von Menschen mit Demenz in Allgemeinkrankenhäusern. In: Löhr M, Noelle R, Baumeister M, Meißnest B (dt. Hrsg.), 2015. Aus: www.fhdiaknie.de/.cms/Psychische_Gesundheit/Trainingsmaterialien_Menschen_mit_Demenz_in_Allgemein krankenhaeusern/Lern_von_mir_/416 (letzter Zugriff: 17.1.2018).
6. Demenz Support Stuttgart g GmbH; Thomas H, Kuhn C. Licht in das Dunkel bringen: Mit schwierigen Themen in der Pflege offen umgehen. Dresden: Bundesanstalt für Arbeitsschutz und Arbeitsmedizin Bundesanstalt für Arbeitsschutz und Arbeitsmedizin, 2012.
7. Deutsche Alzheimer Gesellschaft e. V. Hilfe beim Helfen – Schulungsreihe für Angehörige von Menschen mit Demenz. Berlin, 2015.
8. Deutscher Bundestag. Drucksache 17/3815: Sechster Bericht zur Lage der älteren Generation in der Bundesrepublik Deutschland. Altersbilder in der Gesellschaft, 2010: 192.
9. Franke L. Demenz in der Ehe. Dissertation. Bielefeld: Universität Bielefeld, 2005.
10. Gesetz über die Berufe in der Altenpflege (Altenpflegegesetz – AltPflG), Bundesministerium der Justiz. Aus: www.gesetze-im-internet.de/bundesrecht/altpflg/gesamt.pdf (letzter Zugriff: 17.1.2018).
11. Gesetz über die Berufe in der Krankenpflege. Aus: www.gesetze-im-internet.de/bundes recht/krpflg_2004/gesamt.pdf (letzter Zugriff: 17.1.2018).
12. Gutzmann H, Zank S. Demenzielle Erkrankungen. Medizinische und psychosoziale Interventionen. Stuttgart: Kohlhammer (Grundriss Gerontologie, Band 17, Kohlhammer-Urban-Taschenbücher, Band 767), 2005.
13. Grün A, Robben R. Grenzen setzen – Grenzen achten. Freiburg: Herder, 2004.

14. Held C, Ermini-Fünfschilling D. Das demenzgerechte Heim. Basel: Karger, 2004.
15. Kitwood T. Demenz – Der personenzentrierte Ansatz im Umgang mit verwirrten Menschen. 7. A. Bern: Hans-Huber, 2016.
16. NANDA International. Pflegediagnosen: Definitionen & Klassifikation 2015–2017. Kassel: Recom Verlag, 2016.
17. Sauter D, Abderhalden C, Needham I, Wolff S. Lehrbuch Psychiatrische Pflege. Bern: Hans Huber, 2011.
18. Schäufele M, Köhler L, Teufel S, Weyerer S. Betreuung von demenziell erkrankten Menschen in Privathaushalten: Potenziale und Grenzen. In: Schneekloth U, Wahl H-W (Hrsg.). Selbständigkeit und Hilfebedarf bei älteren Menschen in Privathaushalten. Stuttgart: Kohlhammer, 2008.
19. Schöttle D, Ruppelt F, Karow A, Lambert M. Home Treatment – aufsuchende Behandlung im Hamburger Modell der integrierten Versorgung. Psychother Psych Med 2015; 5: 140–145.
20. Sozialgesetzbuch V – Gesetzliche Krankenversicherung – § 118 Psychiatrische Institutsambulanzen. Aus: https://dejure.org/gesetze/SGB_V/118.html (letzter Zugriff: 17.1.2018).
21. Sozialgesetzbuch XI – Soziale Pflegeversicherung. Aus: www.sozialgesetzbuch-sgb.de/sgbxi/1.html (letzter Zugriff: 17.1.2018).
22. Wadenpohl S. Demenz und Partnerschaft. Freiburg i.Br.: Lambertus, 2008.
23. Wagner-Link A. Aktive Entspannung und Stressbewältigung. Wirksame Methoden für Vielbeschäftigte. 6. A. Renningen: expert verlag, 2009.

KAPITEL

7 Pflegemodelle für die Langzeitpflege

Rita Löbach

7.1 Das Modell der fördernden Prozesspflege (ABEDL®)

In der ambulanten und stationären Altenhilfe in Deutschland hat dieses Modell von Monika Krohwinkel weite Verbreitung gefunden und wird sowohl in der Altenpflege als auch in der professionellen Gesundheits- und Krankenpflege eingesetzt. Es war das erste Modell, das aus der deutschen Pflegewissenschaft heraus entstanden ist.

7.1.1 Grundlagen des Modells

Das Modell der **„Fördernden Prozesspflege“** (📖 [2]) wurde von Monika Krohwinkel entwickelt.

Monika Krohwinkel (Jg. 1941)

Die Krankenschwester, Hebamme und Professorin für Pflegewissenschaft arbeitete nach ihrem Studium in Manchester (England) an der evangelischen Fachhochschule Darmstadt, wo sie noch bis in die jüngste Vergangenheit tätig war. Dort war sie Gründungsprofessorin für den Bereich Pflegewissenschaft.

Monika Krohwinkel benennt in ihrem Pflegemodell drei Kategorien, die **„Lebensaktivitäten“**, die **„sozialen Beziehungen“** und die **„existenziellen Erfahrungen“** des täglichen Lebens (ABEDL®) eines Menschen, die in Wechselbeziehung zueinander stehen, aber keiner Hierarchie unterliegen (📖 [5]).

Diese ABEDL® sind integraler Bestandteil des Modells. Darüber hinaus beschreibt Monika Krohwinkel die Aufgaben und die dazugehörigen notwendigen Werthaltungen der Pflegenden zur Ausübung ihrer Aufgaben, die ebenso wichtig sind wie die ABEDL® selbst.

Monika Krohwinkel teilt die Aufgaben der Pflegeprofession grundsätzlich in zwei Bereiche ein. Sie unterscheidet in **Hauptaufgaben,** für die Pflegefachleute sowohl ausschließlich entscheidungsbefugt als auch vollständig eigenverantwortlich sind, und in **Nebenaufgaben,** für die Pflegende ausschließlich die Durchführungsverantwortung tragen.

- **Hauptaufgabe** der Pflegenden ist die jeweils individuelle Anwendung/Umsetzung des Pflegeprozesses im Sinne einer fördernden Prozesspflege.
- **Nebenaufgabe** stellt z. B. die Mitwirkung der Pflegenden bei der medizinischen Diagnostik und Therapie dar.

Pflegepersonen sollen kompensatorisch arbeiten, gründlich beobachten, empathisch zuhören, die existenziellen Erfahrungen der pflegebedürftigen Person im Pflegeprozess angemessen berücksichtigen und die Kommunikation aller am Prozess beteiligten Personen untereinander fördern.

Dies wird mithilfe von fünf **verschiedenen Methoden des pflegerischen Handelns** erreicht:

1. Durch die Beratung und Unterrichtung der pflegebedürftigen Person und/oder ihrer Bezugspersonen

2. Durch Gestaltung/Anpassung der Umgebung, damit sie einer positiven Entwicklung der pflegebedürftigen Person förderlich sein kann (Milieugestaltung)
3. Durch individuelle Interventionen, welche die pflegebedürftige Person in ihren Handlungen unterstützen
4. Durch Anleitung und Führung der pflegebedürftigen Person
5. Durch die Übernahme von Handlungen für die pflegebedürftige Person

Krohwinkel formuliert in ihrem Modell außerdem fünf Merkmale **(„Indikatoren“)** der „fördernden Prozesspflege“, die sich an den Bedürfnissen und Ressourcen der pflegebedürftigen Person und ihrer Bezugspersonen orientieren.

- **Sichtbarkeit:** Die Pflegenden nehmen nicht nur die Probleme, sondern auch die diesbezüglichen (Rest-)Fähigkeiten und individuellen Bedürfnisse der pflegebedürftigen Person bewusst wahr, stellen diese dar **(Dokumentation)** und berücksichtigen sie im Pflegeprozess.
- **Ganzheitlichkeit:** Zusammenhänge werden wahrgenommen, Wechselwirkungen zwischen den ABEDL® werden erkannt und berücksichtigt. Keine ABEDL® wird isoliert betrachtet.
- **Kongruenz:** Pflegende kommunizieren eindeutig und verhalten sich echt und ehrlich in der Pflegebeziehung.
- **Kontinuität:** Kontinuität in der Pflegebeziehung wird bewusst angestrebt und in der Organisation (Pflegesystem) der Pflegeabläufe angemessen berücksichtigt. Ein Unterbrechen von Pflegehandlungen durch Funktionalisierung wird vermieden.
- **Förderung von Wohlbefinden und Unabhängigkeit:** Oberstes Ziel aller Pflegeinterventionen ist die Förderung von Unabhängigkeit und individuellem Wohlbefinden der pflegebedürftigen Person in den für sie wesentlichen ABEDL®-Bereichen.

Im Gegensatz zur fördernden Prozesspflege steht die defizitorientierte und versorgende Pflege, die sich auszeichnet durch:

- **Unsichtbarkeit:** Individuelle Ressourcen und Bedürfnisse der pflegebedürftigen Person werden übersehen bzw. nicht berücksichtigt.
- **Fragmentierung:** ABEDL® werden einzeln und isoliert betrachtet, Wechselwirkungen zwischen den ABEDL® nicht wahrgenommen, Zusammenhänge nicht hergestellt.
- **Inkongruenz:** Pflegende kommunizieren nicht eindeutig, verhalten sich widersprüchlich und wirken im Kontakt nicht aufrichtig, sondern z. B. so, als ob sie eine Rolle spielen.
- **Diskontinuität:** Abläufe werden immer wieder unterbrochen, bei der Organisation der Abläufe wird keine Kontinuität angestrebt, sondern es wird sich an anderen Parametern orientiert.
- **Hervorrufen oder Verstärken von Abhängigkeit und Unwohlsein:** Pflegende unterstützen die pflegebedürftige Person nicht in ihrem Bestreben nach einem ausgeglichenen Verhältnis von relativer Unabhängigkeit und individuellem Wohlbefinden, sondern fördern durch ungeeignete Haltungen und/oder Interventionen den Verlust von Autonomie und Wohlbefinden.

7.1.2 Lebensaktivitäten

Kommunizieren

Kommunikation (*lat.* communicare = teilen, mitteilen, gemeinsam machen, vereinigen) bezeichnet den wechselseitigen Austausch von Gedanken in Sprache, Gestik, Mimik, Schrift oder Bild zwischen zwei oder mehreren Menschen. Auch wird Kommunikation – eher technisch-formal ausgedrückt – als wechselseitige Übermittlung einer Nachricht zwischen einem Sender und einem Empfänger mittels eines Mediums definiert. Eine für beide Seiten befriedigende Verständigung über Sachinhalte, z. B. die Aufnahme von übermittelten Informationen oder die Annahme eines Auftrags, kommt jedoch nur dann zustande, wenn zuvor die Beziehungsgestaltung zwischen Sender und Empfänger gelungen ist. Kontaktaufnahme, Begegnung und Verständigung sind die zentralen Merkmale dieses kontinuierlichen Prozesses, der einen Menschen in seine Umwelt einbindet, unvermeidlich immer stattfindet und vermutlich erst mit dem Tod eines Menschen endet.

Das Gefühl eines Menschen, sozial integriert zu sein, wird in erster Linie durch die Qualität der Kommunikation mit anderen Personen bestimmt. Allein das Zusammensein mit anderen Menschen ist also noch kein Garant für befriedigende soziale Kontakte (📖 [5])!

Sich bewegen

„Zu unserer Natur gehört die Bewegung, die vollkommene Ruhe ist der Tod."

B. Pascal, Mathematiker

„Nur in der Bewegung, so schmerzlich sie sei, ist Leben."

J. Burckhardt, Philosoph (📖 [8])

Bewegung ist ein Charakteristikum des Lebens und ein menschliches Grundbedürfnis. Bewegung kann äußerlich, physisch und direkt sichtbar sein: Ein Mensch, ein Tier oder eine Sache bewegt sich entweder aus eigener Kraft oder durch äußere Krafteinwirkung.

Bewegung kann aber auch innerlich, psychisch und nicht sichtbar sein. Damit ist das Ende der inneren Gleichmütigkeit gemeint, wenn eine Emotion oder Motivation entsteht.

Bewegung und Wohlbefinden stehen in einer engen Wechselbeziehung zueinander. Durch einen Spaziergang lassen sich z. B. Stress und Anspannung abbauen, was das Wohlbefinden steigert. Beim Tanz hingegen bietet sich die Möglichkeit, sich selbst auszudrücken und/oder Nähe zum Partner zu empfinden, die von intensiven Gefühlen begleitet sein kann. In diesem Fall finden innere und äußere Bewegung gleichzeitig statt. Stehen Bewegung und Ruhe, Anspannung und Entspannung in einem ausgewogenen Verhältnis zueinander, so führt dies dazu, dass sich der Mensch ausgeglichen fühlt.

Die Fähigkeit, sich zu bewegen, ist eine Grundvoraussetzung, um die übrigen Aktivitäten des täglichen Lebens eigenständig auszuüben. Damit ist die Bewegung der Schlüssel zu Selbstständigkeit und Selbstbestimmung, die wiederum direkten Einfluss auf die Lebensqualität eines Menschen nehmen. Eine eingeschränkte oder gar verlorene Bewegungsfähigkeit beeinträchtigt die Autonomie des Betroffenen, was zunächst immer eine existenzgefährdende Erfahrung bedeutet.

Vitale Funktionen aufrechterhalten

Atmung, Kreislauf und Körpertemperatur werden als Vitalfunktionen bezeichnet. Sie bilden die Basis des Lebens und arbeiten unabhängig vom Willen. Meist werden die Vitalfunktionen einem Menschen daher erst dann bewusst, wenn sie gestört sind. Akut auftretende Beeinträchtigungen können mit starken Angstgefühlen oder gar Todesangst, Atemnot, plötzlichem Schmerz oder Einschränkungen des Bewusstseins einhergehen und sind in diesem Fall von Pflegenden als belastende oder gar existenzgefährdende Erfahrung wahrzunehmen und zu bewerten, die im Pflegeprozess Priorität haben. Die übrigen

ABEDL® treten in solchen Situationen in den Hintergrund.

Sich pflegen

Der Begriff „sich pflegen können" umfasst viel mehr als die funktionale Seite der Körperpflege, auf welche diese ABEDL® in der professionellen Pflege häufig reduziert wird. Vielmehr bilden Körper und Seele eine Einheit, und wer den Körper pflegt, pflegt gleichzeitig immer auch die Seele. Das Bedürfnis nach Körperpflege ist jedoch individuell sehr unterschiedlich und auch Zeitpunkt, Art und Weise der Durchführung sowie die Benutzung bestimmter Utensilien bei der Körperpflege folgen den individuellen Gewohnheiten und Ritualen, die sich im Laufe des Lebens eines jeden Menschen entwickelt haben. Für viele Menschen gehören eine bestimmte Frisur oder ein Make-up, ein spezielles Parfum oder Rasierwasser untrennbar zur eigenen Persönlichkeit, auf die sie nur schwer verzichten können. Eine eingeschränkte Fähigkeit, sich selbst pflegen zu können, ist oft mit Ängsten vor einer Abhängigkeit verbunden. Zudem stellt eine Unterstützung bei der Körperpflege immer einen Eingriff in die Intimsphäre eines Menschen dar.

Sich kleiden

„Wie du kommst gegangen, so wirst du empfangen."

(Sprichwort)

Kleidung dient als Schutz, der Körpergestaltung und der nonverbalen Kommunikation. Kleidung schafft Identität, weil sie den Träger kennzeichnet und spezifiziert.

Sie dient dazu, die Zugehörigkeit ihres Trägers zu bestimmten gesellschaftlichen Gruppen zu zeigen, und macht Berufsrollen, Rang-, und Standesunterschiede deutlich.

Kleidung hat auch in sinnlicher Hinsicht direkten Einfluss auf das Wohlbefinden des Trägers, da sie den Körper direkt bedeckt. Material, Passform und Farbe sorgen je nach Qualität für Wohlgefühl oder Unbehagen ihres Trägers.

Vor allem aber drücken sich in der Kleidung die Persönlichkeit des Trägers und dessen Lebensstil aus.

Die Kleidung wird aus den dargestellten Gründen häufig auch als zweite oder als soziale Haut des Menschen bezeichnet.

Die Einschränkung oder der Verlust der Fähigkeit, sich individuell zu kleiden, kann sich entsprechend stark auf das Selbstwertgefühl eines Menschen auswirken.

Ausscheiden

Nahrungsaufnahme, Verdauung und Ausscheidung sind ein rhythmisch ablaufendes, lebendiges Geschehen, das im ausgeglichenen Zustand für Wohlbefinden sorgen und dementsprechend bei Störungen in erheblichem Maß zum Unwohlsein beitragen kann.

Ausscheidungsorgane sind neben Blase und Darm auch die Haut und das pulmonale System. Doch während wir ohne Weiteres hinnehmen, dass wir auf die Ausscheidung durch die Haut und die Atmung nur geringen willentlichen Einfluss haben, ist die eigenständige Kontrolle von Blase und Darm für uns von immenser Bedeutung, auch was unser Bedürfnis nach Selbstbestimmung betrifft.

In der frühkindlichen Entwicklung geht es bei der Erziehung zur Sauberkeit in der Beziehungsgestaltung zur Mutter (Bezugsperson) immer auch um die Übernahme von eigenständiger Kontrolle und das erste Erleben von Macht bzw. um die Neuverteilung von Kontrolle und Macht zwischen Mutter und Kind. Während das Kind allmählich an Einfluss und Kontrolle gewinnt, übt sich die Mutter komplementär dazu im allmählichen Loslassen.

Die in dieser Entwicklungsphase gemachten Erfahrungen eines Menschen, z.B. was Erfolge und Rückschläge beim „Sauberwerden“ und die Reaktionen der Bezugsperson darauf betrifft, sind für die Entwicklung von Autonomieerleben und Selbstwertgefühl bedeutsam.

Der Verlust der Kontrolle über die Ausscheidungsfunktion geht mit einem Machtverlust einher und erschüttert das Selbstwertgefühl des Betroffenen häufig schwer.

Da es sich bei dem Thema „Ausscheidung“ in unserem Kulturkreis um einen stark tabuisierten Bereich handelt, ist es für Menschen, die an Störungen der Ausscheidungsfunktionen leiden, oft extrem schwierig, offen über ihre Probleme zu sprechen oder mit ihren Einschränkungen sozial integriert zu bleiben, wenn es nicht gelingt, diese für andere unbemerkbar zu halten.

Essen und Trinken

„Die allerschönste Frucht meiner Gesundheit sehe ich in der Lust am Genuss.“

M. de Montaigne (📖 [3])

Die Aufnahme von Nahrung gehört zu den frühesten Erfahrungen eines Menschen, die immer gekoppelt ist an (Körper-)Kontakt und die Beziehung zu einem oder mehreren anderen Menschen. Nahrungsaufnahme und Sozialkontakt stehen in enger Wechselbeziehung zueinander. Die meisten Menschen essen daher nicht gern allein, sondern lieber in angenehmer Gesellschaft. Auch der Sitzplatz und die Tischnachbarn sind im Rahmen der Nahrungsaufnahme durchaus von Bedeutung. In der Biografie eines Menschen gehören die individuellen Erfahrungen, die er im Zusammenhang mit der Ernährung und dem Erleben des „Versorgt-Werdens“ durch eine Bezugsperson gemacht hat, mit zu den prägenden Lebenserfahrungen. Biografische Erfahrungen wirken sich also auf das Essverhalten, auf Vorlieben und Gewohnheiten aus. Auch Düfte und Geschmack werden im Gedächtnis gespeichert und können Stimmungen und Bilder aus scheinbar längst vergessenen Zeiten wieder hervorholen. Die Art und Weise der Nahrungszubereitung, -abfolge und -aufnahme wiederum hängt ab von kulturellen Faktoren, die erlernt und verinnerlicht werden. Rituale und das Verhalten bei Tisch sind ebenfalls kulturell geprägt. Und sowohl die körperliche als auch die psychische Befindlichkeit eines Menschen haben direkte Auswirkungen auf seinen Appetit und sein Essverhalten. Wohlbefinden und Unbehagen können dabei körperliche und/oder seelische Ursachen haben. Eine wohlschmeckende, duftende Mahlzeit in angenehmer Gesellschaft kann hingegen eine angenehme, sinnliche Erfahrung sein und Freude sowie Zuversicht vermitteln oder Trost spenden und damit das Wohlbefinden verbessern. Essen und Trinken ist damit viel mehr als einfach nur die Aufnahme von Flüssigkeit und Nährstoffen.

Ruhen, schlafen, sich entspannen

„Hinter mir, auf der anderen Seite meines Bettes, rührt das Schweigen des Hauses ans Unendliche ...“ „Ich spüre meinen Kopf auf dem Kissen liegen, in das er ein Tal gräbt ...“ „Ich höre die Zeit fallen, Tropfen um Tropfen ...“ „Alles ist so viel, so tief, so schwarz und so kalt ...“ „Plötzlich, wie ein Kind des Mysteriums, kräht, ohne von der Nacht zu wissen, ein Hahn ...“ „Ich spüre meinen Mund lächeln ... ich kann mich dem Leben überlassen, ich kann einschlafen, weil Morgen in mir ist ...“

F. Pessoa (📖 [4])

Das Zitat macht deutlich, welche Qual Schlafstörungen für die Betroffenen bedeuten können, und auch, was erforderlich ist, um einschlafen zu können, nämlich vor allem die innere Entspannung, das „Sich-Überlassen-Können" und die Zuversicht, dass alles in Ordnung ist.

Der Hahnenschrei kündigt das bevorstehende Ende der Nacht an und weist den Weg aus dem nächtlichen Dunkel, dem Ungewissen und der Einsamkeit. Er ermöglicht damit die Entspannung, die in den erholsamen Schlaf führt, der eine Quelle des Wohlbefindens ist.

Die Störung des Schlafs kann die Schlafquantität und/oder die Schlafqualität betreffen.

Zu den **Schlafstörungen** gehören:

- Insomnien (Schlafmangel)
- Schläfrigkeit am Tage
- Traumwandeln, Albträume
- Störungen des Schlaf-Wach-Rhythmus
- Schwierigkeiten einzuschlafen (Einschlafstörung)
- Mehrfaches Erwachen in der Nacht (Durchschlafstörung)
- Morgendliches Früherwachen
- Schlaf-Apnoe mit Atempausen während des Schlafs, die den Schlaf stören

Die Betroffenen fühlen sich in der Folge nicht ausgeruht, und ihre Befindlichkeit und Vigilanz am Tage sind beeinträchtigt, wobei es zu Gefahrensituationen kommen kann, z. B. durch unwillkürlich auftretenden Sekundenschlaf am Tag.

Auch können infolge von Schlafstörungen bei den Betroffenen erhöhte Reizbarkeit, verminderte/r Antrieb/Motivation oder Hyperaktivität, emotionale Labilität und Impulsivität auftreten.

Faktoren, die Entspannung behindern bzw. zu Schlafstörungen führen:

- Psychologische Faktoren, z. B. Furcht, Angst, Trauer, Einsamkeit, die Trennung von Bezugspersonen, die Furcht vor Schlafstörungen
- Körperliche Faktoren, z. B. Schmerzen, Ernährung, Erschöpfung, Körpertemperatur
- Umgebungsbedingte Faktoren, z. B. Lärm, Beleuchtung, Zimmer- bzw. Außentemperatur, unvertraute Umgebung, ungewohnte Schlafstätte

Sich beschäftigen, lernen, sich entwickeln

„Beim Spiel kann man einen Menschen in einer Stunde besser kennenlernen als im Gespräch in einem Jahr."

Platon (📖 [8])

Diese ABEDL® ist breit gefächert und facettenreich und beschreibt in ihrem Titel nur einige zueinander in Beziehung stehende Tätigkeitsbereiche. Obwohl sie in der Pflegeversicherung keine ausdrückliche Berücksichtigung findet, darf diese zum menschlichen Alltag gehörende Aktivität in der Pflege nicht vernachlässigt werden.

Mit **„sich beschäftigen"** im allgemeinen Sinn assoziiert man Tätigkeiten, die in der Freizeit ausgeübt vor allem zum Ziel haben, zu innerer Befriedigung eines Menschen zu führen. Es handelt sich dabei nicht um Verpflichtungen, es geht nicht um Leistung oder wirtschaftlichen Nutzen, sondern um freie Tätigkeiten, die dem eigenen Bedürfnis, der eigenen Lust und Laune entsprechen, Selbstausdruck ermöglichen und dadurch dazu angetan sind, das Selbstwertgefühl eines Menschen zu festigen.

Das **„Spielen"** wird im Vergleich dazu als eine freiwillige Tätigkeit zur Beschäftigung ohne bewussten Zweck, zum Vergnügen, zur Entspannung oder zur Zerstreuung definiert, die oft in Gemeinschaft mit anderen vorgenommen wird. Insofern ist das Spielen eine mögliche Form der Beschäftigung.

Das Bedürfnis zu spielen gehört zum Menschsein (Spieltrieb). Insbesondere über das Spielen entwickeln und festigen sich kognitive und motorische Fähigkeiten und Fertigkeiten des Menschen.

„Lernen" wird je nach wissenschaftlicher Disziplin aus verschiedenen Blickwinkeln definiert. Ganz allgemein kann Lernen als bewusster oder unbewusster Erwerb von geistigen und körperlichen Fähigkeiten bezeichnet werden. Diese Fähigkeiten beeinflussen und verändern das Verhalten, Denken und Fühlen aufgrund der verarbeiteten Wahrnehmung bzw. Bewusstwerdung eigener Regungen. Das Lernen erfolgt also auch ganz wesentlich über die spielerische Beschäftigung.

Wesentliche Elemente des Lernens stellen die Wahrnehmung von Reizen aus der Umwelt, die mit Erfahrungen in Beziehung gesetzt werden, und das Erkennen von Mustern dar.

Die Fähigkeit zu lernen hängt zunächst einmal ganz wesentlich von intakten Sinnesorganen ab, die Reize aus der Umwelt aufnehmen, aber auch von der Fähigkeit zur Aufmerksamkeit und Konzentration sowie der Merk- und Erinnerungsfähigkeit eines Menschen, welche die Verarbeitung und Verknüpfung der Umweltreize erst ermöglichen.

Über das Lernen ist der Mensch in der Lage, sich anzupassen an eine sich verändernde Umwelt.

Im Titel dieser ABEDL® ist das **„Arbeiten"** nicht aufgeführt, mit dem der Mensch allerdings einen großen Teil seines Lebens beschäftigt ist. Arbeit unterscheidet sich von der Beschäftigung und dem Spiel dadurch, dass es sich um Tätigkeiten handelt, die zum Ziel haben, das Überleben eines Menschen materiell abzusichern.

„Erst die Arbeit, dann das Vergnügen" lautet ein bekanntes Sprichwort. Arbeit dient also primär der Selbsterhaltung und ist Selbstsorge, die deshalb eng mit dem Identitätsgefühl eines Menschen verknüpft ist.

Unter **„Entwicklung"** schließlich versteht man vor allem den Prozess der Veränderung, die Dynamik von Entstehung, Wachstum, Entfaltung, Reifung und Vergehen, die mit der Zeugung beginnt und das gesamte Leben über andauert.

Die eigene Sexualität leben

Beim Menschen wird das Geschlecht, die Weiblichkeit/Männlichkeit durch biologische und soziale Faktoren bestimmt.

Geschlechtsspezifisches Rollenverhalten wird im Laufe der Entwicklung erworben und individuell als Teil der persönlichen Identität eines Menschen integriert.

In dieser ABEDL® werden die geschlechtsspezifische Identität als Mann oder Frau, die sich z. B. in der äußeren Erscheinung durch Frisur, Kleidung oder der Art, sich zu bewegen, oder im Kommunikationsverhalten ausdrückt, sowie in Familie und Beruf erlerntes und ausgeübtes Rollenverhalten, die individuelle Einstellung und Haltung zu Intimität und Sexualität sowie persönliches Sexualverhalten beschrieben.

Erst durch die Frauenbewegung sind die als „weiblich" oder „männlich" charakterisierten Geschlechterrollen relativiert worden. Sie waren vor einigen Jahrzehnten noch klar voneinander abgegrenzt. Mädchen und Jungen wurden bewusst unterschiedlich gekleidet und erzogen, um die geschlechtsspezifisch festgelegten unterschiedlichen Rollen in Familie und Beruf im späteren Erwachsenenleben erfüllen zu können.

Es gab nach Geschlechtern getrennte Schulen, in der Kirche eine Seite für Männer und eine für Frauen, bestimmte Tätigkeiten in der Familie und bestimmte Berufe, die klar den Männern oder ausschließlich den Frauen zugeordnet waren.

Benimmregeln gaben strikt vor, wie sich Männer und Frauen im Kontakt miteinander zu verhalten hatten, z. B.:

- Ein Kavalier geht voran und öffnet der Dame die Tür. Er hilft ihr in den Mantel und setzt sich erst, wenn sie Platz genommen hat.
- Eine Dame wartet im Auto sitzend, bis der Herr ihr die Tür öffnet und ihr beim Aussteigen behilflich ist.

Die heute alten Menschen haben meist eine eher körperfeindliche Erziehung mit vielen Tabus erhalten und nicht wenige von ihnen haben in ihrer Jugend in Kriegszeiten traumatische Erfahrungen gemacht und sexualisierte Gewalt erlebt.

Voreheliche Sexualkontakte waren verpönt und für Frauen war die Bewahrung der Jungfernschaft für die Ehe mit ihrer persönlichen Ehre als Frau verknüpft.

Die Verwendung von Verhütungsmitteln war in vergangenen, noch stärker von kirchlichen Moralvorstellungen geprägten Zeiten nicht üblich und der Geschlechtsakt mit der Gefahr einer ungewollten Schwangerschaft verbunden.

Für sichere und fördernde Umgebung sorgen

Sicherheit ist ein relativer Begriff, der nicht durch feststehende, eindeutige Faktoren definiert werden kann.

Es ist sinnvoll, zwischen technischer Sicherheit, die sich auf die unbelebte Umgebung bezieht, und sozialer Sicherheit, die zwischenmenschliche Beziehungen charakterisiert, zu unterscheiden.

Außerdem sind für den Menschen physische und wirtschaftliche Sicherheit von höchster Wichtigkeit.

Von einer für das Individuum förderlichen Umgebung kann dann ausgegangen werden, wenn in allen genannten Bereichen relative Sicherheit und außerdem Möglichkeiten zu weitestgehender Selbstbestimmung gegeben sind.

Der gesunde, erwachsene Mensch kann unter normalen Umständen weitgehend selbst für eine sichere und fördernde Umgebung sorgen, auf diese einwirken, Selbstsorge betreiben, Risiken einschätzen und minimieren sowie vertrauensvolle zwischenmenschliche Beziehungen herstellen und gestalten. Er ist in der Lage, sich flexibel zu verhalten und auf Bedrohungen und Gefahren angemessen zu reagieren, z. B. vor einer Gefahr zu flüchten oder Hilfe herbeizuholen, um Sicherheit wiederherzustellen.

7.1.3 Soziale Kontakte und Beziehungen aufrechterhalten

- **In Kontakt sein und bleiben**
- **Mit belastenden Beziehungen umgehen**
- **Unterstützende Beziehungen erhalten, erlangen und wiedererlangen**

„Die Erfahrung zeigt: Wer ‚Ich' sagen kann, ist bereits dem ‚Du' begegnet und hat gelernt, den Mitmenschen als ‚anderes Ich' und als wesentliche Hilfe für die Entfaltung seines eigenen personalen Lebens zu begreifen."

J. Spindelböck (📖 [6])

Der Mensch als soziales Wesen hat ein angeborenes Grundbedürfnis nach Beziehung und Bindung zu anderen Menschen.

Erkenntnisse aus der Entwicklungspsychologie zeigen, dass die Wahrnehmung eines Menschen von der Welt und die Erwartungen, mit denen er an sie herangeht, stark geprägt werden von seinen Erfahrungen mit den Bezugspersonen aus der frühen Kindheit.

Die Aufnahme und Gestaltung zwischenmenschlicher Beziehungen sind notwendige Aufgaben eines jeden Menschen, um in einer Gemeinschaft, die letztlich das Überleben sichert, integriert zu werden.

Beachtung und Anerkennung durch die Mitmenschen sowie Integrationsgrad und Rang innerhalb einer Gruppe/Gemeinschaft sind wichtige Faktoren, die Selbstwertgefühl und Wohlbefinden eines Menschen entscheidend beeinflussen.

Die deutsche Sprache drückt den Zusammenhang zwischen Beachtung und Rang innerhalb einer Gemeinschaft sogar begrifflich aus: Ein Mensch, der viel Beachtung und Anerkennung durch seine Mitmenschen erfährt, genießt hohes **„Ansehen".**

Die Stellung eines Menschen innerhalb einer Gruppe ist unter anderem auch daran zu erkennen, wie häufig die Mitglieder einer Gruppe Blickkontakt zu ihm aufnehmen.

Jemandem **„die kalte Schulter zeigen"**, also bewusst zu ignorieren, drückt Geringschätzung aus. Die genannten Begriffe und Redewendungen beschreiben menschliches Verhalten, mit dem klar und deutlich entweder höchste Wertschätzung oder Verachtung mitgeteilt und kommuniziert wird.

Die Erfahrung von Nichtbeachtung oder Ausgrenzung durch die Mitglieder einer Gruppe gehört zu den existenzbedrohenden Erfahrungen eines Menschen.

7.1.4 Mit existenziellen Erfahrungen umgehen und sich dabei entwickeln

- **Fördernde Erfahrungen machen**
- **Mit belastenden Erfahrungen umgehen**
- **Existenzfördernde und existenzgefährdende Erfahrungen unterscheiden**
- **Biografische Erfahrungen einbeziehen**

„Alles wesentliche Erkennen betrifft die Existenz."

S. A. Kierkegaard

„Existieren, das ist da sein, ganz einfach."

J.-P. Sartre (📖 [7])

Das etymologische Wörterbuch der deutschen Sprache definiert das Verb „existieren" als „räumlich vorhanden sein; bestehen". Unter „erfahren" findet man die Umschreibung „durchreisen; kennenlernen".

Bei existenziellen Erfahrungen handelt es sich somit um Erlebnisse, d.h. um Ereignisse, Situationen, Wahrnehmungen, Geschehnisse, die ein Mensch persönlich kennenlernt und durchlebt und die sein Dasein, sein „Vorhandensein" im unmittelbaren Sinn betreffen.

Welche Erlebnisse können dies sein?

- Das Erleben von Beeinträchtigungen, die so ausgeprägt sind, dass sie Abhängigkeit zur Folge haben, die Selbstbestimmung bedrohen, die Verständigung oder den Kontakt mit anderen Menschen einschränken.
- Krankheit und Tod eines nahestehenden Menschen oder auch eines geliebten Tieres sind bedeutende Erfahrungen, die gravierende Auswirkungen auf das Selbst, das Gefühlsleben und die Einstellung zum Leben haben können.
- Die Geburt eines Kindes und dessen spätere Ablösung von den Eltern, das Erleben von Verliebtheit, Partnerschaft, Eheschließung, aber auch Trennung und Scheidung.
- Ein Umzug in eine andere, entfernte Umgebung, der mit dem Verlust von Freunden, Bekannten und den gewohnten Alltagsroutinen einhergeht, oder der Verlust des Arbeitsplatzes, der die materielle Sicherheit infrage stellt und das Selbstwertgefühl angreift.

- Erfahrungen von Gewalt, Ohnmacht, Isolation und Ausgrenzung sind existenziell bedrohlich.
- Reifungsprozesse und Verlusterfahrungen im Zusammenhang mit dem Altern.
- Alle Erlebnisse und Erfahrungen, die intensive Gefühle auslösen, welche die Frage nach dem Lebenssinn stellen, die tief greifende Veränderungen im Leben eines Menschen zur Folge haben und einen längeren Bewältigungsprozess erforderlich machen.

Existenzielle Erfahrungen stehen nicht losgelöst für sich allein da, sondern können grundsätzlich in jedem ABEDL®-Bereich gemacht werden. Auch die Reaktionen eines Menschen auf die Erfahrungen werden dementsprechend in einer oder mehreren ABEDL® ausgedrückt.

Angehörige und Pflegende von schwerstkranken oder schwerstpflegebedürftigen Menschen werden im täglichen Zusammensein, bei der Arbeit und durch die Arbeit mit diesen Menschen ebenfalls mit Themen und Situationen konfrontiert, die das eigene Gefühlsleben stark berühren. Das Zusammenleben, die Pflege, Begleitung und Betreuung dieser Menschen sind also selbst existenzielle Erfahrungen des Lebens, mit denen sich Angehörige und Pflegende auseinandersetzen und die sie bewältigen müssen.

Gelingt es auf konstruktive und bewusste Weise durch gegenseitiges Verständnis und Unterstützung, können schwierige und schmerzhafte Erlebnisse integriert werden und die Angehörigen und Pflegenden gemeinsam mit den Betroffenen daran wachsen.

7.2 Strukturmodell zur Entbürokratisierung der Pflegedokumentation

Die Entwicklung dieses Modells für die Langzeitpflege erfolgte unter Einbindung der Einrichtungs- und Kostenträger und deren Verbänden, der prüfenden Instanzen und der Bundesländer (📖 [1]). Die Einführung wurde mit einer bundesweiten Implementierungsstrategie, für die eigens ein zentrales Projektbüro – „ein-STEP" = Einführung des Strukturmodells zur Entbürokratisierung der Pflegedokumentation – eingerichtet wurde, unterstützt. Basis war ein breiter Konsens der Beteiligten, dass die bisherige Praxis die Arbeitsbedingungen, die durch extreme Ausdifferenzierung und Fragmentierung gekennzeichnet war, die Arbeitsmotivation und die Arbeitszeit der Pflegenden negativ beeinflusste und es deswegen zu Einbußen bei der Attraktivität der Arbeit in der Pflege gekommen war.

Ein-STEP

Ein-STEP steht für Einführung des Strukturmodells zur Entbürokratisierung der Pflegedokumentation. Alle wesentlichen Informationen und Materialien hierzu stehen zum Download bereit unter https://www.ein-step.de/.

7.2.1 Grundlagen und Elemente des Modells

Das neue Modell wurde bewusst kompatibel zum neuen Pflegebedürftigkeitsbegriff und zum neuen Begutachtungsassessment (NBA), das kontextunabhängig den Grad der Selbstständigkeit abbildet, gestaltet und auf die spezifischen „pflegefachlich gebotenen Funktionen" ausgerichtet. Es stellt zur Planung des Pflegeprozesses folglich auf den individuellen Unterstützungsbedarf der pflegebedürftigen Person ab und fokussiert auf deren persönliche Umstände und Bedürfnisse, die abgebildet werden. Die Grundstruktur des spezifisch auf das jeweilige Setting (ambulant/stationär) adaptierten Modells basiert auf dem vierphasigen Pflegeprozess der Weltgesundheitsorganisation (WHO) und umfasst dementsprechend vier Elemente, analog der Abfolge der Arbeitsschritte in der Berufspraxis:

1. Strukturierte Informationssammlung (SIS®)
2. Individuelle Pflege- und Maßnahmenplanung
3. Pflegebericht mit dem Fokus auf Abweichungen
4. Individuell festgelegte Evaluationsdaten

Element 1: Strukturierte Informationssammlung (SIS®)

Den Einstieg in den Pflegeprozess bildet die Strukturierte Informationssammlung (SIS®), die an erster Stelle die individuelle Wahrnehmung zur Situation und die persönliche Einschätzung des Hilfebedarfs aus Sicht der zu pflegenden Person in Form einer narrativen Erzählweise erfragt und die „mit den Worten der zu pflegenden Person“, d.h. ungefiltert, schriftlich dokumentiert werden soll.

Erst im anschließenden zweiten Schritt wird der individuelle Pflegebedarf entlang von sechs wissenschaftsbasierten, pflegerelevanten Kategorien – Kognition und Kommunikation; Mobilität und Beweglichkeit; krankheitsbezogene Anforderungen und Belastungen; Selbstversorgung; Leben in sozialen Beziehungen; Wohnen/Häuslichkeit (stationär) bzw. Haushaltsführung (ambulant) – durch die Pflegefachperson eingeschätzt und schriftlich dokumentiert.

Die abschließende Risikomatrix der SIS® kombiniert pflegesensitive Phänomene und Risiken (abgeleitet aus den Expertenstandards) mit den pflegerelevanten Kontextkategorien (abgeleitet aus dem NBA), die in der Forschung im Zusammenhang mit den Phänomenen und Risiken als inhaltliche Auslöser identifiziert wurden: Beispielsweise erhöht eine beeinträchtigte Kognition oder ein Alleinleben das Sturzrisiko einer Person mit eingeschränkter Beweglichkeit/Mobilität. An dieser Stelle der SIS® erfolgt in einem dritten Schritt eine erste fachliche Einschätzung der Pflegefachperson zu den Phänomenen und Risiken: Dekubitus, Sturz, Schmerz, Inkontinenz, Ernährung sowie einem ggfs. individuell zu benennenden Phänomen/Risiko.

Element 2: Individuelle Maßnahmenplanung

Die Maßnahmenplanung umfasst einen Mix aus Grundpflege, psychosozialer Betreuung, hauswirtschaftlicher Versorgung und im stationären Bereich die Behandlungspflege auf der Grundlage aller in der SIS® erfassten Informationen und dem erfolgten Verständigungsprozess mit der zu pflegenden Person, der hier nachvollziehbar geplant und dargestellt wird und auch Gruppen- oder Einzelangebote der pflegerischen Betreuung einschließt. Auf eine konkrete Ausformulierung von Pflegezielen wird verzichtet, da die persönlichen Ziele im Verständigungsprozess ermittelt wurden. Dies erfordert allerdings eine hohe Kompetenz hinsichtlich des fachlichen Wissens und Könnens bei der Auftragsklärung und der klinischen Entscheidungsfindung sowie der Fähigkeiten in der Gesprächsführung und des diplomatischen Geschicks der Pflegefachperson bei der Aushandlung der gebotenen Maßnahmen. Ausgestaltet wird diese Planung entweder als Tagesstrukturierung oder in Form von Leistungskomplexen im ambulanten Sektor.

Element 3: Durchführung der Maßnahmen mit Fokussierung der Dokumentation auf Abweichungen

- Von der Maßnahmenplanung/Routine, da bei sachgerechtem Umgang mit der SIS® alle relevanten Informationen aus der Maßnahmenplanung hervorgehen.
- Einzelnachweise erfolgen im *stationären Setting* bei Dekubitusrisiko sowie gegebenenfalls bei anderen festgestellten Risiken und resultierenden Maßnahmen im Sinne des Risikomanagements (z. B. Trinkprotokolle) und für die Behandlungspflege, nicht jedoch für Maßnahmen der pflegerischen Betreuung.
- Im *ambulanten Setting* erfolgen zusätzliche Einzelnachweise für die erbrachten Maßnahmen bei Grundpflege, hauswirtschaftlicher Versorgung und pflegerischer Betreuung im Hinblick auf Abrechnungszwecke.

Element 4: Evaluation

Die Evaluation soll in angemessenen Abständen abhängig von den Gesundheitssituationen und Bedarfen (vgl. Element 2 und 3) stattfinden.

Das interne Qualitätsmanagement ist für die Festlegung routinemäßiger Evaluationszeiträume zuständig.

7.2.2 Ziele des Modells

Folgende explizite Ziele sollen mit diesem Modell erreicht werden:

- Der Blickwinkel der Klienten soll konsequent abgebildet (Personzentrierung) und bewusst von der Sichtweise der Pflegefachkräfte abgesetzt werden, damit Individualität und Selbstbestimmung auch bei vorliegenden gesundheitlichen Einschränkungen gefördert und ein Aushandlungsprozess zur Grundlage für Entscheidungen zu Art und Umfang der Pflege und pflegerischen Betreuung etabliert wird.
- Die Pflegedokumentation soll als Instrument zur Steuerung, Kommunikation und Sicherung der pflegerischen Versorgung und Betreuung inklusive pflegerelevanter Risiken/Phänomene verwendet werden und festschreiben.
- Eine effiziente, im Hinblick auf die Qualität und haftungsrechtliche Aspekte sichere Pflegedokumentation soll erreicht werden, die eine schnelle und übersichtliche Orientierung erlaubt und zugunsten der hilfe- und pflegebedürftigen Person zeitsparend ist.
- Die fachliche Kompetenz von Pflegefachkräften soll gestärkt werden.

LITERATUR

1. Bundesministerium für Gesundheit: Abschlussbericht Praxistest Effizienzsteigerung der Pflegedokumentation/Anlagenband zum Abschlussbericht Praxistest zur Entbürokratisierung der Pflegedokumentation, Berlin, 2014. Aus: https://www.ein-step.de/fileadmin/content/documents/Abschlussbericht_und_Anlagen__fin20140415_sicher.pdf (letzter Zugriff: 11.1.2018).
2. Löser A. Pflegekonzepte nach Monika Krohwinkel. Hannover: Schlütersche, 2004.
3. Montaigne de M. Von der Kunst das Leben zu lieben. Frankfurt: Eichborn, 2005.
4. Pessoa F. Das Buch der Unruhe. Zürich: Amman Verlag, 2003.
5. Sowinski C, Besselmann K, Rückert W. Qualitätshandbuch Wohnen im Heim. Köln: KDA, 1998.
6. Spindelböck J. Der Mensch als soziales Wesen. Aus: http://stjosef.at/artikel/mensch_als_soziales_wesen.htm (letzter Zugriff: 11.1.2018).
7. Spieling V. Kleine Geschichte der Philosophie. München: Pieper, 2006.
8. Zitatsammlung Wikiquote. Aus: www.wikiquote.org/wiki (letzter Zugriff: 11.1.2018).

KAPITEL

8 Der Pflegeprozess bei Personen mit Demenz

Rita Löbach

Der Pflegeprozess wird meist als Regelkreis mit vier bis sechs aufeinanderfolgenden Schritten oder Phasen beschrieben, der in der Pflegeplanung verschriftet wird. Es handelt sich um ein Verfahren, mit dem nach der Auftragserteilung der individuelle Pflegebedarf unter Beachtung der Bedürfnisse, Wünsche und gegebenen Rahmenbedingungen einer Person zunächst systematisch erhoben und eingeschätzt wird. Anschließend werden Maßnahmen zur Unterstützung ausgehandelt, vereinbart und durchgeführt, die im Hinblick auf die angestrebten Pflegeergebnisse im Prozessverlauf evaluiert und, falls erforderlich, angepasst werden.

Die Weltgesundheitsorganisation (WHO) entwickelte ein Modell des Pflegeprozesses mit vier Phasen bestehend aus Assessment, Planung, Intervention und Evaluation, das z. B. dem in ➤ Kap. 7.2 vorgestellten Strukturmodell zugrunde liegt.

Im Handbuch Demenz wird zusätzlich die Phase der Pflegediagnostik beschrieben, die sich im Pflegeprozess als eine ergänzende Phase an das Assessment anschließt und bei der aus der Analyse der erhobenen Informationen standardisierte Pflegediagnosen abgeleitet werden.

Die Steuerung und Gestaltung des Pflegeprozesses stellt als wirkmächtiges Instrument den Hauptaufgabenbereich der Pflegeprofession dar.

Der Pflegeprozess setzt sich aus zwei nicht trennbaren Dimensionen zusammen (➤ Abb. 8.1):

- Der Beziehungsgestaltung einerseits und
- Der Problemlösung bzw. -linderung andererseits

Zwischenmenschliche Beziehungsgestaltung ist nicht vermeidbar, denn auch der Versuch, die Beziehung zu einem Gegenüber zu vermeiden, stellt letztlich eine Art dar, sie zu gestalten. Beziehungsgestaltung erfolgt über die Kommunikation, die ebenfalls unvermeidbar ist.

„Man kann nicht nicht kommunizieren."
P. Watzlawik (📖 [20])

Die erfolgreiche Beziehungsgestaltung bildet eine Grundvoraussetzung zur Problemlösung. Deshalb muss die individuelle Pflegeprozessplanung immer beide Dimensionen umfassen und angemessen abbilden.

Personen mit Demenz sind einerseits zunehmend in ihrer Kommunikationsfähigkeit und damit auch in der Fähigkeit eingeschränkt, Beziehungen aufzunehmen und angemessen zu gestalten. Andererseits zeigen Forschungsergebnisse, dass deren Lebensqualität – Zufriedenheit oder Traurigkeit – in besonderer Weise mit dem Gefühl des Verbundenseins mit anderen Menschen zusammenhängt. Hinsichtlich der Pflegeprozess-Dimensionen sind Personen mit Demenz also insbesondere auf fachkompetente Unterstützung bei der zwischenmenschlichen Beziehungsgestaltung angewiesen. Pflegefachpersonen fokussieren in den Pflegeprozessen diesen Unterstützungsbedarf und formulieren in der Pflegeplanung konkrete Maßnahmen

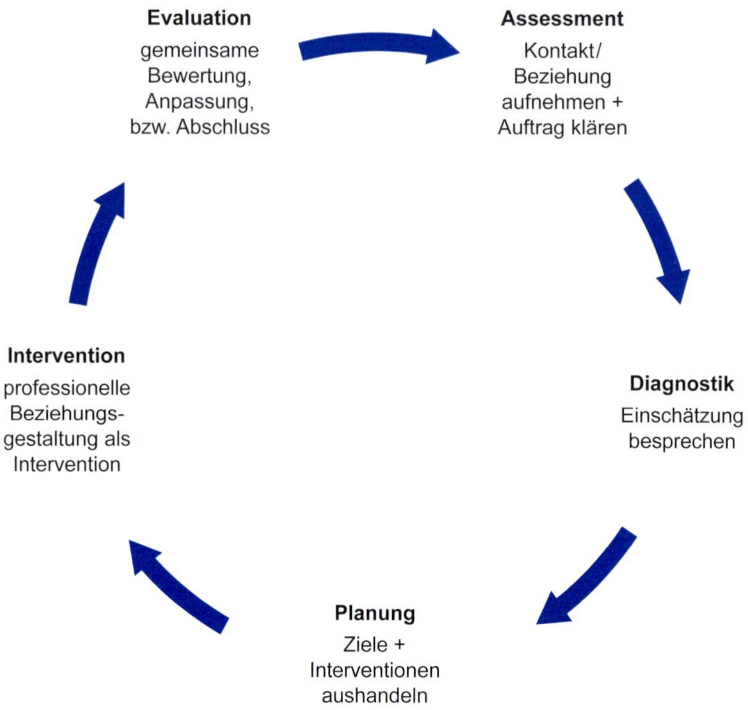

Abb. 8.1 Der Pflegeprozess als Problemlösungs- und Beziehungsprozess [L143]

im Hinblick auf die Kommunikation und Interaktion mit der betroffenen Person, damit diese sich geschätzt, angenommen und mit anderen Menschen verbunden fühlen kann.

8.1 Pflegerisches Assessment

Ausgangspunkt des Pflegeprozesses ist das pflegerische Assessment (📖 [17]).

Assessment (Einschätzung, Beurteilung)

= Pflegerisches Assessment bezeichnet eine aktuelle pflegerische Situationseinschätzung, die über die Erhebung der Vorgeschichte (Anamnese) hinausgehend, aktuelle Bedürfnisse, Probleme, Ressourcen und Bedarfe einer Person (mit Demenz) identifiziert und dokumentiert.

Es soll physische, psychische, kulturelle und psychosoziale Daten enthalten und neben objektiven Daten auch das subjektive Erleben des Betroffenen und ggf. seiner Angehörigen erfassen.

Das pflegerische Assessment ermöglicht eine zusammenfassende Beurteilung der Situation aus pflegerischer Sicht und stellt im Rahmen des Pflegeprozesses die Grundlage der Pflegediagnostik dar.

Mit dem pflegerischen Assessment wird durch die Identifizierung des Pflegebedarfs und der individuellen Bedürfnisse der Pflegeauftrag definiert und geklärt, welche Prioritäten bei den Problemen und angestrebten Pflegeergebnissen gesetzt werden sollen bzw. müssen. Alle nachfolgenden Schritte des Pflegeprozesses sind abhängig von der Qualität, Aussagekraft und Nachvollziehbarkeit des Pflegeassessments.

Klinische Entscheidungsfindung

Im Rahmen des Assessments sowie bei der Evaluation pflegetherapeutischer Maßnahmen finden eine Auswahl und Organisation der Informationen in sinnvoll erscheinende Muster, das Wiedererkennen bereits früher identifizierter Muster sowie das Begründen von Schlussfolgerungen statt. Dieses Geschehen wird als kritisches Denken bezeichnet, das beim Treffen von klinischen Entscheidungen unabdingbar ist. Die von Pflegenden im beruflichen Alltag getroffenen klinischen Entscheidungen gründen auf der Expertise der Pflegenden, den Vorstellungen der Pflegeempfänger, den Umgebungsbedingungen und den Erkenntnissen der Pflegewissenschaft. Sie haben wesentliche Auswirkungen auf das Wohlbefinden und die gesundheitliche Situation der Pflegeempfänger. Dies bedeutet, dass die Güte dieser Entscheidungen die Pflegequalität maßgeblich beeinflusst (📖 [1]).

Ziele des Pflegeassessments sind:

- Initiierung des Pflegeprozesses durch Bereitstellung von Informationen, die als Grundlage für die Abwägung und Priorisierung von vorrangigen Problemen und die weiteren Schritte des Pflegeprozesses dienen
- Identifizierung von Bedürfnissen, Umgebungsbedingungen und Interventionen oder Dienstleistungen, die für die Erreichung ergebnisrelevanter Kriterien von Bedeutung sind
- Transfer klientenspezifischer Daten an andere Leistungsanbieter im Gesundheitswesen
- Kontinuierliche Bereitstellung aktueller Informationen zur Beurteilung der Effizienz pflegerischer Interventionen

Die Erhebung/Sammlung der Informationen erfolgt über:

- Befragung im Gespräch mit der Person mit Pflegebedarf (Selbsteinschätzung) bzw. deren Angehörigen (Fremdeinschätzung)
- Verhaltensbeobachtung,
- Erhebung objektiver Daten durch Messung und Zählung unter Verwendung spezifischer Assessmentinstrumente oder -verfahren
- Sichtung/Auswertung von bereits vorhandenen Informationen, Pflegeüberleitungsbögen, Berichten, Untersuchungsbefunden und/oder Testergebnissen weiterer beteiligter Fachpersonen

Wichtige Aspekte eines professionellen, strukturierten Vorgehens:

- Durchführung des pflegerischen Assessments von einer fachlich qualifizierten pflegerischen Bezugsperson (BPFK), die den Pflegeprozess steuert und als Ansprechpartner allen Beteiligten in ihrer Funktion bekannt ist.
- Persönliche Vorstellung in der Funktion als pflegerische Bezugsperson bei den Pflegempfängern und den Angehörigen, z. B. im Rahmen eines (gemeinsamen) **Erstgesprächs.**
- Neben der Erfassung von pflegespezifischen Informationen hat das Erstgespräch eine wichtige Bedeutung beim Aufbau einer professionellen Beziehung: Wenn das Gespräch fachlich kompetent, d. h. einfühlsam, personenzentriert und mit angemessener Nähe-Distanz-Gestaltung geführt wird, können sich sowohl die Person mit Demenz als auch deren Angehörige verstanden und respektiert fühlen und Vertrauen zur Pflegeperson fassen.
- Ziele dieses Gesprächs sind die Beziehungsaufnahme, die Auftragsklärung, sowie die Erhebung der wichtigsten Informationen für eine **Ersteinschätzung.**
- Zum Abschluss erfolgt gegebenenfalls die Planung eines weiteren Gesprächs zur Erhebung vertiefender Informationen oder zum Austausch von ersten Beobachtungen und Erfahrungen für ein **umfassendes Pflegeassessment.**

Die Ersteinschätzung beginnt unmittelbar mit der Kontaktaufnahme und dem Kennenlernen des Betroffenen.

- Sie dient zur Ermittlung von unmittelbaren Risiken, der Identifikation von aktuellen Bedürfnissen und Problemen und der sofort erforderlichen Pflegeinterventionen.
- Falls angezeigt, kommen spezifische Assessmentinstrumente/Screenings zum Einsatz.

Die Erstellung eines umfassenden Pflegeassessments kann entsprechend der Aufgabenstellung einige Zeit in Anspruch nehmen.

- Zur strukturierten Dokumentation der Informationen sollte sich der Erhebungsbogen am angewandten Pflegemodell orientieren und freie Formulierungen erfordern, damit ein umfassendes Bild der Person entstehen kann.
- Bei der Verwendung von Erhebungsbögen mit vorgegebenen Satzbausteinen oder gar Ankreuzverfahren ist dies erfahrungsgemäß eher nicht der Fall. Diese Bögen bergen im Gegenteil die Gefahr, zu einer fragmentierten Sichtweise und Reduzierung der Person auf schematisch dargestellte Problembündelungen zu führen, was dem Ziel einer individuellen, die Person stärkenden Pflege zuwiderlaufen würde.

Bei speziellen Problemstellungen kann ein **Fokusassessment,** also die gezielte Abklärung eines spezifischen Problems, erforderlich werden, wenn bei der betroffenen Person mit Demenz in einzelnen Bereichen besondere Probleme auftreten, z. B.

- Schluckstörungen, Nahrungsverweigerung, deutliche Gewichtsabnahme
- Herausforderndes Verhalten (ständige Ruhelosigkeit, Apathie, abwehrendes oder aggressives Verhalten, ständiges Rufen/Schreien, Schlafstörungen)
- Gangunsicherheit, Sturzereignisse
- Suizidale Äußerungen

8

8.1.1 Beispiel-Pflegeassessment bei leichter Demenz vom Alzheimer-Typ (DAT) in ABEDL®-Struktur

FALLBEISPIEL

Frau A. ist 75 Jahre alt und lebt mit ihrem gleichaltrigen Ehemann in der gemeinsamen Wohnung. Der Ehemann bemerkt seit einiger Zeit, dass seine Frau vergesslicher geworden ist und in Gesprächen häufiger nach Worten sucht. Auch scheint sie weniger gesellig zu sein als früher. Er macht sich Sorgen und hat sie gebeten, sich in der Gedächtnisambulanz untersuchen zu lassen. Leistungen der Pflegeversicherung sind bisher nicht beantragt.

Pflegeassessment

Kommunizieren

Muttersprache Deutsch; Sprachverständnis unbeeinträchtigt, Wortfindungsstörungen, Weitschweifigkeit. Im Kontakt zugewandt, konzentriert. Im Gespräch mit mehreren Personen zurückhaltender als früher. Visusminderung beidseitig, mit Brille ausgeglichen. Hören unbeeinträchtigt. Telefonbenutzung unbeeinträchtigt.

Sich bewegen

Motorik unbeeinträchtigt, körperliche Geschicklichkeit unverändert zu früher, Antrieb leicht reduziert im Vergleich zu früher.

Vitale Funktionen aufrechterhalten

Mit Medikamenten kompensierte Herzinsuffizienz, keine aktuellen Beschwerden. Arztbesuche und Medikamenteneinnahme werden vom Ehemann unterstützt, da Frau A. Termine und Einnahme von Medikamenten vergisst. Blutdruck und Pulsfrequenz im Normbereich (135/80; 84), Atmung unauffällig, keine aktuellen Beschwerden.

Aktuelle Medikation: …

Sich pflegen

Frau A. führt die Körperpflege selbstständig durch. Laut Ehemann benötigt sie dazu mehr Zeit als früher und sie scheint weniger Wert auf ein gepflegtes Äußeres, z. B. Make-up, zu legen.

Zum Friseur wird sie regelmäßig vom Ehemann gebracht und abgeholt, weil sie sich die Fahrt mit dem Bus allein nicht mehr zutraut, nachdem sie einmal den falschen Bus genommen hatte.

Sich kleiden

Frau A. wählt ihre Kleidung selbst aus, die jedoch neuerdings nicht immer ganz zum Anlass passt und die sie seltener wechselt als früher. Sie kleidet sich selbstständig an, benötigt aber mehr Zeit.

Ausscheiden

Frau A. geht selbstständig zur Toilette, sie hat weder mit dem Wasserlassen noch mit dem Stuhlgang Probleme.

Essen und Trinken

Frau A. berichtet von gutem Appetit. Sie ist normalgewichtig (64 kg bei 170 cm Größe). Sie isst und trinkt selbstständig und bereitet Mahlzeiten selbstständig zu. Der Ehemann berichtet, dass seine Frau beim Kochen weniger variiert als früher, was ihn aber nicht stört.

Frau A. vergesse manchmal, ausreichend zu trinken. Keine Ödeme, keine Kau- oder Schluckstörungen, Zahnprothese oben.

Ruhen, schlafen, sich entspannen

Frau A. fühlt sich häufig erschöpft und schläft morgens deutlich länger als früher. Sie geht gern früh zu Bett (21:00 Uhr) und muss mehrmals nachts zum Toilettengang aufstehen. Insgesamt schläft sie bis zu zehn Stunden. Sie hält keinen Mittagsschlaf.

Sich beschäftigen, lernen, sich entwickeln

Frau A. war früher im Gesangverein und ist regelmäßig zum Kegeln gegangen. Jetzt geht sie nicht mehr zu den Gesangsproben, weil sie keine Lust mehr dazu hat, wie sie sagt, und zum Kegeln geht sie nur auf Drängen der Vereinskameraden, wenn sie abgeholt wird. „Es macht mir keine rechte Freude mehr."

Zu Hause beschäftigt sie sich zusammen mit dem Ehemann mit Hausarbeiten, die ihr schwerer von der Hand gehen. Sie ist umständlicher geworden, benötigt für alle Abläufe mehr Zeit und ist deshalb fast den ganzen Tag mit Haushaltspflichten beschäftigt.

Die eigene Sexualität leben

Der Ehemann berichtet im getrennten Gespräch zögernd, dass Frau A. sich für ihn als Partner nicht mehr besonders zu interessieren scheint. Frau A. gibt an, dass es da nichts zu sagen gibt.

Für sichere und fördernde Umgebung sorgen

Frau A. fährt nicht mehr gern Auto. Sie sagt, sie fühle sich unsicher, seitdem sie einmal nicht mehr gewusst habe, wie sie den Wagen aus der Garage zurücksetzen muss. Seitdem fährt der Ehemann. Die Bedienung der Haushaltsgeräte klappe noch problemlos, bis auf einmal, als sie vergessen hatte, den Herd abzustellen. Sie selbst gibt an, dass sie sowieso lieber mit ihrem Mann essen geht. Sie habe in ihrem Leben nun wirklich genug gekocht. Die Regelung der finanziellen Angelegenheiten hat der Ehemann übernommen, weil Frau A. immer wieder die Geheimzahl vergessen hatte. Vollmachten bestehen bisher nicht.

Soziale Kontakte und Beziehungen aufrechterhalten können

Frau A. zieht sich aus den Kontakten (Tanzen/Oper/Theater) mit Freunden und Bekannten zurück, bleibt lieber zu Hause und beteiligt sich weniger an Gesprächen. Anregungen und Unterstützungsangebote des Ehemanns lehnt sie häufig gereizt ab.

Mit existenziellen Erfahrungen umgehen und sich dabei entwickeln können

Frau A. berichtet, dass sie bis zur Pensionierung als Chefsekretärin gearbeitet und auch zu Hause alles organisiert habe. Jetzt fühlt sie sich häufig abgespannt und lustlos. Ihr Mann übernehme für alles im Alltag die Organisation, auch bei Dingen, von denen er keine Ahnung habe, was sie stört und ärgert. Sie vergesse manchmal etwas, aber das sei doch dem Alter geschuldet. Es sei ohnehin nicht einfach, älter und unsicherer zu werden. Die zwei Töchter wohnen weiter entfernt und kommen nur einige Male im Jahr zu Besuch. ▮▮

8

8.1.2 Beispiel-Pflegeassessment bei vaskulärer Demenz mit Strukturierter Informationssammlung (SIS®)

FALLBEISPIEL

Frau B. ist 70 Jahre alt und lebt seit Kurzem im Altenheim im Pflegewohnbereich. Sie war bis zur Berentung als Krankenschwester im Nachtdienst tätig und hatte als Rentnerin ehrenamtlich an zwei Tagen pro Woche in einer Einrichtung für Menschen mit geistiger Behinderung gearbeitet. Nach einem Schlaganfall hatte der Ehemann, der als Betreuer eingesetzt ist, seine Frau zunächst mit Unterstützung eines Pflegedienstes zuhause gepflegt, war dann jedoch selbst schwer erkrankt und konnte die häusliche Pflege deswegen nicht mehr weiterführen. Er besucht seine Frau täglich und der gemeinsame Sohn kommt ebenfalls regelmäßig zu Besuch.

Pflegeassessment

▮▮ Eigene Einschätzung hinsichtlich des Hilfebedarfs (Originalton Frau B.)

„Also allein kann ich nicht essen. Die rechte Hand kann ich bewegen, die linke Hand nicht. Ich versuche es, wenn das Brot klein geschnitten ist. Ja, und dann habe ich immer Kopfschmerzen und dann muss ich ins Bett. Das kann ich nicht ändern. Ich will versuchen, jeden Tag aufzustehen. Mit Hilfe klappt das ganz gut. Heute bin ich schon zwei Stunden auf. Sonst will ich erst mal nichts weiter und brauche auch nichts weiter."

TF 1 Kognitive und kommunikative Fähigkeiten

Frau B. kann sich verbal äußern; es bestehen jedoch deutliche Merkfähigkeits- und Konzentrationsstörungen. Auch die Auffassungsfähigkeit und die Impulskontrolle sowie die Urteilsfähigkeit erscheinen beeinträchtigt. Die Diagnose Demenz ist fachärztlich gestellt. Frau B. versteht Informationen und Hinweise, erinnert sich jedoch nicht an Absprachen und Erklärungen. Sie reagiert angespannt und ruft immer wieder laut nach Unterstützung, wenn ihre Wünsche und Bedürfnisse nicht unverzüglich erfüllt werden. Nach erfolgter Unterstützung ruft sie oftmals sofort wieder um weitere Hilfestellung und zeigt sich dann auch nicht imstande, Erklärungen anzuhören und ihr Verhalten zu ändern.

TF 2 Mobilität und Beweglichkeit

Frau B. ist linksseitig gelähmt und hat keine hinreichende Kontrolle über ihre Bewegungen. Lagewechsel, Aufrichten und Hinlegen im Bett kann sie nicht eigenständig durchführen. Zum Transfer außerhalb des Bettes benötigt sie Unterstützung. Im Rollstuhl sitzend, kann sie sich im Wohnbereich nicht eigenständig bewegen oder diesen verlassen. Sie lehnt die täglichen Mobilisierungsangebote in den Rollstuhl häufig unter Hinweis auf Kopfschmerzen ab. Zweimal wöchentlich erhält sie Physiotherapie.

TF 3 Krankheitsbezogene Anforderungen und Belastungen

Frau B. benötigt umfassende Unterstützung beim Therapie- und Medikamentenmanagement und der Versorgung mit Hilfsmitteln. Die Medikamente werden gestellt und die Einnahme wird begleitet/unterstützt. Frau B. fällt es infolge ihrer kognitiven Beeinträchtigungen besonders schwer, abzuwarten und eigene Bedürfnisse aufzuschieben. Der Ehemann ist sehr besorgt um seine Frau und versucht, alle ihre Wünsche und Forderungen zu erfüllen, was ihn sehr anstrengt.

TF 4 Selbstversorgung

Frau B. benötigt umfassende Unterstützung bei der Körperpflege, beim Kleiden, bei der Toilettenbenutzung sowie beim Essen und Trinken. Sie ist motorisch in der Lage, einen Löffel oder Becher zum Mund zu führen, besteht jedoch meist darauf, dass Speisen und Getränke angereicht werden.

TF 5 Leben in sozialen Beziehungen

Aufgrund der Immobilität und der kognitiven Beeinträchtigungen benötigt Frau B. Vermittlung und zur Aufnahme und Gestaltung von Sozialkontakten. Der Ehemann kommt täglich zu Besuch und der Sohn hat ebenfalls regelmäßig Kontakt. In Gruppen fühlt sich Frau B. meist nicht lange wohl und zeigt sich dann häufig schon nach kurzer Zeit angespannt und laut rufend. Manchmal entspannt sie sich, wenn sie sich bei schönem Wetter in Begleitung im Garten aufhalten kann. Das häufige laute Rufen löst bei den Mitbewohnern in ihrer Umgebung Irritationen, Unbehagen und Ablehnung aus.

TF 6 Wohnen/Häuslichkeit

Frau B. lebt in dem Wohnbereich in einem Einzelzimmer mit einer davor liegenden Diele und eigenem Badezimmer. Bisher ist das Zimmer nur mit wenigen persönlichen Gegenständen/Möbelstücken eingerichtet. Sie selbst ist nicht in der Lage, sich einzurichten, und sie äußert häufiger, dass sie am liebsten wieder zu ihrem Ehemann ziehen würde.

Matrix Pflegerelevante Risiken und Phänomene

Bei Frau B. ergeben sich bei der ersten Einschätzung Hinweise auf Dekubitus- und Sturzgefahr sowie auf die für die Pflege und Betreuung relevanten Phänomene Inkontinenz, Schmerz und Ernährung. ■

8.2 Pflegediagnostik

Pflegediagnostik

= Nach der Erhebung und Zuordnung erfolgt im Rahmen des Assessments die Analyse der gesammelten Informationen und Daten. Individuelle Probleme und zugehörige Ressourcen werden ermittelt und der konkrete Unterstützungsbedarf wird identifiziert. Dabei geht es um Reaktionen eines Menschen auf ein gegenwärtiges oder potenzielles Problem bei der eigenständigen Alltagsbewältigung und Bedürfnisbefriedigung im Zusammenhang mit der Gesundheit oder Lebensprozessen.

8.2.1 NANDA-Pflegediagnosen

Pflegediagnosen sind kurze, auf einer systematischen Datensammlung beruhende, exakt formulierte Aussagen, die beschreiben, weshalb und für welches konkrete Problem ein Mensch Pflege benötigt und über welche Ressourcen er bezogen auf das Problem verfügt. Sie bilden das Resultat des diagnostischen Prozesses in einer einheitlichen professionellen Fachsprache ab.

Zum Vergleich eine Definition medizinischer Diagnosen:

Medizinische Diagnosen beschreiben in Kurzform Erkrankungen/Gründe, aus denen jemand medizinische Behandlung braucht.

Daraus folgend treten Pflegediagnosen nicht in Konkurrenz zu medizinischen Diagnosen, sondern verhalten sich zu diesen komplementär und bilden die Grundlage zur Auswahl der berufsspezifisch eigenverantworteten Pflegeinterventionen. Im Handbuch Demenz wird auf die Pflegediagnosen der Nordamerikanischen Pflegediagnosenvereinigung (NANDA-International) Bezug genommen und diese werden bei den Falldarstellungen in ➤ Kap. 9 angewendet.

NANDA-Pflegediagnosen werden fortlaufend überarbeitet und bilden den aktuellen Stand der Pflegewissenschaft ab. Durch die standardisierte Sprache werden Pflegefachpersonen in die Lage versetzt, untereinander oder mit anderen Fachpersonen der Gesundheitsversorgung zu kommunizieren und die pflegespezifische Leistung darzustellen und abzugrenzen. Die NANDA-I-Pflegediagnosen sind in 16 Sprachen übersetzt und werden weltweit verwendet (📖 [14]).

8.2.2 Das P-E-S-R-Format

Aktuelle Pflegediagnosen beschreiben das Problem des Betroffenen, dessen mögliche ursächliche oder beeinflussende Faktoren und dessen wahrnehmbare Anzeichen. Sie werden im sog. **P-E-S-R-Format** dokumentiert:

- **P** steht für den Diagnosetitel, der das bestehende Problem/Phänomen definiert.
- **E (beeinflusst durch: b/d)** steht für die möglichen Einflussfaktoren/Ursachen, die zum Auftreten des Problems/Phänomens geführt haben.
- **S (angezeigt durch: a/d)** steht für Symptome und Anzeichen, an denen das Problem/Phänomen erkennbar, sichtbar wird.
- **R** steht für Ressourcen, die körperlich-funktioneller, psychischer, sozialer und materieller Art sein können.

8.2.3 Das P-R-R-Format

Risiko-Pflegediagnosen beschreiben im Titel das potenzielle Problem mit dem Begriff „Gefahr eines/einer …" und benennen dann als Einflussfaktoren/Ursachen zugehörige Risikofaktoren, die zum Problem führen können.

Die Dokumentation erfolgt im **P-R-R-Format:**

- **P** steht für den Diagnosetitel.
- **R** steht für die Risikofaktoren.
- **R** steht für Ressourcen.

Innerhalb des Pflegeprozesses unterliegen die Pflegediagnosen dessen Dynamik und verändern sich entsprechend.

8.2.4 Angestrebte Pflegeziele

Pflegeziele

= gedachter, vorweggenommener Zustand. Pflegeziele beschreiben grundsätzlich die von der Person mit Pflegebedarf angestrebten bzw. mutmaßlich angestrebten Ziele. Sie resultieren aus der diagnostischen Aussage und beschreiben, was die pflegebedürftige Person mithilfe der Unterstützung zu erreichen hofft. Realistische, erreichbare Pflegeziele sind das Ergebnis eines Reflexions- und Aushandlungsprozesses!

8.2.5 Pflegediagnosen bei Demenz

Eine Übersicht über häufig vorkommende NANDA-Pflegediagnosen bei Demenz gibt die nach den Themenfeldern der SIS® geordnete ➤ Tab. 8.1.

Tab. 8.1 NANDA-Pflegediagnosen bei Demenz gegliedert nach den Themenfeldern der SIS®

Themenfeld SIS®	NANDA-Pflegediagnosentitel
TF 1 Kognitive und kommunikative Fähigkeiten	• (Gefahr einer) beeinträchtigte(n) Beziehung • Unterbrochene Familienprozesse • Beeinträchtige Gedächtnisleistung • Gefahr einer fremdgefährdenden Gewalttätigkeit • Ineffektive Impulskontrolle • Beeinträchtigte soziale Interaktion • Geringe emotionale Kontrolle • Beeinträchtigte verbale Kommunikation • (Gefahr einer) Machtlosigkeit • Gefahr einer beeinträchtigten Menschenwürde • Unwirksames Sexualverhalten • (Gefahr einer) akute(n) Verwirrtheit • Chronische Verwirrtheit
TF 2 Mobilität und Beweglichkeit	• Beeinträchtigte körperliche Mobilität • Ruheloses Umhergehen • Sturzgefahr
TF 3 Krankheitsbezogene Anforderungen und Belastungen	• Angst • Aspirationsgefahr • Frailty-Syndrom im Alter • Defensives Coping • Verhindertes familiäres Coping • Unwirksames Gesundheitsverhalten • Unwirksames familiäres Gesundheitsmanagement • Furcht • Funktionelle Harninkontinenz • Schlafmangel • Schlafstörung • Schluckstörung • Schmerz (chronisch, akut) • Stuhlinkontinenz • Noncompliance • Unwirksame Verleugnung • Verletzungsgefahr
TF 4 Selbstversorgung	• (Gefahr eines) Flüssigkeitsdefizit(s) • Mangelernährung • Selbstvernachlässigung • Selbstversorgungsdefizit: Essen+ Trinken; Körperpflege; Sich kleiden; Toilettenbenutzung

8

Tab. 8.1 NANDA-Pflegediagnosen bei Demenz gegliedert nach den Themenfeldern der SIS® *(Forts.)*

Themenfeld SIS®	NANDA-Pflegediagnosentitel
TF 5 Leben in sozialen Beziehungen	• Unwirksame Aktivitätenplanung • Beschäftigungsdefizit • Soziale Isolation • (Gefahr einer) Rollenüberlastung der pflegenden Bezugsperson • Vereinsamungsgefahr
TF 6 Haushaltsführung bzw. Wohnen/Häuslichkeit	• Beeinträchtigter Comfort • Beeinträchtigte Haushaltsführung • (Gefahr eines) Relokationsstresssyndrom(s)

8.2.6 NANDA-Pflegediagnose „Chronische Verwirrtheit"

Definition: Irreversible, lang andauernde und/oder fortschreitende Verschlechterung von Intellekt und Persönlichkeit, gekennzeichnet durch eine verminderte Fähigkeit, Umweltreize zu interpretieren, und die verminderte intellektuelle Denkfähigkeit und angezeigt durch Störungen des Gedächtnisses, der Orientierung und des Verhaltens (📖 [14]).

Beeinflussende Faktoren

- Alzheimer-Krankheit
- Hirnverletzung (z. B. Hirnschädigung, neurologische Erkrankung, Trauma, Tumor)
- Korsakow-Syndrom
- Multiinfarkt-Demenz
- Zerebrovaskuläres Ereignis

Bestimmende Merkmale

- Veränderung in der Interpretation
- Veränderung im Langzeitgedächtnis
- Persönlichkeitsveränderung
- Veränderte Reaktion auf Reize
- Veränderung im Kurzzeitgedächtnis
- Chronische kognitive Beeinträchtigung
- Beeinträchtigte soziale Funktion
- Normaler Bewusstseinsgrad
- Hirnorganische Störung
- Fortschreitende Veränderung der kognitiven Funktion

8.2.7 NANDA-Pflegediagnose „Akute Verwirrtheit"

Definition: Plötzliches Auftreten von reversiblen Störungen des Bewusstseins, der Aufmerksamkeit, Kognition und Wahrnehmung, die sich über einen kurzen Zeitraum entwickeln (📖 [14]).

Beeinflussende Faktoren

- Alter über 60 Jahre
- Demenz
- Suchtmittelmissbrauch
- Delir
- Veränderungen des Schlaf-Wach-Zyklus

Bestimmende Merkmale

- Unruhe
- Veränderung der kognitiven Funktion
- Veränderung des Bewusstseinszustands
- Veränderung der psychomotorischen Funktion
- Halluzinationen
- Ist nicht in der Lage, zielgerichtetes Verhalten zu initiieren

8

- Ist nicht in der Lage, zweckgerichtetes Verhalten zu initiieren
- Unzureichende Durchführung von zielgerichtetem Verhalten
- Unzureichende Durchführung von zweckgerichtetem Verhalten
- Ruhelosigkeit
- Fehlwahrnehmung

Bei der Pflegeprozessplanung mit NANDA-Pflegediagnosen sollen die auf den jeweiligen Einzelfall zutreffenden bestimmenden Merkmale aus der Liste durch eine kurze Beschreibung der individuellen Fakten ergänzt werden, damit die persönliche Situation des Betroffenen sowie dessen Reaktionen/Verhalten angemessen beschrieben sind.

Vorhandene Ressourcen und Fähigkeiten des Betroffenen sollen ebenfalls dokumentiert werden. Wenn noch nicht genügend Informationen vorliegen, wird die Pflegediagnose als **Verdachtspflegediagnose** (V. a. [Pflegediagnosetitel]) formuliert.

8.2.8 Allgemein formulierter Pflegeprozess bei chronischer Verwirrtheit

Pflegeassessment

Das Pflegeassessment identifiziert Einflussfaktoren und Merkmale bei einer pflegebedürftigen Person, wie sie im Folgenden beispielhaft aufgeführt sind.

Pflegediagnostik

Einflussfaktoren (Ätiologie, mögliche Ursachen)

- Alzheimer-Krankheit
- Hirnverletzung (z. B. Hirnschädigung, neurologische Erkrankung, Trauma, Tumor)
- Zerebrovaskuläres Ereignis
- Korsakow-Syndrom
- Multiinfarkt-Demenz

Symptome (Merkmale, Kennzeichen)

- **Veränderte Interpretation:** z. B. Einsichtsmangel, nicht zugänglich sein für Argumente, Vergiftungsängste, Bestehlungsideen, nicht objektivierbare Eifersuchtsgefühle, Verkennungen
- **Persönlichkeitsveränderung:** z. B. mit verstärkter Reizbarkeit, Enthemmung, Verlust der Schamgrenze; zunehmender sozialer Rückzug bei früher geselligen Menschen
- **Veränderte Reaktion auf Reize:** z. B. ruheloses Umhergehen, verringerte Stresstoleranz, verbal geäußerte oder durch Verhalten demonstrierte Gefühle der Unsicherheit, Angst, Verzweiflung, Fremdheit, Anspannung, der Bedrohung, der Verlorenheit
- **Veränderung im Langzeitgedächtnis (Erinnerungsfähigkeit):** z. B. weit zurückliegende biografische Ereignisse werden lückenhaft oder nicht erinnert, Wissen um die eigene Identität ist beeinträchtigt
- **Veränderung im Kurzzeitgedächtnis (Merkfähigkeit):** aktuelle Verabredungen, Erklärungen, Anweisungen, Ereignisse werden nicht erinnert, Anweisungen, Absprachen oder Termine nicht eingehalten, Medikamente nicht eingenommen
- **Beeinträchtigte soziale Funktion:** z. B. Veränderung bei oder Verlust von sozialen Fertigkeiten und Verhaltensregeln, Vertrauensverlust und Misstrauen, häufig auftretende Konflikte mit anderen Menschen, unangemessene Nähe zu fremden Personen/Vertrauensseligkeit
- **Chronische kognitive Beeinträchtigung bzw. fortschreitende Veränderung der kognitiven Funktion:** z. B. Auffassungsstörungen, zunehmende Sprachstörungen (sprechen/verstehen), verlangsamte Gedanken, beeinträchtigte Urteilsfähigkeit, beeinträchtigte Orientierung, Unfähigkeit, bekannte Dinge zu erkennen (Agnosie), Störung von

Handlungsabläufen (Apraxie), Unfähigkeit, sinnentnehmend zu lesen, zu schreiben, zu rechnen, beeinträchtigte Selbstsorgefähigkeiten/Selbstversorgungsdefizite (Erledigung finanzieller Angelegenheiten, einkaufen, kochen, Haushaltsführung, waschen, kleiden, Toilettenbenutzung, essen, trinken)
- **Normaler Bewusstseinsgrad:** Person ist wach, ansprechbar und reagiert geordnet

Ressourcen (Auswahl)

Die chronisch verwirrte Person
- kann das subjektive Erleben verbal ausdrücken,
- verfügt über unbeeinträchtigte Beweglichkeit, hinreichende körperliche Belastbarkeit,
- verfügt über intakte Sinneswahrnehmung,
- zeigt sich im Kontakt zu anderen Menschen freundlich zugewandt,
- drückt Gefühle verbal aus,
- nimmt Unterstützung an,
- erkennt Gefahrensituationen,
- findet sich in der näheren/gewohnten Umgebung zurecht,
- hat eine vertrauensvolle Beziehung zu bestimmten Personen,
- verfügt über ausreichende finanzielle Mittel,
- benutzt vertraute Hilfsmittel,
- ist meist ausgeglichen gestimmt,
- zeigt sich meist entspannt und zuversichtlich.

Pflegetherapie

Die Pflegefachkraft reflektiert/bespricht mögliche Ziele und Evaluationskriterien

Die chronisch verwirrte Person bewahrt oder erlangt relatives Wohlbefinden, indem sie verbal äußert oder mit dem Verhalten zeigt, dass:
- sie sich verstanden und akzeptiert fühlt,
- sie interessiert ist, in Kontakt mit anderen Menschen zu treten/in Kontakt tritt,
- sie interessiert ist, durch Bezugspersonen begleitet zu werden/Begleitung genießt,
- sie interessiert ist, an (Gruppen-)Aktivitäten teilzunehmen/aktiv teilnimmt,
- sich sicher bzw. aufgehoben fühlt,
- sie in eine stützende Tagesstruktur eingebunden ist,
- sie Entspannung/Zufriedenheit zeigt,
- „herausforderndes Verhalten“ nicht mehr/seltener auftritt,
- sie sich im Kontakt mit anderen Menschen freundlich und zugewandt zeigt,
- sie im Kontakt mit anderen Menschen Blickkontakt aufnimmt und hält,
- sie die Initiative ergreift, aktiv mitmacht,
- sie lächelt, summt, pfeift,
- sie mit Appetit/Genuss isst,
- sie interessiert beobachtend am Geschehen teilnimmt.

Die Pflegefachkraft handelt aus/plant angezeigte Interventionen

Die im Folgenden genannten Pflegeinterventionen stellen Kategorien von Maßnahmen bei chronischer Verwirrtheit dar, die bezogen auf die betroffenen Personen individuell ausgehandelt, formuliert und gegebenenfalls in Zusammenarbeit mit weiteren Fach- und/oder Assistenzkräften gemeinsam durchgeführt werden.

Übergeordnetes Ziel aller Interventionen ist das Erreichen von relativem Wohlbefinden und persönlicher Sicherheit bei größtmöglicher Selbstbestimmung der Person mit Demenz.
- **Ermitteln** von Ressourcen, des Ausmaßes der Beeinträchtigungen, möglicher Gefährdungsaspekte, der Einstellung des Pflegebedürftigen und seiner Angehörigen zur Verwirrtheit sowie medizinischer Diagnosen im Zusammenhang mit der Verwirrtheit (das Assessment selbst ist eine Intervention)
- **Gestalten** eines angepassten Milieus, um Sicherheitsrisiken zu minimieren

8

und ein Gefühl von Aufgehobensein bei eingeschränkten kognitiven Fähigkeiten zu erlangen, zu bewahren oder zu erhöhen
- **Anpassen** der Kommunikation und Interaktion, um das Selbstwertgefühl zu stärken
- **Informieren, Beraten** der Angehörigen und ggf. weiterer (Fach-)Personen
- **Einbeziehen** des Betroffenen und der Angehörigen
- **Veranlassen/Durchführen** von fachlich angezeigten, demenzspezifischen Pflegeinterventionen (➤ Kap. 8.3)

Pflegeevaluation

Mögliche Evaluationskriterien (Auswahl)

Die Person mit Pflegebedarf
- zeigt trotz der kognitiven Beeinträchtigungen infolge Demenz Anzeichen von Wohlbefinden und gesundem Selbstwertgefühl.
- zeigt im Rahmen der individuellen Möglichkeiten größtmögliche Selbstbestimmung, indem sie eigene Entscheidungen trifft.
- zeigt das im Rahmen des Krankheitsverlaufs bestmögliche Funktionsniveau.
- Sicherheitsrisiken sind dokumentiert und durch angemessene Maßnahmen minimiert.

Die Angehörigen
- sind informiert über die individuellen Einflussfaktoren, die bestimmenden Merkmale sowie die möglichen Auswirkungen der chronischen Verwirrtheit.
- sind in den Pflegeprozess einbezogen, kennen die pflegerische Bezugsperson namentlich als ihren Ansprechpartner, beteiligen sich an Interventionen.
- sind informiert über Leistungen der Sozialversicherung/Krankenversicherung/Pflegeversicherung nach SGB, Selbsthilfegruppen und Unterstützungsangebote für Angehörige von Menschen mit Demenz.

8.3 Pflegeinterventionen

Pflegeintervention

= Handlungsschritte auf der Grundlage von Pflegediagnosen zur Erreichung von Ergebnissen, für die Pflegende verantwortlich sind, werden als Pflegeinterventionen bezeichnet (📖 [12]).

Die nachfolgend vorgestellten Leitsätze, Methoden, Interventionen und Konzepte sind nicht als Techniken zu verstehen, die schematisch alle nach- oder nebeneinander angewendet bzw. abgearbeitet werden sollen. Sie stellen eine Palette von Interventions- und Gestaltungsmöglichkeiten dar, die Pflegefachleute von Personen mit Demenz kennen und beherrschen sollten, um diese im Bedarfsfall in die Pflegeprozessplanung zu integrieren.

Dies ist, wie die gesamte Pflegeprozessplanung, immer ein kreatives und niemals ein rein mechanisches bzw. standardisiertes Geschehen. Es erfordert neben der umfassenden Kenntnis von Prinzipien und Methoden von den Pflegenden Sensibilität, Erfahrung sowie ein Gespür für die Möglichkeiten innerhalb der im Einzelfall gegebenen Rahmenbedingungen.

8.3.1 Leitsätze zur therapeutischen Beziehungsgestaltung

- Kommunizieren Sie deutlich und eindeutig, d. h., verbal und nonverbal ausgedrückte Botschaften stimmen überein.
- Betrachten Sie die Person mit Demenz als erwachsene Person und gestalten Sie die Beziehung zu ihr mit einem angemessenen Nähe-Distanz-Verhältnis.
- Drücken Sie Wertschätzung und Respekt aus, indem Sie Blickkontakt auf-

8

nehmen und halten, mit Ihrer Stimme und mit Ihrer auf die Person gerichteten Aufmerksamkeit.
- Versuchen Sie, sich in die betroffene Person einzufühlen. Wie mag sie die Situation erleben?
- Verhalten Sie sich im Kontakt mit der betroffenen Person echt und ehrlich.
- Beobachten Sie Verhalten, Gestik, Mimik der betroffenen Person auf Zeichen von Stress bzw. Wohlbefinden.
- Reagieren Sie auf die von der betroffenen Person geäußerten Gefühlsinhalte.
- Informieren Sie sich über die Biografie der betroffenen Person.
- Nehmen Sie Fähigkeiten und Persönlichkeitsmerkmale der betroffenen Person bewusst wahr und tauschen Sie sich regelmäßig in Teambesprechungen respektvoll darüber aus.
- Bieten Sie Hilfestellungen diskret an, damit die betroffene Person „das Gesicht wahren" und die Hilfe annehmen kann.
- Deuten Sie seltsam anmutendes Verhalten der betroffenen Person nicht als gegen Sie gerichtete Provokation, sondern fragen Sie sich, welches Bedürfnis bzw. welche Ressource sich in diesem Verhalten ausdrückt.
- Reflektieren und berücksichtigen Sie die besonderen psychischen Bedürfnisse von Menschen mit Demenz.
- Sorgen Sie für sich selbst.
- Organisieren Sie Hilfe, teilen Sie Aufgaben und Verantwortung und dokumentieren Sie getroffene Absprachen.

8

8.3.2 Einbeziehen und Aushandeln

Als Folge u. a. von unzureichender Einbindung (📖 [11]) der Pflegeempfänger und ggf. der Angehörigen in Entscheidungen etwa bei mangelnder Transparenz und Partnerschaftlichkeit bei der Entscheidungsfindung kann ein subjektives Machtgefälle zwischen Pflegenden und Pflegeempfängern entstehen und bei diesen zu Widerständen oder Passivität führen. Werden hingegen Copingstrategien, Ressourcen, Selbstwirksamkeitserwartungen und Selbsterleben des Pflegeempfängers eruiert und in den Fokus des pflegerischen Handelns gestellt, bilden diese den Ausgangspunkt für das Aushandeln von realistischen Interventionen und erreichbaren Pflegezielen innerhalb des fachlich gegebenen Handlungsspielraums. Einbeziehen und Aushandeln stellen insofern jeweils selbst wirkmächtige psychosoziale Pflegeinterventionen dar, die sich aktivierend, ressourcenschützend und adhärenzfördernd auswirken können.

Die Interventionen „Einbeziehen und Aushandeln" erfordern bei den Pflegefachkräften entsprechende Kompetenzen in der therapeutischen Gesprächsführung und professionelle Rollenklarheit.

8.3.3 Pflegeintervention (NIC) „Demenzpflege"

Die Pflegeinterventionsklassifikation (Nursing Interventions Classification, NIC) enthält insgesamt bisher 514 Interventionen, die in 7 Bereiche und 30 Klassen gegliedert sind (📖 [3]). Jede Intervention hat einen Titel, eine Definition und eine Liste der zugehörigen möglichen Aktivitäten sowie eine kurze Auflistung von Hintergrundinformationen. Die Standardisierung bezieht sich auf den Titel und die Definition, wobei die für den Einzelfall zutreffenden/passenden Aktivitäten ausgewählt und nötigenfalls modifiziert werden können.

Pflegeintervention (NIC) „Demenzpflege"

= Bereitstellung einer angepassten Umgebung für den Patienten mit chronischer Verwirrtheit

Aktivitäten Auswahl [Modifikation der Autorin]

- Integrieren von Familienmitgliedern in die Planung, Durchführung und Bewertung der Pflege in dem von Ihnen gewünschten Umfang
- Ermitteln gewohnter Verhaltensmuster für Aktivitäten wie Schlaf, Einnahme von Medikamenten, Ausscheidung, Nahrungsaufnahme, Selbstpflege
- Erheben der körperlichen, sozialen und psychologischen Vorgeschichte sowie der alltäglichen Verhaltensmuster und Routinen [der chronisch verwirrten Person] des Patienten
- Feststellen von Art und Ausmaß des kognitiven Defizits/der kognitiven Defizite unter Anwenden eines standardisierten Assessment-Instruments (z. B. MMST ➤ Kap. 4.2.1)
- Feststellen der Erwartungen an das Verhalten [der chronisch verwirrten Person] des Patienten gemäß seinem kognitiven Zustand
- Sorgen für eine reizarme Umgebung (z. B. leise, beruhigende Musik, beschaulich, einfach, vertraute Dekormuster sowie Leistungsansprüche, welche die kognitiven Verarbeitungsfähigkeiten nicht überfordern, und Mahlzeiten in kleinen Gruppen)
- Sorgen für eine konstante physische Umgebung und Tagesroutine
- Ermitteln und Beseitigen potenzieller gefahren in der Umgebung des Patienten [der chronisch verwirrten Person]
- Sprechen in deutlicher, leiser, freundlicher und respektvoller Tonlage
- Einsetzen von Ablenkung statt Konfrontation, um das Verhalten zu managen
- Sorgen für bedingungslos positive Aufmerksamkeit
- Vermeiden von Berührung und Nähe, falls dies Stress oder Angst auslöst
- Sorgen für Betreuungspersonen, die dem Patienten [der chronisch verwirrten Person] vertraut sind
- Vermeiden nicht vertrauter Situationen, wenn möglich (z. B. Zimmerwechsel oder Termine ohne die Anwesenheit vertrauter Personen)
- Sorgen für Ruhephasen, um Müdigkeit/Erschöpfung zu verhindern und Stress abzubauen
- Überwachen von Ernährung und Gewicht
- Sorgen für Hinweise, wie etwa aktuelle Ereignisse, Jahreszeit, Aufenthaltsort und Namen, um die Orientierung zu unterstützen
- Dem Patienten [der chronisch verwirrten Person] ermöglichen, auf Wunsch auch allein zu essen
- Sorgen für Fingerfood, um eine ausreichende Ernährung eines Patienten (einer chronisch verwirrten Person) zu gewährleisten, der sich zum Essen nicht hinsetzt
- Reduzieren des Lärmpegels, indem Pager und klingelnde oder summende Rufzeichen vermieden werden
- Auswählen der Eins-zu-eins-Aktivitäten oder Gruppenaktivitäten auf der Grundlage der kognitiven Verarbeitungsfähigkeiten und Interessen des Patienten [der chronisch verwirrten Person]
- Beschriften bekannter Fotos mit den Namen der darauf abgebildeten Personen
- Bitten von Familienmitgliedern und Freunden, den Patienten (die chronisch verwirrte Person) nur allein oder zu zweit zu besuchen, um die Stimulation zu begrenzen, falls notwendig
- Sorgfältiges Überwachen auf physiologische Ursachen verstärkter Verwirrtheit, die akut und reversibel sein können
- Entfernen oder Abdecken von Spiegeln, wenn der Patient (die chronisch ver-

wirrte Person) durch sie verängstigt oder agitiert wird
- Erörtern von Angelegenheiten der häuslichen Sicherheit und Interventionen

8.3.4 Pflegeintervention (NIC) „Demenzpflege: Körperpflege"

Personen mit Demenz benötigen bei der Körperpflege und beim Ankleiden Unterstützung. Dies bedeutet körpernahes Arbeiten, was von Menschen mit Demenz aus Scham oder in Situationsverkennung häufig abgelehnt, manchmal sogar tätlich abgewehrt wird. Die Pflegeintervention „Demenzpflege: Körperpflege" der Pflegeinterventionsklassifikation (NIC) (📖 [3]) stellt einen Katalog von Aktivitäten zur Auswahl.

Pflegeintervention (NIC) „Demenzpflege: Körperpflege"

= Verringerung aggressiven Verhaltens beim Reinigen des Körpers

Aktivitäten (Auswahl, [Einfügung der Autorin])

- Individuelles Gestalten des Bades entsprechend den üblichen Vorlieben des Patienten [der chronisch verwirrten Person] und/oder kulturell bedingten Traditionen
- Anwenden einer flexiblen Vorgehensweise durch Sorgen für Auswahlmöglichkeiten und Kontrolle über die Tageszeit und die Art des Bades (Duschen, Wannenbad oder Waschen mit dem Schwamm)
- Sorgen für Privatsphäre und Sicherheit beim Entkleiden und Baden
- Weitestmögliches Simulieren einer häuslichen Atmosphäre (z. B. Dekorieren der Wände, sanfte Musik, Aromatherapie, gedämpftes Licht)
- Sorgen für eine behagliche Umgebung (z. B. Temperatur, gedämpftes Licht, weniger Lärm)
- Langsames Heranführen an das Bad, indem dem Patienten [der chronisch verwirrten Person] zunächst Wasser auf die Hand geträufelt wird
- Ermöglichen der Körperpflege ohne Hast
- Schrittweises Entkleiden des Patienten [der chronisch verwirrten Person] im Bad unter Erörtern eines für ihn interessanten Themas außer Baden
- Verwenden vertrauter Hygieneprodukte, um die Entspannung zu fördern
- Sicherstellen, dass das Wasser die richtige Temperatur hat
- Legen eines warmen Handtuchs über Kopf und Schultern, während die unteren Extremitäten gewaschen werden
- Ganzheitliches Betrachten des Patienten [der chronisch verwirrten Person] durch Konzentration auf die Person statt auf die Aufgabe
- Betrauen einer freundlichen Betreuungsperson, der vertraut wird, mit dieser Aufgabe
- Angemessenes Reagieren auf die Wahrnehmungen des Patienten [der chronisch verwirrten Person] (z. B. Temperatur, Schmerz, Angst vor Ertrinken)
- Ermutigen des Patienten [der chronisch verwirrten Person], beim Waschen mitzuwirken, sofern er dazu in der Lage ist
- Anwenden von Ablenken statt Konfrontation zur Verhaltenssteuerung
- Zuweisen einer gleichgeschlechtlichen Betreuungsperson, soweit verfügbar
- Ermitteln von Vorläufern oder „Auslösern" beim Auftreten von aggressivem Verhalten
- Entfernen des Gebisses oder Anbieten von Speisen, um Bisse beim Baden zu vermeiden

- Sorgen für einen Waschlappen oder für etwas zum Anfassen, falls der Patient [die chronisch verwirrte Person] beim Baden nach etwas greift

8.3.5 Das „ABC-Motto" der verbalen Kommunikation nach Powell

Eine Strategie zur Lösung von Problemen in der verbalen Kommunikation mit Menschen mit Demenz stellte J. Powell (2002) unter dem Motto „ABC" vor (📖 [15]). Bei Fehlern der Person mit Demenz stellt sich der Interaktionspartner zunächst selbst die Frage nach der möglichen Ursache, bevor er auf die Person mit Demenz reagiert. Im Weiteren wird von Powell eine Folge (ABC) von drei Interaktionen benannt, die in der direkten Kommunikation dazu führen, dass sich die Person mit Demenz trotz ihrer Schwierigkeiten als Person wahrgenommen, ernst- und angenommen fühlen kann.

Das „ABC-Motto" beginnt mit „A", aus dem Englischen „Avoid Confrontation": „Vermeide die Konfrontation" des Betroffenen mit seinen Fehlern. Statt Fehler in der Kommunikation zu benennen und zu korrigieren, ist es besser, neutral und unverbindlich zu reagieren und die Richtigkeit der Aussage des Menschen mit Demenz nicht infrage zu stellen, sondern offenzulassen.

Das „B" des Mottos meint „Be practical" („Handle pragmatisch"), was bedeutet, aus schwierigen Situationen in der Vergangenheit zu lernen und vorausschauend und pragmatisch zu handeln, um diese zukünftig zu umgehen. Wenn sich z. B. jemand vor den vermeintlichen Personen im Fernsehen ängstigt, schaltet man das Fernsehgerät ab.

Der Buchstabe „C" im Motto steht für „Clarify the Feelings and Comfort", übersetzt: „Formuliere die Gefühle des Betroffenen und spende Trost". Wenn die Person mit Demenz ängstlich oder aufgeregt oder ärgerlich ist, hilft es meist, wenn der Interaktionspartner stellvertretend für den Betroffenen dessen Gefühle (wichtig: in der von der Person demonstrierten Intensität!) verbalisiert. Den Gefühlen des Menschen mit Demenz wird auf diese Weise ausreichend Raum, Beachtung und Bestätigung gegeben, was meist zur Entspannung führt. Ein Trostangebot durch den Gesprächspartner kann dann in der Regel angenommen werden. Frustrationen und Konflikte, die aus einer missglückten Kommunikation entstehen, können auf diese Weise meist vermieden werden, womit das Selbstwertgefühl gestärkt und infolgedessen das Wohlbefinden verbessert wird.

8.3.6 Die „10-Minuten-Aktivierung" nach Schmidt-Hackenberg

Dies ist eine von Ute Schmidt-Hackenberg entwickelte Methode, die bei Personen mit Demenz Interesse, Aufmerksamkeit und Körperaktivität weckt, indem den Betroffenen im Rahmen einer Kleingruppe „Türöffner", d. h. Alltagsgegenstände, Materialien oder Werkzeuge aus der Vergangenheit, angeboten werden, damit sie sie betasten, sich damit beschäftigen und über das gemeinsame Tun miteinander ins Gespräch kommen können (📖 [13]).

Diese „Türöffner" leiten über ihre altvertraute Funktion zu verschütteten Handlungs- und Bewegungsabläufen, zu Erlebnissen aus dem längst vergangenen Alltag der Betroffenen und führen auf diese Weise zu einer psychischen und physischen Aktivierung.

Mögliche Türöffner

- Haushaltsgegenstände (Waschbrett, Fleischwolf, Bügeleisen, Kaffeemühle)

- Handwerkszeug (Schraubenzieher, Schraubstock, Bohrer)
- Tisch-, Leibwäsche, Wäscheleine und -klammern mit Klammerbeutel
- Nähzeug/Kramkiste mit Knöpfen, Garnen, Wollresten, Fingerhut etc.

Bei der Durchführung zu beachten

- Kleine homogene Gruppen, um individuelle Ansprache zu gewährleisten und große Unterschiede bei den Kompetenzen der einzelnen Teilnehmer zu vermeiden
- Kurze Zeitdauer, dafür aber möglichst täglich in den Pflegealltag einbauen, um Überforderung zu vermeiden und Kontinuität herzustellen
- Angebote auf Biografien, aktuelle Fähigkeiten und Interessen abstimmen
- Möglichst viele/alle Sinne ansprechen
- Alles vormachen
- Alles, was von den Teilnehmern kommt, wertschätzend aufgreifen
- Nicht korrigieren, belehren, bestimmen
- Flexibel reagieren und ausreichend Pausen einlegen

8.3.7 Der „Therapeutische Tischbesuch" nach Kiefer und Rudert

Die Begründer dieser wertschätzenden Kurzzeitaktivierung heißen Bernd Kiefer und Bettina Rudert (📖 [7]). Beide arbeiten als Sozialarbeiter in der stationären Altenhilfe und entwickeln die Methode des „Therapeutischen Tischbesuchs" (TTB) in ihrem Berufsalltag ständig weiter. Bei dieser Methode werden alte, pflegebedürftige, vor allem aber Menschen mit Demenz im Heim – systematisch und zeitlich auf jeweils ca. 1–3 Minuten pro Person und Impulsgebung begrenzt – regelmäßig aufgesucht. Es werden Medien, sog. Intermediärobjekte, verwendet, die Kommunikation anregen, womit Interesse geweckt wird, was wiederum zur Aktivierung führt.

Prinzipien

Nicht die Dauer einer therapeutischen Aktivierung ist für den Erfolg ausschlaggebend, sondern:

- Die **Intensität** der Durchführung (Hand/Augenkontakt)
- Die **Individualität** der Zuwendung (persönlich relevante Materialien, gezielte Ansprache)
- Die **systematische Vorgehensweise** (jeder im Raum wird kontaktiert)
- Die **Stetigkeit** der Ausführung (möglichst täglich), wenn diese eingebettet ist in ein **wertschätzendes Klima,** welches charakterisiert ist durch Einfühlung, Echtheit und bedingungslose Annahme der Person (➤ Tab. 8.2)

Tab. 8.2 Beispiele für die Einbindung des TTB in den Pflegeprozess

Pflegediagnose	Ziele	Maßnahmen
„Beeinträchtigte verbale Kommunikation"	Die Verständigung mit Frau/Herrn … gelingt	TTB 2× tgl. um … Uhr
„Beschäftigungsdefizit"	Frau/Herr … ist durch individuell bedeutsames Tun angeregt	TTB 2× tgl. um … Uhr
„Beeinträchtigte soziale Interaktion"	Frau/Herr … ist in die Gruppe integriert	TTB …
„Chronische Verwirrtheit" „Soziale Isolation"	Die noch vorhandenen Fähigkeiten sind geschützt/gestärkt Frau/Herr … erlebt regelmäßig angenehmen Sozialkontakt	TTB …

Ziele

- Erhaltung bzw. Förderung von Wohlbefinden und Lebensqualität
- Vermeidung bzw. Minderung von Regression, Aggression und Unruhe

Ablauf

- Begrüßung – Anregung mittels eines individuellen Intermediärobjekts – Verabschiedung
- Beispiele für Intermediärobjekte: Blätter, Kastanien, Nüsse, Schlüsselbund, Wollknäuel, Blumen, Foto, Puppe, Schmuck, Parfum

8.3.8 „Validation®" nach Feil

Die Validation (*lat.* validus = stark, wirksam, gesund; *engl.* Validation = Bestätigung) ist eine spezielle Kommunikationsmethode, bei der mittels geäußerter Wertschätzung, Verständnis und Akzeptanz die Lebensqualität von desorientierten alten Menschen gezielt verbessert werden soll (📖 [10], [17]).

Mit Validation wird versucht, über die Gefühle eine gemeinsame Kommunikationsebene zwischen orientierten und desorientierten Menschen zu finden, auf deren Basis Verständigung stattfinden kann.

Techniken der Validation®

- Die Gefühle der Betroffenen werden verbalisiert in der Annahme, dass die Gefühle, die ein Mensch durchlebt, immer „wahr" sind, vollkommen unabhängig davon, ob jemand orientiert ist oder nicht.
- Die Gefühle der Betroffenen werden verbalisiert in der Annahme, dass unbeachtete, ignorierte belastende Gefühle eher stärker werden und schließlich zu innerem Rückzug führen, während offengelegte, bestätigte, bearbeitete negative Gefühle sich abschwächen und verschwinden können. Basis bildet die Biografiearbeit, um individuelle Symbole, Schlüsselbegriffe, Rituale und Zeitgeistwörter der Betroffenen zu kennen.
- „Warum-Fragen" werden vermieden, weil diese die betroffene Person meist schnell in eine überfordernde Situation führen, wodurch ihr Selbstwertgefühl beeinträchtigt wird.
- Der eigene Sprechrhythmus wird an den der betroffenen Person angepasst.
- Die eigene Körperhaltung, Mimik und Gestik werden an die individuelle nonverbale Kommunikation der betroffenen Person angepasst, um sich einzufühlen, deren Gefühle aufzunehmen und sich anzugleichen und um dadurch Verständnis auch nonverbal auszudrücken.

Naomi Feil, eine amerikanische Sozialarbeiterin, ist die Begründerin der **Validation®**. Zielgruppe sind hochaltrige, bis dahin gesunde Menschen. Ein Hauptziel der Validation® nach Feil ist, die Betroffenen bei der Aufarbeitung ungelöster Konflikte aus der Vergangenheit zu unterstützen, die den Rückzug aus der schmerzhaft erlebten Realität verursachen.

Validation® nach Feil basiert auf der **Theorie der Lebensstadien und -aufgaben** des Psychologen Erik Erikson. Hiernach gliedert sich das menschliche Leben in acht Zeitphasen, in denen jeweils spezifische Aufgaben zu bewältigen sind. Gelingt dies nicht oder – was meistens der Fall ist – nicht vollständig, so taucht die unvollendete Aufgabe im späteren Leben ein zweites und evtl. ein drittes Mal auf und kann dann gewissermaßen „nachgeholt" werden.

8.3.9 „Integrative Validation" nach Richard®

Nicole Richard hat die **Integrative Validation** (IVA) (📖 [16]) entwickelt. Ziel der integrativen Validation ist, Überforderung und Beschämung bei den Betroffenen zu verhindern und durch Vermeidungsstrategien vorzubeugen. Der Rückzug erfolgt nach Richard nicht aus unbewältigten Konflikten aus der Vergangenheit, sondern aus den Beeinträchtigungen beim Kurzzeitgedächtnis und verschlechterter Gegenwartsorientierung.

Es handelt sich um eine auf die Ressourcen der Betroffenen fokussierte Methode, die sich nicht an der Einteilung nach Stadien orientiert. Ebenso wird auf Fragen an die Personen mit Demenz verzichtet, damit keine Irritationen, Ängste oder Stress aufkommen. Die Integrative Validation orientiert sich ausschließlich an der Gegenwart, weil sie im Unterschied zu Feil davon ausgeht, dass Personen mit Demenz aktuelle Situationen in ihrer Lebenswelt erleben, die sie überfordern.

Bis auf an Depression und Schizophrenie erkrankte Menschen, die sich zur Validation nicht eignen, sind nach Auffassung der Integrativen Validation alle Menschen, unabhängig vom Alter, zu validieren. Im Zentrum der Methode stehen Antriebe und Gefühle der betroffenen Menschen, die trotz fortschreitendem Zellverfall im Gehirn lange erhalten bleiben und die Ressource darstellen, die den Zugang zum Verständnis des Verhaltens und zur Begegnung mit der Person darstellen.

Wenn Personen mit Demenz irritiert oder von einer Situation überfordert sind, sich **in einer Krise** befinden, werden nach Richard folgende Punkte im Kontakt beachtet:

1. Gefühle und Antriebe des demenzerkrankten Menschen wahrnehmen und erspüren
2. Validieren der Gefühle und Antriebe, d. h. annehmen, akzeptieren und wertschätzen, *persönliches Echo geben*
3. Allgemein validieren, d. h. durch allgemeinen Sprachgebrauch – Sprichwörter, Lieder, Gebete – bestätigen, *generelles Echo geben*
4. Validieren von Sätzen aus dem Lebensthema – Beruf, Hobby – und Einbindung von türöffnenden Schlüsselwörtern, *biografisches Echo geben*

8.3.10 Positive Interaktionen nach Kitwood

Folgende positive Interaktionen werden von Tom Kitwood (➤ Kap. 6.5) benannt (📖 [8]).

Anerkennen

Die Pflegenden/Betreuungspersonen begegnen dem Menschen mit Demenz in einer offenen, vorurteilsfreien Haltung und anerkennen diesen als einzigartige Person.

Verhandeln

Die Pflegenden/Betreuungspersonen handeln nicht schematisch, sondern lassen sich ein, fragen nach, hören zu und beraten die Person mit Demenz.

Zusammenarbeiten

Der Einsatz von Macht und jeder Form des Bedrängens wird bewusst vermieden und der Person mit Demenz stattdessen ein eigener Handlungsspielraum eingeräumt.

Spielen

Die Pflegenden/Betreuungspersonen agieren frei statt zweckgebunden, spontan, kreativ und spielerisch.

Timalation

Zusammensetzung aus Timalao (*griech.* = Handlungen, die Ehrerbietung ausdrücken) und Stimulatio (*lat.* = Anregung, Reiz). Es soll Ehrerbietung ausgedrückt werden über Angebote, welche die Sinne ansprechen.

8

Die Person mit Demenz erfährt so über ihre Sinne Vergnügen; intellektuelles Verstehen spielt dabei keine Rolle.

Feiern

Die Pflegenden/Betreuungspersonen sind aufgeschlossen und bereit, Momente der Freude und Geselligkeit zu feiern, welche die Grenzen zwischen Betreuenden und Betreutem verschwimmen lassen.

Entspannen

Die Pflegenden/Betreuungspersonen bieten der Person mit Demenz bewusst ihre Nähe in Kontakten ohne Anforderungen an. Sie drosseln ihr Tempo und unterbrechen ihr aktives Tun, damit der Betroffene in ihrer Nähe entspannen kann.

Validation

Die Wahrnehmung und Erfahrung der Person mit Demenz wird fokussiert, der eigene aktuelle Bezugsrahmen wird bewusst in den Hintergrund gestellt.

Halten

Die Pflegenden/Betreuungspersonen bleiben im Kontakt präsent und sicher, auch wenn die Person mit Demenz schwierige, leidvolle Gefühle durchlebt.

Erleichtern

Eine Person mit Demenz wird durch die diskrete und rein kompensatorische Unterstützung der Pflegenden/Betreuungspersonen in die Lage versetzt, etwas zu tun, was sie sonst nicht tun könnte.

Schöpferisch sein

Die Handlungen der Person mit Demenz werden als schöpferische Handlungen betrachtet und von Pflegenden/Betreuungspersonen nicht kontrolliert oder dirigiert.

Geben (Annehmen)

Die Pflegenden/Betreuungspersonen verstehen sich nicht als Wohltäter oder Retter, sondern nehmen von der Person mit Demenz Unterstützung und Freundlichkeit oder Trost bescheiden an. Sie eröffnen der Person mit Demenz auf diese Weise die Möglichkeit, die Rolle der „Gebenden" einzunehmen, und schaffen Gegenseitigkeit in der Beziehung.

8.3.11 Basale Stimulation® und Snoezelen

Basale Stimulation®

Die Basale Stimulation® ist ein Konzept, das die Wahrnehmung, Bewegung und Kommunikation von schwer beeinträchtigten Menschen fördern und deren Körper- und Selbstwertgefühl stärken will (📖 [17], [19]).

Entwickelt wurde dieses Konzept von Prof. Andreas Fröhlich (Sonderpädagoge/heilpädagogischer Psychologe) ursprünglich für schwerst mehrfach behinderte Kinder. Gemeinsam mit Prof. Christel Bienstein (Krankenschwester, Diplompädagogin) hat er dieses Konzept in den 1980er-Jahren für die Erwachsenenpflege übertragen; es richtet sich an bewusstlose, desorientierte, wahrnehmungsgestörte oder sterbende Menschen.

Ziele der Basalen Stimulation®

- Sicherheit vermitteln
- Vertrauensvolle Beziehung aufnehmen und gestalten
- Wahrnehmung fördern
- Außenwelt erfahrbar machen
- Körperbild wiedererlangen

8

- Autonomie und Geborgenheit erleben

Dabei handelt es sich um jeweils individuell und gezielt angebotene einfache Reize auf der Körperebene, die jeder Mensch im Laufe seiner Entwicklung bereits kennengelernt hat und die ihm deshalb vertraut sind.

Die Pflegenden bieten den betroffenen Personen alle Interventionen in dem Bewusstsein an, dass jede Berührung des Körpers auch eine Berührung der Seele ist.

Die betroffenen Personen können über eindeutige, Geborgenheit und Sicherheit vermittelnde Berührungen sich selbst erleben und die Anwesenheit eines anderen, interessierten Menschen spüren.

Zu den Interventionen gehören:

- Waschungen, leichtes Massieren, Einreibungen, einen Gegenstand zum Betasten in die Hand geben, etwas schmecken oder riechen lassen.
- Die Grenzen des Körpers spüren lassen, indem z. B. mit Decken der Körper umrahmt oder durch Streicheln in Haarwuchsrichtung die Körperkontur beruhigend betont wird.
- Durch Streichungen werden gezielt Verkrampfungen gelöst, angenehme Essensdüfte regen den Appetit an und erleichtern das Schlucken.

Die Biografiearbeit ist wesentlicher Bestandteil der Basalen Stimulation, denn die Kenntnis der Biografie ermöglicht den Pflegenden z. B. die Auswahl von vertrauten Gegenständen zum Betasten, Kenntnisse über Vorlieben und Abneigungen bei Düften und Speisen oder gibt Aufschluss darüber, ob bestimmte Berührungen von der betroffenen Person wahrscheinlich als angenehm oder möglicherweise sogar als unerträglich erlebt werden.

Snoezelen

Vor über 20 Jahren wurde Snoezelen in Holland zunächst als reines Freizeitangebot für Menschen mit schweren geistigen Behinderungen entwickelt.

Das Kunstwort Snoezelen wurde in einer Wortspielerei aus **sniffelen** (riechen, schnüffeln) und **doezelen** (ruhen, dösen) zusammengeführt.

Die Begründer Jan Hulsegge und Ad Verheul definieren Snoezelen als das bewusst ausgewählte Anbieten primärer Reize in einer angenehmen Atmosphäre. Die Aktivierung ist vor allem auf die sinnliche Wahrnehmung ausgerichtet. Mithilfe von Licht, Geräuschen, Gefühlen, Gerüchen und durch den Geschmacksinn sollen sowohl stimulierende als auch entspannende Reizangebote vermittelt werden.

Dem Einsatz mobiler Snoezelen-Einheiten wird in der Praxis der Vorzug vor Snoezelen-Räumen gegeben. Zum einen liegt dies sicher auch an baulichen und organisatorischen Bedingungen, aber auch daran, dass gerade verhaltensauffällige, motorisch unruhige Betroffene nicht in einem abgeschlossenen Raum mit zunächst für sie neuen und evtl. beängstigenden Wahrnehmungen konfrontiert werden sollten. Sinnvoller ist der punktuelle Einsatz, ggf. am Pflegebett.

Zum Snoezelen liegen verschiedene positive wissenschaftliche Untersuchungen vor; aufgrund methodischer Probleme ist der gleiche Nachweis, ähnlich wie bei anderen sensorischen Verfahren (📖 [10]), noch nicht für eine größere Untersuchungsgruppe gelungen.

8.3.12 Kognitive Anregung (CST) für Menschen mit Demenz

Eine der bisher wenigen Interventionen, deren Wirksamkeit wissenschaftlich untersucht und belegt werden konnte, stellt die Kognitive Anregung (CST, Cognitive Stimulation Therapy) für Menschen mit Demenz dar (📖 [18]).

Es handelt sich um eine Gruppenintervention für Menschen mit Demenz, die noch kommunikationsfähig sind. Insgesamt werden 14 Sitzungen von jeweils 45 Minuten Dauer innerhalb von 7 Wochen angeboten. Für die einzelnen Gruppenstunden werden jeweils Themen vorgeschlagen, die für die Teilnehmer interessant sein könnten und die noch vorhandene geistige und körperliche Fähigkeiten sowie die Kreativität anregen und stärken.

Im Unterschied zu anderen auf die Verbesserung der Kognition zielenden Programmen, in denen die Interaktionsweise und Haltung der Anwender nicht explizit beschrieben sind, bildet hier die konsequente Verpflichtung der Anwender auf die im Folgenden genannten und kurz skizzierten 12 Schlüsselprinzipien des Gruppenangebots für Personen mit Demenz das konstitutive Element des Konzepts:

1. **Zentrierung auf die Person**
   Die individuelle Person mit ihrer Persönlichkeit, ihren Erfahrungen, Interessen, Fähigkeiten und Vorlieben wird fokussiert. Die Erkrankung sowie Beeinträchtigungen und Schwächen treten in den Hintergrund.
2. **Respekt gegenüber den Teilnehmern**
   Die Teilnehmer werden respektvoll behandelt. Die Gruppenleiter haben vor allem die Aufgabe, den Personen mit Demenz zu helfen, ihre Würde zu bewahren.
3. **Mitwirkung der Teilnehmer**
   Die Gruppenleiter suchen nach Wegen, die Teilnehmer zum Mitmachen zu ermutigen und miteinander zu kommunizieren. Sie selbst stehen nicht im Mittelpunkt, sondern sind diskret agierende Moderatoren.
4. **Einbeziehung aller**
   Eine weitere Aufgabe der Gruppenleiter ist es, darauf zu achten, dass kein Teilnehmer durch andere ausgegrenzt wird und niemand sich isoliert fühlen muss, damit alle sich geschätzt, aufgehoben und sicher fühlen können.
5. **Wahlmöglichkeiten**
   Das jeweilige Thema für die Gruppenaktivität soll den Bedürfnissen der Gruppenteilnehmer entsprechend modifiziert werden. Ebenso darf niemand gedrängt oder gar gezwungen werden, bei einer Aktivität mitzumachen. Eine Tätigkeit, die vielen Teilnehmern offensichtlich Freude macht, lädt zum Mitmachen ein.
6. **Lockere Atmosphäre**
   Die Gruppenleiter vermeiden, in eine Lehrerrolle zu schlüpfen, und die Teilnehmer sollen sich nicht wie Schüler oder Kinder fühlen, sondern in entspannter Atmosphäre als erwachsene Menschen sich austauschen und etwas Interessantes erleben können.
7. **Frage nach Meinungen statt nach Fakten**
   Fragen, die auf Tatsachen und Wissen und damit auf Gedächtnisleistungen zielen, sind zu vermeiden. Stattdessen soll nach persönlichen Meinungen und in der Weise gefragt werden, dass mögliche Antworten bereits in der Frage enthalten sind. Mit dieser Art der Kommunikation werden Fehler der Teilnehmer vermieden und es entsteht eine Atmosphäre, in der sich jeder trauen kann, sich mitzuteilen.
8. **Anknüpfen an Erinnerungen**
   Die Teilnehmer sollen ermutigt werden, ihre Erinnerungen mitzuteilen, wobei eine sorgfältige Biografiearbeit das Risiko verringert, dass versehentlich schmerzliche Erinnerungen einer Person wieder hervorgeholt werden.
9. **Ansprechen der Sinne**
   Die Gruppenteilnehmer achten darauf, bei den Aktivitäten verschiedene Reize anzubieten, die unterschiedliche Sinne ansprechen.
10. **Kontinuierliches Angebot zum Anschauen, Berühren oder Spüren**

8

Die Themen der Gruppenstunden werden mit Worten und daneben immer auch mittels Dingen zum Anschauen, Berühren oder Spüren vermittelt.

11. **Ausschöpfen und Maximieren des noch vorhandenen Potenzials**
    Die Teilnehmer erhalten genügend Zeit, damit Inhalte erfasst und aufgenommen werden können. Die Unterstützung seitens der Gruppenleiter erfolgt so, dass die Teilnehmer noch selbst aktiv werden können. Die Menge der Informationen und Reize wird der Aufnahmekapazität und dem Verarbeitungsniveau der Teilnehmer entsprechend reduziert Auf diese Weise werden noch vorhandene Fähigkeiten geschützt und gestärkt.
12. **Aufbau und Stärkung von Beziehungen**
    Die Gruppenleiter betreuen auf eine solche Weise, dass die Teilnehmer untereinander Beziehungen aufbauen und wieder aufnehmen können. Sie bilden Brücken zwischen den Personen und sind selbst Teil der Gruppe. Sie agieren nicht als Lehrer oder Chef oder anderweitig als von der Gruppe abgehobene Autorität.

Dies erfordert reife Persönlichkeiten als Gruppenleiter, was allerdings nicht durch eine bestimmte formale Qualifikation garantiert wird.

Auch zur **Gruppengröße, zu den Gruppenleitern, zur Auswahl der Teilnehmer, zur Häufigkeit der Durchführung, Ort und dem Ablauf der Gruppenstunden** werden klare Vorgaben gemacht:

- Die Gruppe soll aus 5–6 Teilnehmern bestehen, die in Bezug auf die Chance, von diesem Angebot zu profitieren, wohlüberlegt ausgewählt wurden. So sind die Fähigkeiten, noch kommunizieren zu können, hören und sehen zu können und sich auf ein Angebot einlassen zu können sowie keine ernsthaften aktuellen körperlichen Erkrankungen zu haben, wichtige Voraussetzungen, um selbst von dem Angebot profitieren zu können und es für die übrigen Teilnehmer zu einer angenehmen Erfahrung werden zu lassen.
- Die Gruppe soll von zwei verlässlichen Personen kontinuierlich moderiert werden, die keine bestimmte formale Qualifikation benötigen, jedoch unbedingt die Schlüsselprinzipien umsetzen wollen und können.
- Das Angebot soll zweimal wöchentlich stattfinden und in einem ruhigen und freundlich-hellen Raum mit einer Tafel stattfinden. Für das Angebot wird Material (Softball, Fotos, CD-Player, Liederbücher etc.) benötigt, das in den meisten Einrichtungen bereits vorhanden ist.
- Die Themen der Treffen umfassen ein breites Spektrum. Neben Bewegungsspielen und Mannschaftsspielen gibt es z. B. auch das Thema Geräusche oder Zeitgeschehen.
- Der Ablauf der Treffen ist ritualisiert und beginnt mit einem Auftakt von ca. 10 Minuten Dauer, dem das Schwerpunktthema mit ca. 25 Minuten und der Ausklang mit ca. 10 Minuten folgen.

Individuelle, systematische Verlaufsdokumentation

Der Verlauf wird nach jeder Stunde für jeden Teilnehmer individuell unter den Kategorien Interesse, Kommunikation, Freude/Spaß und Stimmungslage mit vorgegebenen Zahlenwerten, die zusätzlich präzisiert werden können, eingeschätzt, um eine eventuell notwendige, gezielte Anpassung des Programms an die Bedürfnisse der Teilnehmer für den nächsten Termin vornehmen zu können.

Die beschriebenen Schlüsselprinzipien des Programms finden sich im Buch an anderer Stelle unter den einzelnen Interventionen wieder. Das vorgestellte Gruppenprogramm berücksichtigt und verwendet diese in systematisierter Form. Damit ist es gut kompatibel mit allen vorgestellten Einzelinterventionen, die in der Interaktion mit Personen mit Demenz angewendet werden sollen.

8.3.13 Umgebungsgestaltung nach Lind

Therapeutische Funktionen der Milieugestaltung

Der Diplom-Psychologe und gerontologische Berater Sven Lind nennt folgende Funktionen der Milieugestaltung:

- Vermittlung von Wohlbefinden und Sicherheit
- Kompensation der durch die Demenz verminderten situationsangepassten Selbststeuerung und Gefährdungseinschätzung durch eine entsprechende Außenstruktur
- Leitung, Orientierung und Schutz durch spezifische Umgebungsgestaltung
- Einbindung, Aktivierung bzw. Beruhigung der Betroffenen
- Vermeidung bzw. Minimierung von Angst und Furcht und in der Folge Rückgang von Agitiertheit und dem Auftreten sog. Katastrophenreaktionen (📖 [9])

Sechs Elemente der Umgebungsgestaltung

1. Übereinstimmung der Wohn- und Lebenssphäre der Betroffenen (Bewohner) mit der Arbeitssphäre der Pflegenden → weil diese in Abhängigkeit zueinander stehen
2. Gleichartigkeit der zu betreuenden Betroffenen bezüglich Erkrankung und Krankheitsstadium → weil dies den Aufbau eines angemessenen Milieus erleichtert
3. Spezifischer Kommunikations- und Interaktionsstil → Jede Interaktion vermittelt die Aspekte Sicherheit, Stimulierung und Geduld. Um dies zu erreichen, besteht jede Intervention aus der
   - Vorbereitung mit der Botschaft an den Betroffenen, dass eine Pflegehandlung bevorsteht und er dabei sicher und geschützt ist
   - Angleichung durch Anpassung der Pflegehandlung an das Tempo und den Rhythmus des Betroffenen
   - Bestärkung durch die Bestätigung des Betroffenen mittels verbaler und nonverbaler Kommunikation seitens der Pflegenden während der Pflegehandlung, um Sicherheit und Beruhigung zu erreichen
4. Tagesstrukturierung:
   - Durch ein Gerüst von Angeboten für den Tagesablauf, um die Dekompensation fördernde Über- und Unterforderung zu vermeiden und Bestätigung, Anerkennung und eine Steigerung des Selbstwertgefühls zu vermitteln.
   - Inhalte der Angebote müssen den Kompetenzen der Adressaten angepasst sein und berücksichtigen, dass Aufmerksamkeit und Konzentration der Betroffenen im Tagesverlauf abnehmen.
   - Pflegende wirken bei den Angeboten mit.
   - Angebote zur Aktivierung wechseln sich mit Angeboten zur Beruhigung ab.
5. Orientierung der Pflege und Betreuung an der Biografie der Betroffenen:
   - Lebensgeschichtliche und persönlichkeitsspezifische Aspekte werden in das individuelle Kommunikationskonzept integriert.
   - Der Betroffene wird nicht als Pflegeobjekt, sondern als Individuum wahrgenommen.

8

- Seltsam anmutende Verhaltensweisen und Tätigkeitsroutinen des Betroffenen werden nachvollziehbar.
- Angehörige als Träger des biografischen Wissens und emotionales Bindeglied des Betroffenen zu seinem bisherigen Leben müssen einbezogen werden.

6. Architektonische Anforderungen:
   - Die Raumstruktur enthält schützende und therapeutische Elemente, ermöglicht ein hohes Ausmaß an Autonomie, bietet Gelegenheit zu sozialen Kontakten und Raum zu Eigenbeschäftigungen sowie Rückzugsmöglichkeiten.
   - Sichere, barrierefreie Rundwanderwege bieten Anregung zur Selbstbeschäftigung und Beobachtung.
   - Überschaubare Stationen mit kleinen Einzelzimmern um einen wohnzimmerähnlichen Gemeinschaftsbereich gruppiert, mit Zugang zu größerem Wanderweg.
   - Ausgänge sind kaum wahrnehmbar platziert.
   - Zugang zu einem eingefriedeten, barrierefreien Außenbereich.

Zwei Strategien als Gestaltungsprinzipen

Das Konzept verfolgt zwei Strategien als konstitutive, übergeordnete Gestaltungsprinzipien.

1. **Die Strategie der Stetigkeit:** Stetigkeit ist für Personen wichtig, weil diese nur noch über ein geringes Maß an Anpassungsvermögen verfügen und neue Personen, Situationen oder Umgangsweisen deswegen häufig eine Überforderung darstellen. **Stetigkeit wird erreicht durch:**
   - Einen einheitlichen Interaktionsstil
   - Fest zugeordnete Bezugspersonen
   - Eine verbindliche Tagesstruktur
   - Durch vertraute Räume
2. **Die Strategie der Flexibilität:** Flexibilität benötigen Personen mit Demenz deswegen, weil sie sich einerseits krankheitsbedingt in einem meist fortschreitenden Abbauprozess befinden und andererseits, bezogen auf ihre Beeinträchtigungen und Fähigkeiten, häufig gravierenden Tagesschwankungen unterliegen.
   Flexibilität wird erreicht durch:
   - Anpassung der Anforderungen an die kontinuierlich sich verringernden Kompetenzen
   - Akzeptanz der jeweiligen Tagesform mit Anpassung des dementsprechend benötigten individuellen Zeitaufwands
   - Orientierung an Zeiträumen statt an Zeitpunkten

8.3.14 Umgang mit herausforderndem Verhalten

Zum Umgang mit herausforderndem Verhalten von Menschen mit Demenz existieren Rahmenempfehlungen, die von Pflegeexperten der Universität Witten-Herdecke und der KDA-Beratungs- und Forschungsgesellschaft sowie weiteren Demenzexperten aus Deutschland und dem Ausland unter der Projektleitung von Prof. Sabine Bartholomeyczik entwickelt wurden (📖 [2], [6]).

Herausforderndes Verhalten

= Verhalten, auf das Menschen aus der Umgebung reagieren

Der Fokus liegt bei dieser Definition auf der **Reaktion** der Menschen aus der Umgebung auf das Verhalten des Betroffenen, statt bestimmte Verhaltensweisen von vornherein als herausfordernd zu definieren.

Beispiele für Verhaltensweisen von Betroffenen, die häufig Reaktionen der Menschen aus der Umgebung zur Folge haben:

- Zielloses Herumwandern (Wandern)
- Aggressivität
- Schreien
- Schlafstörungen
- Apathie

Rahmenempfehlungen

1 Verstehende Diagnostik

- Pflegende bemühen sich, das Verhalten zu verstehen, und stellen dabei die Perspektive des Menschen mit Demenz in den Mittelpunkt des Pflegeprozesses (Personenzentrierung).
- Berücksichtigung von unterschiedlichen, nicht nur auf den Betroffenen bezogenen, erklärenden Aspekten.
- Reflexion und Absprache des gesamten Pflegeprozesses im Rahmen von Fallbesprechungen möglichst unter Einbeziehung des Betroffenen regelmäßig von den Bezugspersonen.

2 Assessmentinstrumente zur Erfassung des herausfordernden Verhaltens

- Ein standardisiertes Assessment gehört zu einer professionellen pflegerischen Praxis.
- Assessmentinstrumente werden eingesetzt, um individuelle Beobachtungen zu objektivieren und das Verhalten fundiert und nicht wertend zu beschreiben.

3 Validieren

- Basis für die Arbeit mit Menschen mit Demenz ist eine validierende, wertschätzende Grundhaltung.
- Alle Mitarbeiter/innen der Organisation sollen über Kenntnisse zur validierenden Grundhaltung verfügen.

4 Erinnerungspflege

- Das soziale Umfeld hat die Aufgabe, Situationen zu gestalten, die angenehme Erinnerungen ermöglichen und fördern.
- Erinnerungspflege wird in die Betreuung als Bestandteil der Interaktion integriert.
- Erinnerungspflege wird als gezielte Aktivität angeboten, um die Identität der Betroffenen zu stärken, deren Selbstbild zu bewahren und die Betroffenen Bindung und Zugehörigkeit erleben zu lassen.

5 Berührung, Basale Stimulation, Snoezelen

- In die Pflegebeziehung sollen die Anregung einzelner/mehrerer Sinne einbezogen und behutsam und reflexiv eingesetzt werden.
- Beim Einsatz von Konzepten der Berührung als Begegnungsform, der Basalen Stimulation und des Snoezelens (➤ Kap. 8.3.11) sind die Grenzen der Intimität zu wahren.

6 Bewegungsförderung

- Täglich ausreichende Bewegung soll individuell formuliert und ermöglicht werden.
- Körperliche Aktivität wirkt sich günstig auf herausforderndes Verhalten aus.
- In die täglichen Aktivitäten soll die Anregung von Bewegung und die Förderung des Körperbewusstseins integriert werden.
- Gesteigertem Bewegungsdrang ist, möglichst im Freien, Raum zu geben.

7 Pflegerisches Handeln in akuten und psychiatrischen Krisen

- Wertschätzender und akzeptierender Umgang in Krisensituationen, bei Wahn, Panikattacken, Halluzinationen, aggressivem Verhalten
- Versuch, das Gefühl der Betroffenen zu thematisieren
- Die Betroffenen in ihrer Realität nicht korrigieren
- Bekräftigung des Wahns vermeiden
- Deeskalationsstrategien bei aggressivem Verhalten anwenden
- Fixierung möglichst vermeiden bzw. als „allerletztes Mittel" in Betracht ziehen

8.4 Evaluation

Evaluation

= Evaluation bedeutet sach- und fachgerechte Bewertung (📖 [5]). Im Rahmen des Pflegeprozesses geht es vor allem um die regelmäßige Überprüfung der durchgeführten Maßnahmen sowie der Zielerreichung und der Zusammenarbeit der Beteiligten.

Zur Überprüfung, ob die Ziele erreicht wurden, werden in der Pflegeplanung Evaluationskriterien formuliert, anhand derer die Pflegeergebnisse konkret evaluiert werden können. Zusätzlich gibt es verschiedene Instrumente, zu denen z. B. auch zahlreiche Zielerreichungsskalen gehören, wie die Goal Attainment Scale (GAS) (📖 [17]). Auch die Durchführung eines erneuten Pflegeassessments ist sinnvoll, um den aktuellen Ist-Zustand einzuschätzen und über diesen Weg erreichte Pflegeergebnisse sichtbar zu machen.

Im Folgenden werden zwei praktische Vorgehensweisen bzw. Verfahren zur Überprüfung, Einschätzung und Konsentierung des Pflegeprozesses kurz umrissen, die Pflegende kennen und ggf. anwenden sollten.

8.4.1 Die pflegerische Fallbesprechung

Eine Besprechung oder Konferenz am Arbeitsplatz wird durchgeführt, um sich in einer geleiteten Diskussion auszutauschen und gemeinsam Ergebnisse zu erarbeiten (📖 [17]).

Die (pflegerische) Fallbesprechung bietet die Möglichkeit der Einschätzung und Reflexion des gesamten Pflegeprozesses durch alle Beteiligten sowie der Einigung auf bzw. Absprache oder Änderung von konkreten Zielen und Interventionen.

Struktur einer pflegerischen Fallkonferenz

Einleitung

- Die Teilnehmer werden begrüßt
- Kurze Darstellung, welche Person mit Demenz vorgestellt wird und warum

Assessment

- Vorinformationen zur Biografie, zur Erkrankung, zum bisherigen Verlauf, zu juristischen Fakten (Betreuung/Vollmacht) und zum Pflegeprozess

Diagnostik

- Aktuelle Befindlichkeit, aktuelle Probleme/Ressourcen, Gefährdungen identifizieren
- Subjektive Perspektiven der Teilnehmer thematisieren (Erleben/Gefühle der einzelnen Pflegenden in Bezug auf die vorgestellte Person mit Demenz)
- Auftragsklärung/Klärung der Verantwortlichkeiten (Was sind Aufträge/Erwartungen an die Pflegenden? Sind die Aufträge mit pflegerischen Mitteln zu lösen? Wer trägt wofür Verantwortung und besitzt wofür Entscheidungskompetenzen?)

8

- Probleme/Ressourcen/Gefährdungen den ABEDL®-Bereichen/Themenfeldern der SIS® zuordnen
- Verbindungen zwischen ABEDL®-Bereichen/Themenfeldern der SIS® herstellen
- Prioritäten festlegen (Wo besteht dringender Handlungsbedarf? Was muss als Erstes bearbeitet werden?)

Ziele
- Welche Ziele sind realistisch umsetzbar?
- Decken sich die Ziele mit den (mutmaßlich) angestrebten Zielen der Person mit Demenz?

Maßnahmen
- Ideen sammeln
- Maßnahmen-Setting festlegen (In welcher Haltung/unter welchen Rahmenbedingungen sollen alle Interventionen durchgeführt werden?)
- Konkrete Maßnahmen formulieren und dokumentieren, z. B. passende Interventionen aus der Pflegeinterventionsklassifikation (NIC) auswählen (Wer macht was, wann, wie oft?)

Evaluation
- Wann werden welche Absprachen und Ziele und anhand welcher Kriterien überprüft?

Ende
- Kurze Zusammenfassung, evtl. „Blitzlicht"
- Verabschiedung der Teilnehmer

Rahmenbedingungen von pflegerischen Fallkonferenzen

Raum
- Ausreichend Platz, Licht, Luft, Ruhe, Sitzordnung, Medien

Teilnehmerkreis
- Leiter/Moderator, Beteiligte, Angehörige, Vorgesetzte, Experten

Zeit
- Termin, Beginn, Dauer, Ende, Pünktlichkeit

Dokumentation
- Protokoll
- Einarbeitung der Ergebnisse in die Pflegeplanung

Kontraproduktive Aspekte

- Teilnehmer gewinnen den Eindruck, dass sie manipuliert werden sollen.
- Entscheidungen stehen bereits fest, es findet eine Scheinbesprechung statt.
- Teilnehmer sind sicher, dass Entscheidungen nicht umgesetzt werden.
- Diskussionen ziehen sich endlos hin.
- Teilnehmer werden Zeugen von Machtkämpfen.
- Teilnehmer fühlen sich durch schweigende Vorgesetzte beobachtet.
- Besprechung wird häufig gestört.
- Entscheidungsträger sind nicht einbezogen.
- Ergebnisse/Aufträge/Verantwortlichkeiten bleiben vage/unkonkret.

Hilfreiche Aspekte

- Teilnehmer kennen die Ziele der Veranstaltung und wissen, wie sie beitragen können.
- Teilnehmer erleben sich als gleichwertige Mitglieder des Teams.
- Stimmung innerhalb der Gruppe wird von Wertschätzung getragen.
- Teilnehmer erfahren gegenseitige Unterstützung.
- Teilnehmer erleben, dass auf ein gemeinsames Ziel hingearbeitet wird.

8.4.2 Dementia Care Mapping (DCM)

Beim Dementia Care Mapping (DMC) handelt es sich um eine Methode zur Wahrnehmung, Einschätzung und Abbildung des Verhaltens und der Befindlichkeit von Menschen mit Demenz im Zusammenhang mit der Pflegequalität in (teil-)stationären Einrichtungen.

DCM wurde entwickelt von Tom Kitwood (➤ Kap. 6.6) und der Bradford Dementia Group (📖 [4]). Grundhypothese ist: Wenn Menschen mit Demenz relatives Wohlbefinden zeigen, dann ist dies ein wesentliches Kriterium für eine gute Pflegequalität.

Vorgehensweise

Geschulte und geprüfte „Mapper" (Abbildner) beobachten ausgewählte Personen mit Demenz mindestens 6 Stunden (bis zu einen Tag lang) nach insgesamt 24 Verhaltenskategorien, identifizieren gemäß bestimmter Regeln die jeweils dominierende Verhaltensweise und schätzen zusätzlich die emotionale Befindlichkeit der Betroffenen in regelmäßigen Abständen von 5 Minuten ein. Das im Zeitraum von 5 Minuten beobachtete dominierende Verhalten sowie die zugehörige Befindlichkeitseinschätzung werden vom Abbildner verschlüsselt auf einem Dokumentationsblatt codiert.

In bestimmten Situationen werden zusätzlich die Handlungen der professionellen Interaktionspartner auf diesem Blatt dokumentiert. Es handelt sich dabei entweder um Episoden sog. Personaler Detraktionen (PDC) als Ausdruck von maligner Sozialpsychologie (MSP) und/oder um positive Ereignisberichte (PER), die Episoden guter Pflegepraxis dokumentieren.

Diesen Vorgang nennt man „mappen ", weil auf diese Weise eine „Karte" der individuellen Verhaltensweisen und Befindlichkeiten der Betroffenen über einen bestimmten beobachteten Zeitraum sowie über die Interaktionen mit Menschen aus der direkten Umgebung der Betroffenen innerhalb des Beobachtungszeitraums entsteht.

Die Datenerhebung durch die „Mapper" erfolgt ausschließlich in öffentlichen Räumen und nicht im privaten Bereich der Betroffenen.

Möglichkeiten des DCM

DCM ermöglicht eine differenzierte Rückmeldung über die Auswirkungen des Milieus/der Beziehungsgestaltung auf Personen mit Demenz. DCM ist für Betroffene geeignet, die noch die Fähigkeit besitzen, auf Umweltreize in Form der definierten Verhaltenskategorien zu reagieren, und die außerdem in der Lage sind, sich in Gesellschaftsräumen zu bewegen.

Durch DCM erfolgt eine Sensibilisierung für die Bedürfnisse und die Person des Demenzkranken (indirekt auch für die der Mitarbeiter in der Institution).

Die Ergebnisse eines Mappings geben dem Team Rückmeldung über die bisherige Beziehungsgestaltung zur Person mit Demenz und deren Auswirkungen auf sie. Sie geben darüber hinaus Hinweise auf mögliche alternative Zugangswege zum demenzerkrankten Menschen. Auf diese Weise dienen sie einerseits der Evaluation des aktuellen Pflegeprozesses und können andererseits in die konkrete Planung von Maßnahmen eingearbeitet werden.

LITERATUR

1. Balasko B. Die klinische Entscheidungsfindung als zentrales Thema von Evidence-based Nursing. Eine Untersuchung über die verschiedenen Wissensquellen der pflegerischen Entscheidung im Akutspital. Diplomarbeit, Wien, 2010. Aus: http://othes.univie.ac.at/8914/1/2010-03-08_9656328.pdf (letzter Zugriff: 29.3.2017).

8

2. Bartholomeyczik S et al. Rahmenempfehlungen zum Umgang mit herausforderndem Verhalten bei Menschen mit Demenz in der stationären Altenhilfe. Berlin: Bundesministerium für Gesundheit, 2006.
3. Buchelek GM et al. Pflegeinterventionsklassifikation (NIC). Bern: Hogrefe, 2016.
4. Deutsches Zentrum für Neurodegenerative Erkrankungen e. V. Aus: www.dzne.de/standorte/witten/projekte/dementia-care-mapping.html (letzter Zugriff: 19.1.2018).
5. Duden online. Aus: www.duden.de/rechtschreibung/Evaluation (letzter Zugriff: 24.1.2018).
6. Jonas I. Die Perspektive der Menschen mit Demenz in den Mittelpunkt stellen. Pro Alter 2006; 2: 58–62.
7. Kiefer B, Rudert B. Der therapeutische Tischbesuch. Hannover: Vincentz, 2007.
8. Kitwood T. Demenz. Bern: Hogrefe, 2016.
9. Lind S. Konzeptionen psychogeriatrischer Pflege und Betreuung in den Heimen. Aus: www.alzheimerforum.de/3/1/6/18/bih.html (letzter Zugriff: 15.1.2018).
10. Maciejewski B et al. Qualitätshandbuch Leben mit Demenz. Köln: KDA, 2001.
11. Mahler L. Resilienz und Ressourcenorientierung. In: Mahler L, Jarchov-Jàdi I, Montag C, Gallinat J (Hrsg.). Das Weddinger Modell – Resilienz und Ressourcenorietierung im klinischen Kontext. Köln, Psychiatrie Verlag, 2014.
12. Moorhouse M, Doenges M, Geissler-Murr A. Pflegediagnosen und Maßnahmen. 5. A. Bern: Hans Huber, 2014.
13. Mück H. 10-Minuten-Aktivierung mit Verwirrten. Aus: www.alzheimerforum.de/3/6/5/v10min.html (letzter Zugriff: 15.1.2018).
14. NANDA International. Pflegediagnosen: Definitionen & Klassifikation 2015–2017. Kassel: Recom Verlag, 2016.
15. Powell J. Hilfen zur Kommunikation bei Demenz. Köln: KDA, 2015.
16. Richard N. „Sie sind sehr in Sorge" – die Innenwelt von Menschen mit Demenz gelten lassen. CURAVIVA 2010; 2: 4–9.
17. Sauter D, Abderhalden C, Needham I, Wolff S (Hrsg.). Lehrbuch Psychiatrische Pflege. Bern: Hans Huber, 2011.
18. Spector A et al. Kognitive Anregung (CST) für Menschen mit Demenz. Deutschsprachige Ausgabe: Müller-Hergl C (Hrsg.). Bern: Hans Huber, 2012.
19. Stickler G. Basale Stimulation in der Pflege. Aus: www.alzheimer-selbsthilfe.at/Web/Vorträge/22.11.2001-BasaleStimulation.htm (letzter Zugriff: 15.1.2018).
20. Watzlawik P, Beavin J, Jackson D. Menschliche Kommunikation – Formen, Störungen, Paradoxien. Bern: Hans Huber, 2000.

Rita Löbach

KAPITEL 9 Beispiele von Pflegeprozessen mit Pflegediagnosen (PD) bei Demenz

9.1 Exemplarischer Pflegeprozess mit PD „Gefahr einer Machtlosigkeit"

Pflegediagnose „Gefahr einer Machtlosigkeit": Risiko eines wahrgenommenen Mangels an Kontrolle über eine Situation, einschließlich der bewussten Wahrnehmung, dass die eigenen Handlungen keine signifikante Wirkung auf das Ergebnis haben, welches die Gesundheit beeinträchtigen könnte 📖 [2]

FALLBEISPIEL

„Frau H. möchte nichts mehr essen"

Pflegeassessment SIS®-Themenfelder 1 + 4

Frau H. ist jetzt 95 Jahre alt und lebt seit einem Jahr im Pflegeheim. Seit dem Tod ihres Ehemannes vor zwanzig Jahren hatte sie weiter allein in ihrem Einfamilienhaus gelebt. Infolge ihres hohen Alters und einer langsam progredient verlaufenden Demenz war sie zunehmend gebrechlicher und schließlich so umfassend pflegebedürftig geworden, dass sie auf Initiative ihres Sohnes, der als Betreuer eingesetzt wurde, ins Pflegeheim zog. Der Sohn wohnt zwei Autostunden entfernt, besucht Frau H. regelmäßig mindestens einmal monatlich. Die Erkrankung ist inzwischen fortgeschritten. Frau H. sitzt stundenweise im Rollstuhl im Gemeinschaftsraum des Wohnbereichs und zeigt sich im Kontakt, wenn sie mit ihrem Vornamen angesprochen wird, aufmerksam und freundlich: Sie schaut und lächelt dann. Sie spricht nicht mehr, beobachtet aber interessiert das Geschehen in ihrer Umgebung. Bei der Selbstversorgung ist sie vollständig auf Unterstützung angewiesen. Sie ist zahnlos und erhält deshalb passierte Kost. Bisher sind keine Schluckstörungen beobachtet worden. Seit einiger Zeit lehnt Frau H. jedoch zunehmend die angebotenen Speisen ab. Bereits nach wenigen Bissen öffnet sie den Mund nicht mehr und wehrt bei weiteren Versuchen die angebotenen Speisen auch mit der Hand ab. Sie zeigt keine Hinweise auf Schmerzen beim Essen und ihre Mundschleimhaut ist intakt. Sie nimmt täglich etwa 1 Liter Flüssigkeit zu sich, wenn diese schluckweise angereicht wird, und verliert an Gewicht. Sie wiegt bei einer Körpergröße von 160 cm aktuell 40 kg.

Pflegediagnostik (➤ Abb. 9.1)

Risikofaktoren

- Infolge der fortgeschrittenen demenziellen Erkrankung kann sich Frau H. nicht mehr verbal mitteilen (PDn Chronische Verwirrtheit, Beeinträchtigte verbale Kommunikation).
- Frau H. ist nicht mehr imstande, eigenständig zu essen und zu trinken (PD Selbstversorgungsdefizit Essen und Trinken). Nahrung und Getränke müssen mundgerecht vorbereitet und angereicht werden.
- Die Nährstoffzufuhr deckt den Stoffwechsel nicht, denn Fr. H. öffnet nach wenigen Bissen den Mund nicht mehr (PD Mangelernährung).

Ressourcen

- Frau H. äußert mit Gesten und ihrem Verhalten im Kontakt eindeutig ihre Zustimmung bzw. Ablehnung (natürlicher Wille).

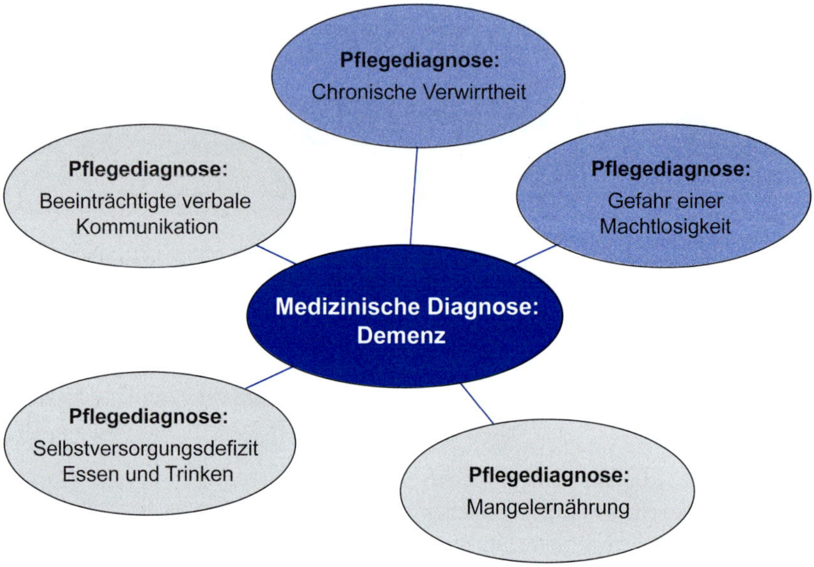

Abb. 9.1 Fallrelevante Pflegediagnosen (PDn): Frau H. [L143]

- Sie erscheint bei den Mahlzeiten situativ orientiert, d. h., sie erkennt Speisen und Getränke als solche.
- Sie zeigt sich außerhalb der Mahlzeiten meist entspannt und zufrieden sowie ohne Hinweise auf Schmerzen beim Kauen.

Pflegetherapie

Die zuständige Pflegefachkraft (PFK) reflektiert/bespricht Ziele und Evaluationskriterien

- Frau H. erlebt, dass sie Kontrolle hat und ihre Bedürfnisse/ihr geäußerter Wille respektiert werden.
- Frau H. nimmt die angebotene Unterstützung an.
- Die beschriebenen Ressourcen sind geschützt.

Die zuständige PFK handelt aus/plant angezeigte Interventionen

- Einsatz von wenigen Bezugspersonen, die Frau H. in ruhiger, entspannter Atmosphäre bei den Mahlzeiten unterstützen
- Sohn/Betreuer sowie Vorgesetzte und Hausarzt einbeziehen, in Fallbesprechung Konsens bzgl. des weiteren Vorgehens anstreben
- Auf ruhige, entspannte Atmosphäre bei den Mahlzeiten achten
- Speisen und Getränke ggf. abgeschirmt von der Gruppe, im Einzelkontakt anbieten
- Beim Anreichen präsent sein, positive Zuwendung geben und Frau H. zum Essen/Trinken ermutigen, sie jedoch nicht bedrängen
- Überprüfen, ob die aktuellen Mobilisierungszeiten noch angemessen oder inzwischen ungünstig terminiert oder zu lang und anstrengend sind
- Weitere angezeigte Maßnahmen unter: Pflegediagnose Mangelernährung im Pflegeplan!

9.2 Exemplarischer Pflegeprozess mit PD „Angst"

Pflegediagnose „Angst": Unbestimmtes Gefühl des Unbehagens oder der Bedrohung, das von einer autonomen Reaktion begleitet wird (häufig unbestimmte oder dem Individuum unbekannte Quelle); eine Besorgnis, die durch die vorweggenommene Gefahr hervorgerufen wird. Es ist ein Warnsignal für drohende Gefahr und ermöglicht dem Individuum, Maßnahmen zum Umgang mit der Gefahr einzuleiten 📖 [2].

FALLBEISPIEL

„Frau T. ruft immer wieder"

Pflegeassessment SIS®-Themenfelder 1 + 3

Frau T. ist 83 Jahre alt. Vor 8 Jahren wurde bei ihr eine Demenz vom Alzheimer-Typ diagnostiziert. Seit zwei Jahren lebt sie im Heim. Zuvor hatte sie allein in ihrem Eigenheim gelebt und war zunehmend vergesslich geworden. Die befreundeten Nachbarn hatten sich verstärkt um sie gekümmert, aber sie hatte immer weniger gegessen und getrunken und deswegen stark abgenommen. Schließlich war sie nach einem Sturz ins Krankenhaus gekommen und von dort – nun auf den Rollstuhl angewiesen – ins Heim gezogen.

Frau T. ist seit 20 Jahren Witwe und hat keine weiteren Angehörigen. Die Nachbarin ist zur Betreuerin bestellt worden. Sie besucht Frau T. einmal in der Woche. Frau T. ist zur eigenen Person orientiert, jedoch nicht mehr zu Ort, Zeit und Situation. Sie zeigt sich am Nachmittag im Gemeinschaftsraum, umgeben von Mitbewohnern in ihrem Spezialrollstuhl sitzend, zunehmend angespannt. Sie blickt suchend umher und ruft immer wieder laut um Hilfe. Ihr Gesicht ist gerötet und sie schwitzt. Sie lässt sich durch kurze Kontakte und ein paar Worte im Vorbeigehen kaum beruhigen, sodass ihr Rufen meist sofort wieder beginnt, sobald man sich von ihr abwendet.

Pflegediagnostik (➤ Abb. 9.2)

Beeinflussende Faktoren

- Stress: im Tagesverlauf zunehmende Reizüberflutung bei bestehenden kognitiven Beeinträchtigungen infolge Alzheimer-Demenz (PD Chronische Verwirrtheit)
- Unbefriedigte Bedürfnisse: nach Kontakt ohne Anforderung, Bestätigung, Orientierung, Trost, Einbeziehung, Ruhe

Bestimmende Merkmale

- Gefühlsbezogene Merkmale:
  - Erhöhte Anspannung, Übererregtheit
- Kognitive Merkmale:
  - Verminderte Aufmerksamkeit, Konzentrationsschwierigkeiten, eingeschränktes Wahrnehmungsfeld, Verwirrtheit
- Verhaltensbezogene Merkmale:

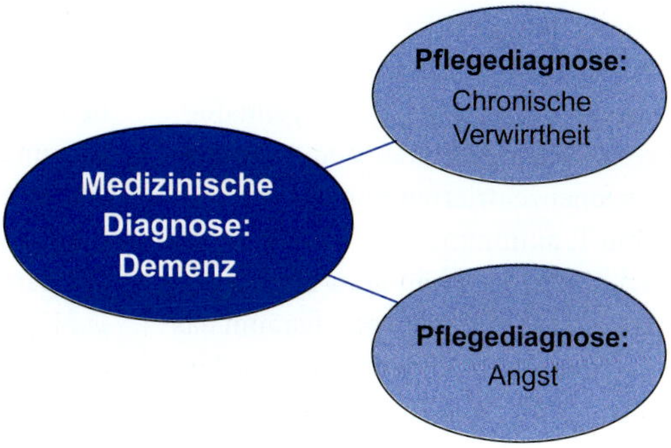

Abb. 9.2 Fallrelevante Pflegediagnosen (PDn): Frau T. [L143]

  - Wiederholtes Rufen um Hilfe; Umherschauen; Mustern der Umgebung; Zappeln; Unruhe; Anspannung
- Physiologische Merkmale:
  - Schwitzen, Gesichtsrötung

Ressourcen

- Am Morgen/Vormittag nach erholsamem Schlaf in der Nacht erscheint Frau T. geordnet, ruhig und entspannt.
- Wenn Frau T. begleitet wird, beruhigt sie sich.
- Die Nachbarin/Betreuerin hält regelmäßigen Kontakt.

Pflegetherapie

Die zuständige Pflegefachkraft (PFK) reflektiert/bespricht Ziele und Evaluationskriterien

- Frau T. ist im Tagesverlauf vor Stress durch Reizüberflutung auf dem Wohnbereich geschützt.
- Frau T. zeigt durch Verhalten bzw. äußert auf Nachfrage, dass sich Angst, Unbehagen oder Unsicherheit auf ein erträgliches Maß reduziert haben (Häufigkeit des Rufens nimmt ab, Zeichen der Entspannung nehmen zu).

Die zuständige PFK handelt aus/plant angezeigte Interventionen

- Frau T. wird morgens nicht geweckt, sondern schläft aus.
- Sie erhält einen Sitzplatz im Tagesraum an ruhiger Stelle mit Blick über den gesamten Raum.
- Pro Schicht wird eine zuständige Bezugsperson festgelegt, die regelmäßig verlässlich eigeninitiativ einen kurzen personenzentrierten Kontakt mit Frau T. aufnimmt.
- Jeden Morgen erhält Frau T. nach dem Frühstück im Gemeinschaftsraum das Angebot des Therapeutischen Tischbesuchs (TTB; ➤ Kap. 8.3.6) durch die Betreuungsassistentin nach Wochenplan.
- 2× wöchentlich nach Wochenplan erhält Frau T. am Nachmittag das Angebot zur Teilnahme an der Kleingruppe (Singen/Spaziergang) durch den sozialen Dienst.
- Einzelbetreuung am Nachmittag (15:00–16:30 Uhr) abwechselnd durch Betreuerin, ehrenamtliche Helferin, Betreuungsassistentin nach Wochenplan, bei dem Kontakt ohne Anforderung zur Entspannung angeboten wird.
- Während des Einzelkontakts Frau T. z. B. im Zimmer das Ruhen auf dem Bett, zugedeckt mit Wolldecke anbieten, dabei leise Entspannungsmusik abspielen und bei ihr bleiben.
- Zuständige PFK bietet rechtzeitig Bedarfsmedikation gegen Ängste nach ärztlicher Verordnung an und beobachtet/dokumentiert die Wirkung.
- Das Befinden/Verhalten wird unter diesen Maßnahmen beobachtet und mit der Cohen-Mansfield-Skala (➤ Kap. 4.2.4) für den Zeitraum von … bis … dokumentiert.
- Fallbesprechung zur Evaluation am … (Datum).

9.3 Exemplarischer Pflegeprozess mit PD „Ruheloses Umhergehen"

Pflegediagnose „Ruheloses Umhergehen": zielloses oder sich wiederholendes Hin-und-Hergehen und Sich-Fortbewegen, das die betreffende Person einem Verletzungsrisiko aussetzt, häufig unvereinbar mit Barrieren, Grenzen oder Hindernissen 🕮 [2]

FALLBEISPIEL

„Herr C. läuft und läuft"

Pflegeassessment SIS®-Themenfelder 1 + 2:

Herr C. ist 56 Jahre alt und lebt seit drei Monaten auf der Pflegestation im Heim. Es besteht eine Demenz vom Alzheimer-Typ mit frühem Beginn und raschem Verlauf. Herr C. ist seit 20 Jahren verheiratet. Die Ehe blieb kinderlos. Er hat als Kellner in Restaurants und auf Kreuzfahrtschiffen gearbeitet. Über belastende oder besondere Lebensereignisse ist nichts bekannt. Die Ehefrau von Herr C. ist noch berufstätig, kommt regelmäßig am Wochenende zu Besuch, spricht und versteht allerdings kaum Deutsch.

Herr C. ist nicht mehr in der Lage, sich verbal zu äußern oder Erklärungen zu verstehen; sein Gedächtnis scheint erloschen. Er kann Situationen nicht mehr einschätzen und nicht mehr angemessen reagieren. Auch scheint er Gegenstände in seinem Blickfeld nicht mehr zu sehen oder zu erkennen. Er ist zu allen Qualitäten (= in allen Ebenen) desorientiert. Er verhält sich im Kontakt kurzzeitig aufmerksam und zugewandt, wird dann jedoch schnell abgelenkt.

In der Mobilität bestehen keine Einschränkungen. Er ist körperlich fit und belastbar. Im Laufe des Nachmittags beginnt er regelmäßig im Hause umherzugehen, er ist dann beinahe ohne Unterbrechung unterwegs. Das Umherlaufen scheint ihn zu beschäftigen und zu entlasten. Er wird gegen 20:00 Uhr zu Bett gebracht und schläft meist durch bis gegen 9:00 Uhr morgens. Es besteht eine Betreuung durch einen Berufsbetreuer. Herr C. hat bereits mehrfach ohne Absicht unbemerkt den Wohnbereich und das Heim verlassen und nicht wieder zurückgefunden. Das Heim ist umgeben von Feldern und Wald. Die nächsten Häuser liegen einige Kilometer entfernt. Herr C. ist bereits einige Male gestolpert und einmal im Flur auf dem Boden sitzend vorgefunden worden.

Pflegediagnostik (> Abb. 9.3)

Beeinflussende Faktoren

Kognitive Beeinträchtigung, Gedächtnisverlust, Agnosie und Apraxie, Tageszeit, mutmaßlich Reizüberflutung aus der Umgebung

Bestimmende Merkmale

Planloses sich Fortbewegen, lange Phasen der Fortbewegung ohne erkennbare Richtung: Herr C. läuft täglich ab den frühen Nachmittagsstunden umher und verlässt dabei unbeabsichtigt und häufig unbemerkt den Wohnbereich bzw. das Haus.

Ressourcen

- Herr C. ist körperlich fit und gangsicher.

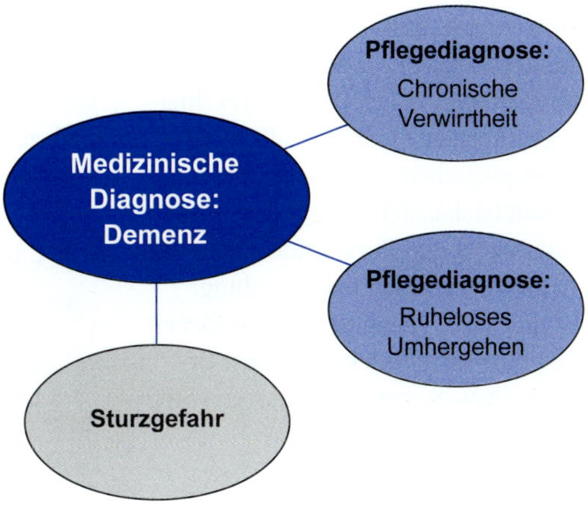

Abb. 9.3 Fallrelevante Pflegediagnosen (PDn): Herr C. [L143]

9

- Am Vormittag zeigt er bisher kein ruheloses Umherlaufen.
- Das Umhergehen bedeutet für ihn offensichtlich Beschäftigung und Entlastung, denn er wirkt dabei zufrieden und entspannt.
- Herr C. geht ausschließlich umher und interessiert sich nicht für Dinge auf seinem Weg, die ihn zusätzlich gefährden könnten.
- Er sucht nicht gezielt nach dem Ausgang ins Freie.

Pflegetherapie

Die zuständige Pflegefachkraft (PFK) reflektiert/bespricht Ziele und Evaluationskriterien

- Herr C. ist frei von Verletzungen.
- Im Zusammenhang mit dem ruhelosen Umhergehen sind Sicherheitsmaßnahmen optimiert/Risiken minimiert.
- Größtmögliche Bewegungsfreiheit/Unabhängigkeit für Herrn C. ist gewährleistet.

Die zuständige PFK handelt aus/plant angezeigte Interventionen

- Mit Betreuer/Ehefrau Situation besprechen, Sicherheitsrisiken benennen und Möglichkeiten und Grenzen der Pflege des ruhelosen Herrn C. im offenen Setting darstellen sowie gemeinsam Restrisiken einschätzen
- Bezugsperson pro Schicht festlegen/dokumentieren, die Herrn C. in regelmäßigen Abständen auf Befindlichkeit (Gangsicherheit, Erschöpfungszustand) gezielt beobachtet und ggf. interveniert
- Mitarbeiter der Pforte informieren und Absprachen treffen bzgl. Meldung, wenn Herr C. das Haus verlässt (bei einem Einsatz von elektronischen Ortungs- bzw. Sicherungssystemen vorher Rechtsgrundlage klären!)
- Nebenausgänge, wenn möglich, fest schließen, zusätzlich kaschieren und nötigenfalls kurzzeitig abschließen (bei Öffnen Alarm einstellen)
- Ehefrau, ehrenamtliche Helfer, Betreuungsassistenten zur verlässlichen, zeitweiligen Begleitung von Herrn C. nach Wochenplan einbeziehen
- Herrn C. morgens Brustbeutel mit Notizzettel mit Namen, kurzer Erklärung über die bestehende Hilflosigkeit und Telefonnummer umhängen
- Aktuelle Bekleidung tgl. dokumentieren/aktuelles Foto in Akte, um Personenbeschreibung jederzeit vornehmen zu können
- Notfallplan für Vorgehen bei Entdeckung von unbemerktem Verlassen des Hauses absprechen
- Kurzfristigen Evaluationstermin mit allen Beteiligten anberaumen, um zeitnah reagieren zu können, falls es nicht gelingt, mit den beschriebenen Maßnahmen die Sicherheit ausreichend zu erhöhen, und dann ggf. Umzug in ein Heim mit beschützendem Wohnbereich erwägen

9.4 Exemplarischer Pflegeprozess mit PD „Soziale Isolation"

Pflegediagnose „Soziale Isolation": von einem Individuum erlebtes Gefühl des Alleinseins, das als von anderen auferlegt und als negativer oder bedrohlicher Zustand empfunden wird 🕮 [2]

FALLBEISPIEL

„Frau B. vermisst ihren Mann"

Pflegeassessment: SIS®-Themenfelder 1 + 5

Frau B. ist 82 Jahre alt und lebt seit einem halben Jahr in der Pflegewohngruppe im Heim. Zuvor hatte sie mit ihrem Ehemann in

9

der gemeinsamen Wohnung gelebt. Frau B. hat früher jahrelang Benzodiazepine eingenommen. Seit etwa 4 Jahren ist sie an einer vaskulären Demenz erkrankt und ihr Mann hatte sie zu Hause jahrelang weitgehend allein betreut. Erst kurz vor seinem plötzlichen Tod war auf Drängen der Familie ein Pflegedienst hinzugezogen worden, der Frau B. morgens und abends bei der Körperpflege half, mit der sie allein zunehmend überfordert war. Frau B. stammt aus Osteuropa und hat ihren Mann während des Kriegs kennengelernt. Mit ihm kam sie nach dem Krieg nach Deutschland, heiratete ihn und bekam zwei Söhne. Diese berichten, dass sie extrem eifersüchtig gewesen sei. Sie hat halbtags als Kassiererin in einem Supermarkt gearbeitet, außerdem den Haushalt geführt und war für die Kindererziehung zuständig. Während einer Autofahrt erlitt der Ehemann, der den Wagen noch auf dem Seitenstreifen der Fahrbahn zum Stehen brachte, einen tödlichen Herzinfarkt und Frau B. hatte verstört neben ihm gesessen und nicht verstanden, was geschehen war. Die Söhne suchten innerhalb weniger Tage einen Heimplatz für Frau B. Sie besuchen Frau B. regelmäßig abwechselnd am Wochenende. Der ältere Sohn hat die Betreuung übernommen.
Frau B. kann sich noch adäquat verbal ausdrücken und erinnert sich an ihre Kindheit, Jugend und junge Erwachsenenzeit, von der sie gern und häufig erzählt. Ihre Merkfähigkeit ist extrem beeinträchtigt. Sie findet häufig den Weg zur Toilette nicht und fragt nicht um Hilfe, sodass sie öfter einnässt. Sie wähnt sich im Krankenhaus und wartet darauf, dass ihr Mann kommt, sie abzuholen.
Sie kann stehen und gehen, hält sich aber fast ausschließlich in ihrem Zimmer auf und lehnt die angebotenen Aktivitäten meistens ab. Als Begründung gibt sie an, nicht gern mit anderen Leuten zusammen zu sein, und fragt immer wieder, manchmal mehrmals innerhalb weniger Minuten, nach ihrem Mann, den sie erwarte. Sie wirkt traurig und reagiert im Kontakt zunehmend verschlossen. Meist liegt sie auf ihrem Bett und antwortet auf Ansprache einsilbig. Wenn die Söhne sie besuchen, fragt sie ebenfalls zunächst häufig nach dem Ehemann, lässt sich im Gespräch über alte Zeiten aber ablenken.

Pflegediagnostik (➤ Abb. 9.4)

Beeinflussende Faktoren

- Veränderung des psychischen Zustands bei bestehender demenzieller Erkrankung
- Faktoren, die zu fehlenden zufriedenstellenden Beziehungen beitragen: extreme Merkfähigkeitsstörung, die ein Wiederanknüpfen unmöglich macht
- Fehlen von Bezugspersonen, die Unterstützung geben: Ehemann ist verstorben, Söhne sind berufstätig und kommen ausschließlich am Wochenende zu Besuch

Bestimmende Merkmale

- Frau B. drückt Gefühle des Alleingelassenseins aus.

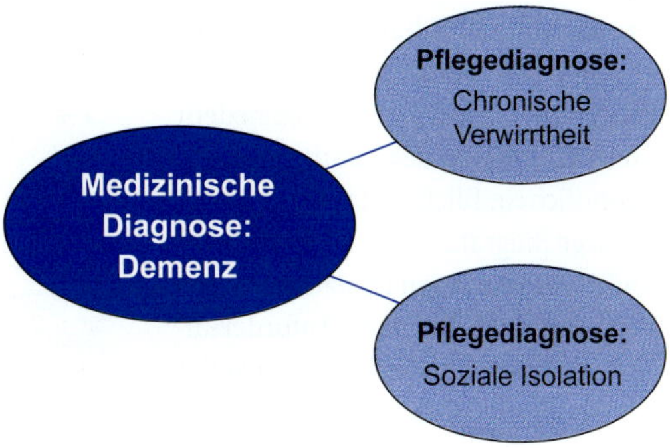

Abb. 9.4 Fallrelevante Pflegediagnosen (PDn): Frau B. [L143]

- Sie gibt an, das Zimmer nicht verlassen zu wollen, nicht gern in Gesellschaft zu sein.
- Frau B. lehnt Sozialkontakt zunehmend ab, ist auf den Kontakt zum verstorbenen Ehemann fokussiert, dessen Tod sie nicht realisiert.
- Sie erscheint traurig.
- Sie zeigt Zurückgezogenheit und antwortet einsilbig.

Ressourcen
- Zu einer Mitarbeiterin des Betreuungsdienstes hat sie Vertrauen gefasst und manchmal aus ihrer Jugendzeit erzählt.
- Frau B. erkennt die Söhne und entspannt sich in deren Anwesenheit.

Pflegetherapie

Die zuständige Pflegefachkraft reflektiert/bespricht Ziele und Evaluationskriterien
- Frau B. hat ausreichend oft am Tag angenehmen Sozialkontakt, der ihr Selbstwertgefühl stärkt.
- Frau B. nimmt an Aktivitäten entsprechend ihrem Vermögen und ihren Wünschen teil.
- Frau B. drückt ein erhöhtes Selbstwertgefühl aus, erkennbar an interessiertem Blickkontakt, Entscheidungsfreudigkeit, aufrechter, entspannter Körperhaltung, zunehmender Aufgeschlossenheit in Kontakten.

Die zuständige PFK handelt aus/plant angezeigte Interventionen
- Pflegende begrüßen Frau B. bei jedem Kontakt/Betreten des Zimmers mit freundlichem Blickkontakt und einigen an ihrer Biografie anknüpfenden, persönlichen Worten in empathisch-wertschätzender Weise, ohne Anforderungen zu stellen, um die Vertrauensbildung zu fördern, die es Frau B. erlaubt, eigene Gefühle auszusprechen
- In Gesprächen die Abwesenheit des Ehemannes nicht verleugnen, Frau B. aber auch nicht bei jeder Nachfrage mit dessen Tod konfrontieren, der sie immer wieder neu schockiert
- Frau B. wird zu Angeboten eingeladen, eine Ablehnung ihrerseits wird respektiert
- Frau B. wird im Gespräch diskret an ihre Söhne erinnert, die regelmäßig zu Besuch kommen
- Die Betreuungsassistentin (wird von PFK informiert/eingebunden) bietet regelmäßig, nach Möglichkeit mehrmals wöchentlich Einzelkontakt/Einzelaktivität im Zimmer der Frau B. an (Wochenplan)

9.5 Exemplarischer Pflegeprozess mit PD „Gefahr einer fremdgefährdenden Gewalttätigkeit"

Pflegediagnose „Gefahr einer fremdgefährdenden Gewalttätigkeit": Risiko, dass eine Person Verhaltensweisen zeigt, die anderen physischen, emotionalen und/oder sexuellen Schaden zufügen können. 🕮 [2]

FALLBEISPIEL

„Herr S. boxt"

Pflegeassessment: SIS®-Themenfelder 1 + 1

Herr S. ist 74 Jahre alt und lebt seit einem Jahr auf einer Pflegestation im Heim. Bei ihm besteht eine Demenz vom Alzheimer-Typ, die vor etwa 10 Jahren diagnostiziert wurde. Die Ehefrau ist als Betreuerin eingesetzt. Sie besucht ihn regelmäßig 2× wöchentlich im Heim. Herr S. hat den Beruf des Dachdeckers erlernt, in den letzten Jahren vor der Rente jedoch als Busfahrer gearbeitet. Er ist seit

40 Jahren verheiratet, erkennt seine Ehefrau aber nicht mehr sicher. Seine Hobbys waren Angeln und Boxen. Seine Frau beschreibt ihn als hilfsbereit und korrekt. Er sei gerne auf lange Spaziergänge mit seinem Hund gegangen und schon immer ein eher zurückgezogener, sehr lärmempfindlicher Mensch gewesen. Er habe die Zweisamkeit mit ihr immer sehr genossen.
Es bestehen ausgeprägte Beeinträchtigungen bei der Auffassung und Situationseinschätzung sowie bei der Merkfähigkeit. Er verkennt Personen und Situationen und ist in Gruppen schnell überfordert. Das Langzeitgedächtnis ist noch weitgehend intakt. Er ist noch in der Lage, sich verbal auszudrücken und kurze Sätze zu verstehen.
Er genießt es, in Gesellschaft eine Zigarette zu rauchen. Herr S. zieht sich gerne mit der ebenfalls an Demenz erkrankten Mitbewohnerin Frau M., die er als seine Ehefrau verkennt, in deren Zimmer zurück. Dort sitzen die beiden meist Hand in Hand auf dem Sofa, unterhalten sich, schmusen oder genießen schweigend jeweils die Nähe des anderen. Da es sich bei dem Zimmer der Mitbewohnerin aber um ein Doppelzimmer handelt, werden sie vor allem abends durch die Zimmernachbarin von Frau M. gestört, wenn diese zu Bett gehen will. Herr S. reagiert auf diese Störungen ungehalten und hat die Zimmernachbarin bereits mehrfach unsanft aus dem Zimmer geschubst und geboxt, worauf diese über längere Zeit sehr verstört und ängstlich gewirkt hatte.
Wenn die Ehefrau zu Besuch ist, wird Frau M. von Herrn S. meistens ignoriert, was diese wiederum sehr irritiert. Auch in Gruppenaktivitäten gab es bereits mehrfach Situationen, in denen Herr S. angespannt vor Mitbewohnern stand und drohend die Fäuste erhoben hatte.

Pflegediagnostik (➤ Abb. 9.5)

Risikofaktoren

- Vorgeschichte der Gewalttätigkeit: verbale Drohungen, Drohgesten in Situationsverkennung, wenn er im Zimmer gestört wird, in Gruppen ohne Begleitung, bei Reizüberflutung und Lärm
- Kognitive Beeinträchtigung infolge Alzheimer-Erkrankung
- Körpersprache: angespannte, steife Körperhaltung, Ballen der Fäuste und Anspannen der Wangenmuskulatur, Hyperaktivität, Hin- und Hergehen, Atemlosigkeit, bedrohliche Körperhaltung
- Vorgeschichte der Gewalt gegenüber anderen: Boxen und Schubsen einer Mitbewohnerin

Ressourcen

- Herr S. hat in seiner Jugend als Amateur geboxt und laut Ehefrau dabei immer besonders auf Fairness geachtet.
- Er reagiert selbst in Bedrängnis noch immer in erlernter Weise und schlägt nicht sofort zu.
- Wenn er sich nicht bedroht fühlt, verhält er sich freundlich und zugewandt.

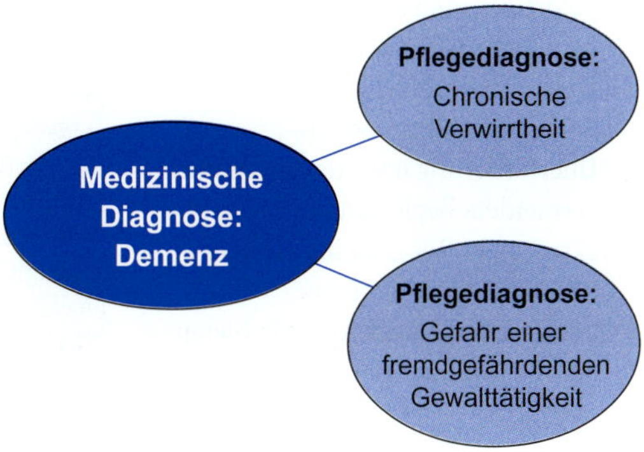

Abb. 9.5 Fallrelevante Pflegediagnosen (PDn): Herr S. [L143]

- Herr S. zieht sich tagsüber gern für längere Zeit in sein Zimmer zurück.
- Im Heim gibt es nach Absprache das Angebot einer Hundeführerin zum Spaziergang mit Hund.

Pflegetherapie

Die zuständige Pflegefachkraft (PFK) reflektiert/bespricht Ziele und Evaluationskriterien

- Herr S. behält die Selbstkontrolle, die sich z. B. durch entspannte Körperhaltung und gewaltfreies Verhalten ausdrückt.
- Die Mitbewohner sind vor Tätlichkeiten durch Herrn S. geschützt.

Die zuständige PFK handelt aus/plant angezeigte Interventionen

- Pro Schicht eine pflegerische Bezugsperson festlegen, die regelmäßig freundlichen Kontakt aufnimmt und die Situation einschätzt
- In angespannten Situationen:
  - Eine ruhige und sachliche Haltung bewahren
  - Gefährdungsaspekte beachten (Verwirrtheit, Gereiztheit, lautes Sprechen, verbale Drohungen, körperliches Drohverhalten)
  - Raum lassen, Herr S. nicht in die Enge drängen
- Zur Prävention von gewalttätigem Verhalten:
  - Sofortiges Intervenieren bei Aufkommen von Anspannung und Erinnern an Fairnessgebote: „ Herr S., nie außerhalb des Rings boxen!"
  - Überforderung und Reizüberflutung vermeiden, Begleitung in Gruppenaktivitäten, Rückzug ins Zimmer anbieten, Lärm reduzieren
  - Ehefrau und Hundeführerin bieten am Nachmittag Spaziergang an (Wochenplan)
  - PFK bindet Betreuungsassistent ein: Dieser bietet abends, wenn Zimmernachbarin von Frau M. zu Bett gebracht werden soll, Herrn S. gezielte begleitete Beschäftigung an (z. B. Mithilfe im Tagesraum); danach wird Herrn S. eine Zigarette angeboten, die er in Gesellschaft rauchen kann. Anschließend wird er zurück zum Zimmer begleitet.

9.6 Exemplarischer Pflegeprozess mit PD „Relokationsstresssyndrom" (ortswechselbedingtes Stresssyndrom)

Pflegediagnose: „Relokationsstresssyndrom (ortswechselbedingtes Stresssyndrom)": physiologische und/oder psychosoziale Störung, die aus der Verlegung, dem Wechsel von einer Umgebung in eine andere resultiert 🕮 [2]

FALLBEISPIEL

„Herr L. ist gerade umgezogen"

Pflegeassessment: SIS®-Themenfelder 1 + 6

Herr L. ist 79 Jahre alt und lebt nach mehreren Krankenhausaufenthalten nun seit zwei Wochen im Pflegeheim. Vor einem Jahr war es laut Schwägerin plötzlich zu zunehmender Verwirrtheit und Desorientiertheit gekommen. Herr L. habe sich bis dahin allein zu Hause versorgt. Das Essen sei vom jüngeren Bruder gebracht und die weitere Pflege und Betreuung durch einen ambulanten Pflegedienst organisiert worden. Das habe zuletzt aber nicht mehr ausgereicht, und er sei immer mehr verwahrlost. Er habe seine Medikamente nicht mehr genommen und habe wegen seiner Herzinsuffizienz schließlich ins Krankenhaus gemusst.

Er hatte seit 30 Jahren allein auf dem Land in seinem Elternhaus gelebt, zeitweise als Knecht auf einem Bauernhof in der Nähe gearbeitet und sich selbst versorgt. Das Essen wurde ihm nach dem Tod der Eltern bei Eintritt des Rentenalters regelmäßig von seinen verheirateten Brüdern gebracht. Er hatte die Volksschule im Dorf bis zur sechsten Klasse besucht und keinen Abschluss gemacht. Zu Hause hatte er sich auch mit kleineren Reparaturarbeiten bei Elektrogeräten beschäftigt, die er geschickt und vorsichtig, ohne je eine Verletzung davonzutragen, meist erfolgreich durchgeführt hatte. Er ist früher regelmäßig lange Strecken gewandert. Mit Frauen hatte er so gut wie keinen Kontakt. Der jüngste Bruder ist als Betreuer eingesetzt. Die beiden Brüder besuchen Herrn L. abwechselnd am Wochenende und bringen Essen mit, das Herr L. dann auch zu sich nimmt.

Er hat erhebliche Merkfähigkeitsstörungen, findet im Wohnbereich jedoch sein Zimmer, allerdings nicht immer rechtzeitig die angegliederte Toilette. Vor einigen Wochen wurde im Krankenhaus die Diagnose „Vaskuläre Demenz" gestellt.

Herr L. erscheint seit dem Einzug ins Heim fast ununterbrochen angespannt. Er reagiert gereizt auf Ansprache oder Anforderungen an ihn, zieht sich viel in sein Zimmer zurück und schläft nur wenige Stunden nachts. Er hat bereits deutlich an Gewicht verloren und isst bei den Mahlzeiten kaum etwas. Einladungen zu Gruppenaktivitäten lehnt er ab.

Pflegediagnostik (➤ Abb. 9.6)

Beeinflussende Faktoren

- Verschlechterter Gesundheitszustand vor dem Umgebungswechsel
- Gefühl der Machtlosigkeit
- Erlittene Verluste:
  - Der vertrauten Umgebung
  - Der vertrauten Tagesstruktur
  - Der vertrauten Routinen/Rituale
  - Des vertrauten Essens
- Wechsel von einem Umfeld in ein anderes
- Unvorhersehbarkeit der Erlebnisse:
  - Durch plötzlich auftretende Verschlechterung des Gesundheitszustands wurden Krankenhausaufenthalte notwendig
  - Durch die bestehenden kognitiven Beeinträchtigungen (Auffassung, Gedächtnis, Desorientierung) infolge Demenz konnte Herr L. nicht auf die Veränderungen vorbereitet werden

Bestimmende Merkmale

- Schlafstörung: Herr L. schläft nachts nur wenige Stunden.
- Rückzugsverhalten: Herr L. bleibt viel in seinem Zimmer, er lehnt Angebote zur Beschäftigung ab, reagiert abwehrend und zornig auf wiederholte Nachfragen.

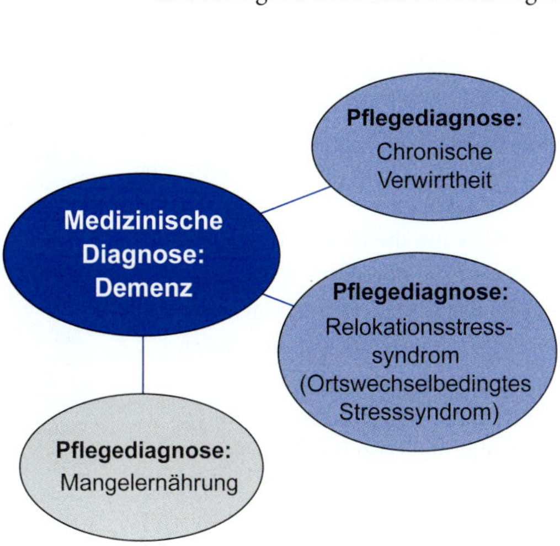

Abb. 9.6 Fallrelevante Pflegediagnosen (PDn): Herr L. [L143]

- Verstärkte physische Symptome:
  Herr L. zeigt nur geringen Appetit, isst wenig und hat bereits abgenommen (Pflegediagnose Mangelernährung).

Ressourcen
- Herr L. zeigt sich bei Besuchen der Brüder entspannt.
- Er isst das von den Brüdern mitgebrachte Essen.
- Er hat früher gern kleine Elektrogeräte repariert.

Pflegetherapie

Die zuständige Pflegefachkraft reflektiert/bespricht Ziele und Evaluationskriterien
- Herr L. äußert/zeigt seine Gefühle.
- Er nimmt im Rahmen seiner Möglichkeiten an Alltagaktivitäten teil.
- Er lebt sich allmählich im Heim ein und zeigt zunehmend Appetit und Zeichen von Entspannung.

Die PFK handelt aus/plant angezeigte Interventionen
- Die Tragweite der Situation anerkennen und nicht dagegen argumentieren oder Herrn L. bedrängen.
- Die Angehörigen ermutigen, das Zimmer von Herrn L. mit vertrauten Möbeln, Gegenständen, Werkzeugen und Gerätschaften auszustatten.
- Die Angehörigen ermutigen, weiterhin zu Besuchen die gewohnten Mahlzeiten mitzubringen.
- Herr L. kann die Mahlzeiten im Zimmer und mit dem ihm vertrauten Besteck und Geschirr zu sich nehmen.
- Herr L. erhält Unterstützung durch männliche Bezugspflegeperson.
- PFK bindet Betreuungsassistent (ebenfalls männlich) im Haus ein: Dieser nimmt regelmäßig (Wochenplan) behutsam Kontakt auf und bietet Herrn L. in seinem Zimmer am Tisch Kleingeräte und Werkzeug zur Beschäftigung (Reparatur) an.
- Zusätzlich bietet Betreuungsassistent nach erfolgreichem Kontaktaufbau Spaziergang zunächst innerhalb, dann außerhalb des Heims im Garten an, bei dem Herr L. andere Mitbewohner kennenlernen kann.

9.7 Exemplarischer Pflegeprozess mit PD „Furcht"

Pflegediagnose „Furcht": Reaktion auf eine wahrgenommene Bedrohung, die bewusst als Gefahr erkannt wird 🕮 [2]

FALLBEISPIEL

„Frau B. will sich nicht waschen lassen"

Pflegeassessment: SIS®-Themenfelder 1 + 3 + 4

Frau B. ist 84 Jahre alt und lebt seit zwei Jahren auf der Pflegestation im Heim. Vor 10 Jahren wurde die Diagnose Demenz vom Alzheimer-Typ (DAT) gestellt. Frau B. hat zwei Söhne. Der ältere Sohn ist als Betreuer eingesetzt. Er hat gemeinsam mit seiner Frau regelmäßig Kontakt zu Frau B. Der jüngere, alkoholkranke Sohn hat keinen Kontakt mehr zur Mutter. Frau B. war die ältere von zwei Schwestern. Der Sohn schildert die Kindheit von Frau B. als freudlos. Sie habe sehr unter dem unbeherrschten, alkoholkranken Vater gelitten, was sich in der späteren Ehe seiner Mutter wiederholt hätte. Von Beruf sei sie bis zur Eheschließung Haushälterin, danach Hausfrau und Mutter gewesen. Ein belastendes Erlebnis aus der Kindheit sei, dass sie in einem Teich beinahe ertrunken wäre.
Inzwischen befindet sich Frau B. im mittleren Stadium der Erkrankung und es bestehen ausgeprägte Beeinträchtigungen in den Alltagskompetenzen. Sie kann sich verbal nicht mehr angemessen äußern. Im direkten Kontakt mit anderen Menschen zeigt sie sich meist aufmerksam, zugewandt und freundlich.

Frau B. hat erhebliche Selbstversorgungsdefizite bei der Körperpflege. Sie ist steh- und gehunfähig, harn- und stuhlinkontinent. Bei der Nahrungsaufnahme ist sie noch relativ selbstständig und in der Lage, angebotene vorbereitete Speisen und Getränke in ausreichendem Maß eigenständig zu sich zu nehmen.
Es gibt große Schwierigkeiten bei der Körperpflege, die Frau B. kontinuierlich und unabhängig von Personen und Situationen lautstark und tätlich abwehrt. Sie zeigt höchste Anspannung, sobald die Bettdecke angehoben wird, und schlägt, beißt und tritt bei der Körperpflege.

Pflegediagnostik (➤ Abb. 9.7)

Beeinflussende Faktoren

- Erlernte Reaktion: In der Biografie von Frau B. gibt es Hinweise, dass sie in der Kindheit und auch später häufiger Gewaltsituationen ausgesetzt war.
- Phobischer Auslösereiz: Sobald die Bettdecke angehoben wird, reagiert Frau B. mit Anspannung.

Bestimmende Merkmale

- Erhöhte Wachsamkeit/Anspannung: bereits bei vorsichtig initiierten Handlungen zur Durchführung der Körperpflege.
- Angriffs-/Kampfhaltung: Frau B. nimmt, soweit es ihr möglich ist, eine Kampfhaltung ein und wehrt jede Berührung mit den Händen ab.
- Impulsivität: Sie schlägt gezielt, tritt, beißt und schreit.
- Eingeschränkter Fokus auf die Ursache der Furcht: Frau B. ist in dieser Situation kaum noch erreichbar oder abzulenken.

Ressourcen

Sobald die Körperpflege erledigt ist und Frau B. angezogen in ihrem Sessel sitzt, beruhigt sie sich und wirkt wieder entspannt und zufrieden.

Pflegetherapie

Die zuständige Pflegefachkraft reflektiert/bespricht Ziele und Evaluationskriterien

- Frau B. erlebt die Situation nicht als verhängnisvoll.
- Impulsives Verhalten nimmt ab, tritt seltener auf.
- Die grundsätzlich vertrauensvolle Beziehung zu Pflegenden bleibt erhalten.
- Pflegende erkennen an, dass sie die für Frau B. furchtauslösenden Situationen trotz aller Bemühungen nicht gänzlich

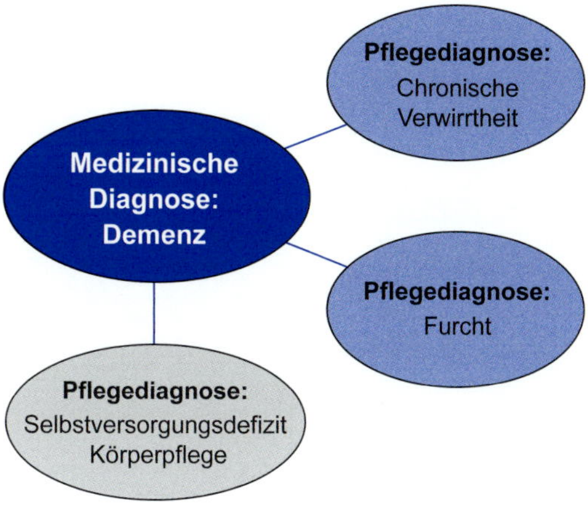

Abb. 9.7 Fallrelevante Pflegediagnosen (PDn): Frau B. [L143]

vermeiden können, und führen die notwendigen Interventionen ohne Schuldgefühle durch.
- Angehörige sind informiert, äußern Verständnis für die Situation und beteiligen sich an den Interventionen.

Die zuständige PFK handelt aus/plant angezeigte Interventionen
- Fallbesprechung mit Angehörigen organisieren, die Situation schildern und angezeigtes Vorgehen vorstellen, um Vertrauen werben und Unterstützung durch Angehörige bitten
- In der Körperpflegesituation (➤ Kap. 8.3.3 zutreffende Aktivitäten der Pflegeintervention [NIC] „Demenzpflege: Körperpflege“ anwenden 🕮 [1]):
  - Ruhig und sicher auftreten, um Sicherheit zu vermitteln
  - Zimmer vorbereiten: angenehme Wärme, Utensilien griffbereit, Entspannungsmusik
  - Alle Handlungen freundlich ankündigen, Verständnis für Abwehr äußern
  - Flexible Haltung einnehmen und auf Tagesform (eigene und von Frau B.) eingehen
  - Zu zweit arbeiten: Einer spricht beruhigend und hält Frau B., der zweite arbeitet zügig, aber nicht hektisch
  - Pausen einlegen, damit alle sich entspannen können
  - Nur unbedingt erforderliche Maßnahmen durchführen
  - Nach der Körperpflege kurzer, freundlicher Kontakt ohne weitere Anforderung zum Entspannen

LITERATUR

1. Buchelek GM, Butcher HK, Dochterman JM, Wagner CM. Pflegeinterventionsklassifikation (NIC). Bern, Hogrefe Verlag, 2016.
2. NANDA International. Pflegediagnosen: Definitionen & Klassifikation 2015–2017. Kassel: Recom Verlag, 2016.

KAPITEL

10 Wohnraum – Lebensraum

Ulrich Kastner

Eine zentrale Anforderung an die Betreuung demenziell Erkrankter ist die stadiengerechte Versorgung und Anpassung des Lebensumfeldes. Dabei geht es nicht alleine um die Frage „Heim oder nicht Heim", sondern sowohl in der häuslichen Umgebung als auch in der Institution Altenheim soll es Unterschiede im Betreuungsumfang bei verschiedenen Schweregraden der Demenz geben (➤ Tab. 10.1). In der Regel ist es der Wunsch des Betroffenen und seiner Familie, seine Autonomie und Individualität so lange wie möglich zu erhalten. Die rechtzeitige stufenweise Erweiterung des Hilfe- und Unterstützungssystems ist unabdingbar, um Krisen oder vorzeitige Institutionalisierungen (Klinik, Altenheim) zu vermeiden.

Pflegeoase

Besondere Wohnform für Menschen mit weit fortgeschrittener Demenz und bereits deutlich eingeschränkter Mobilität, Kommunikationsfähigkeit und hohem Pflegebedarf. Das Konzept sieht einen Mehrpersonenraum für eine kleine Gruppe von Betroffenen unter Berücksichtigung von Individualität und Rückzugsmöglichkeiten vor, um unmittelbare Reaktionen von Pflegenden auf die Bedürfnisse der Bewohner zu realisieren (📖 [6]).

Auch für das Altenheim sollte, wenn möglich, eine stadiengerechte Versorgung angestrebt werden. Im frühen Stadium profitieren die Bewohner noch gut von lebenspraktischen Angeboten, in mittleren Stadien steht der Umgang mit herausforderndem Verhalten im Vordergrund, im schweren Stadium gewinnt die körperliche Pflege wieder an Gewicht.

Erfahrungen gerade aus dem Bereich der Wohngruppenkonzepte oder der sog. Special Care Units zeigen, dass mit Eintreten der nächsten Demenzstufe auch ein

Tab. 10.1 Stadiengerechte Versorgung

Situation/Symptome	Wohnraum/Lebensumfeld
Frühsymptome, Überforderung im Alltag	Unterstützung durch Angehörige
Haushaltsführung erschwert	Haushaltshilfe/Essen auf Rädern
Psychische Auffälligkeiten, Schlafstörungen	Umzug zu Angehörigen
Tagesunruhe, Orientierungsschwierigkeiten	Tagespflege
Probleme der Eigenhygiene, Körperpflege	Ambulanter Pflegedienst
Nächtliche Unruhe, Überforderung der pflegenden Angehörigen	Kurzzeitpflege
Zunehmende Desorientiertheit, fehlendes Erkennen der eigenen Angehörigen	Wohngruppe für Demenzerkrankte
Wandern, Verhaltensänderungen, Konflikte mit anderen Bewohnern	Spezialeinrichtung für Demenzerkrankte
Inkontinenz, Immobilisation	Pflegeoase

Umzug des Zimmers oder aber des Wohnbereichs in Betracht gezogen werden muss. Diese Möglichkeit sollte, wenn nicht bereits konzeptionell festgelegt, bereits bei Aufnahme mit den Angehörigen thematisiert werden.

Jeder Veränderung geht dann ein schwieriger Entscheidungsprozess für Betroffene, Angehörige, professionelle Helfer, aber auch für die Institution voraus.

Störfaktoren einer rechtzeitigen und stadiengerechten Versorgung

Seitens der Angehörigen

- Versprechen, die dem Betroffenen in gesunden Tagen gegeben wurden
- Schuldgefühle gegenüber dem Betroffenen
- Kein Zulassen von fremder Hilfe (finanziell wie personell)
- Scham gegenüber dem Erkrankungsbild
- Druck, der durch andere Familienmitglieder aufgebaut wird
- Verleugnung von Defiziten
- Hoffnung auf Heilung, Besserung, Linderung

Seitens professioneller Helfer

- Nichterkennen des Fortschreitens
- Nichtwahrhabenwollen des Fortschreitens
- Finanzielle Abhängigkeiten
- Übersteigerte Erwartungen
- Falsche oder fehlende Therapie
- Unkenntnis des Krankheitsbildes
- Überforderung der Angehörigen

Seitens der Institution

- Finanzielle Gründe (Pflegegrad – Pflegebereich)
- Fehlende bauliche Voraussetzungen
- Fehlende strukturelle Voraussetzungen
- Fehlende personelle Voraussetzungen
- Falsche Erwartungen an Institution Krankenhaus – „Betroffenen medikamentös einstellen"
- Annehmen können, abgeben können

Allgemein Störfaktoren

- Fehlendes Hilfssystem
- Fehlendes familiäres System
- Intoleranz der Umgebung

10.1 Ambulante Pflege

Bei Eintreten der körperlichen Pflegebedürftigkeit können die Familien gut durch ambulante Pflegedienste unterstützt werden. Anders als bei der stationären Pflege muss dann mit verschiedenen Partnern kooperiert werden. Die Koordination des Versorgungsnetzwerkes erfolgt in der Regel durch Angehörige.

Ambulante Pflegedienste sind dabei mit besonderen Herausforderungen konfrontiert:

- Falsche Erwartungen der Angehörigen (erhoffte Unterstützung bei der Beaufsichtigung)
- Ablehnung durch die Betroffenen
- Verbale oder körperliche Aggressivität
- Enthemmtes Verhalten, sexuelle Störungsbilder
- Bestehlungsvorwürfe, Verkennungen
- Scham der Angehörigen
- „Eindringen" in die Privatsphäre
- Pflegedienst als Gast
- Juristische Unsicherheiten (Abschließen der Wohnung bei Weglaufgefährdung u. Ä.)
- Konkurrenz durch hauswirtschaftliche Dienste
- Betroffener öffnet nicht die Tür

Ein Grundproblem der ambulanten Pflege besteht im Wesentlichen in den zu geringen Zeitkorridoren. Die Betreuung demenzerkrankter Menschen braucht Zeit, um den Betroffenen nicht zu überfordern. Bei den Angehörigen besteht zudem der verständliche Wunsch nach zeitlicher Entlastung, den die ambulante Pflege nur unbefriedigend erfüllen kann. Die Familien entschließen sich dann dazu, statt eines Pflegedienstes eine hauswirtschaftliche Hilfe zu engagieren und diese auch mit der Grundpflege zu betrauen.

10.2 Tagespflege und Kurzzeitpflege

10.2.1 Tagespflege

Die Tagespflege hat sich als wichtige Ergänzung zur häuslichen Versorgung von Demenzkranken entwickelt. Die Betreuung findet zumeist werktags von 8:00 bis 16:30 Uhr statt. Dieses Angebot ist für demenzkranke Menschen und für Ältere gedacht, die den Alltag nicht mehr allein bewältigen können. So wird diesen Menschen der Verbleib in ihrer häuslichen Umgebung ermöglicht und ein Umzug in ein Seniorenheim kann – wenn nicht verhindert – zumindest hinausgezögert werden. In der Regel werden in Tagespflegen 12–20 Gäste im Alter ab ca. 60 Jahren betreut. Manche kommen nur einen Tag in der Woche, andere nutzen dieses Angebot täglich. Die Finanzierung erfolgt über die Pflegegrade; Mittagskosten oder Fahrtkosten müssen getrennt bezahlt werden.

Einige Tagespflegeeinrichtungen haben sich auf die Betreuung von Menschen mit Demenz spezialisiert, sie bieten dann auch Schutz bei Wandern und Umherlaufen.

Andere teilstationäre Angebote

Tagesstätten

Solange der Betroffene noch kaum auf Pflege und Betreuung angewiesen ist, kann eine Tagesstätte in Betracht gezogen werden. Im Vordergrund stehen hier der soziale Kontakt, kreatives Arbeiten und gemeinsame Aktivitäten. Träger sind zumeist die Wohlfahrtsverbände oder Kommunen. Der Kontakt zu nicht dementen Menschen kann am Anfang der Erkrankung noch fördernd und motivierend sein; später führt er aber häufiger zu Überforderung und Insuffizienzgefühlen, sodass die Betroffenen den Kontakt zur Tagesstätte abbrechen.

Tageskliniken

Tageskliniken sind in der Regel an geriatrische oder gerontopsychiatrische Kliniken angeschlossen. Es handelt sich um ärztlich geleitete therapeutische Einrichtungen mit dem Ziel der Aufrechterhaltung oder Wiedererlangung von Alltagskompetenz. Die Aufenthalte werden durch die Krankenkassen finanziert und schließen sich häufig an stationäre Aufenthalte in der Klinik an. Die Aufnahme in eine Tagesklinik ist zeitlich begrenzt (ca. 4–6 Wochen) und darf somit nicht mit einer Tagespflegeeinrichtung verwechselt werden.

10.2.2 Kurzzeitpflege

Bei Bewilligung eines Pflegegrades steht dem Pflegenden auch die Möglichkeit offen, den Betroffenen für einen begrenzten Zeitraum in einer Kurzzeitpflege versorgen zu lassen. Altenhilfeeinrichtungen bieten hierzu Einzelplätze oder ganze Stationen an. Das Angebot wird von vielen Angehörigen genutzt, wenn sie sich selbst notwendigen medizinischen Eingriffen unterziehen müssen oder aber zur Erholung in den Urlaub fahren wollen.

Viele Angehörigen scheuen sich davor, diese Pflegeform in Anspruch zu nehmen, weil sie befürchten, dass durch den Ortswechsel Verhaltensänderungen ausgelöst werden könnten, die durch die ständige Betreuung zu Hause noch kompensiert werden konnten.

Sinnvoll wäre aber, möglichst frühzeitig im Krankheitsverlauf die Kurzzeitpflege in Anspruch zu nehmen, da in leichteren Krankheitsstadien die Gewöhnung schneller erfolgt und der Betroffene die positive Erfahrung auch für zukünftige Aufenthalte nutzen kann.

10.3 Spezielle Wohnformen

Lange Zeit galt der vollintegrative Ansatz, also die Versorgung von demenzerkrankten Bewohnern im normalen Zusammenleben mit nicht erkrankten Bewohnern, als der Standard in der Versorgung. Bei deutlicher Zunahme von mittelschweren bis schweren Demenzerkrankungen fand ein Umdenken hinsichtlich neuer Wohnformen statt. Neben der Vielzahl an vollstationären Angeboten finden sich daher heute diverse neue Angebote.

Aufgrund der sehr heterogenen Angebote liegen zwar kaum valide wissenschaftliche Ergebnisse vor, aus der Praxis heraus zeigen sich aber gute Erfahrungen. Im Folgenden sollen verschiedene Konzepte kurz dargestellt werden.

10.3.1 Integrative und segregative Konzepte

(Teil-)integratives Konzept

Im integrativen Konzept werden demenzerkrankte gemeinsam mit nicht demenzerkrankten Personen betreut. Dabei handelt es sich heute zumeist nicht mehr um Gesunde, sondern um körperlich Erkrankte oder auch Bewohner, die unter anderen psychischen Erkrankungen leiden; der gesunde ältere Mensch ist eine Rarität. Die demenzerkrankten Bewohner leben dabei entweder verstreut über die Wohnbereiche oder werden im teilintegrativen Konzept über einen bestimmten Zeitraum in eigenen Gruppen betreut. Ziel ist, das gewohnte Umfeld zu erhalten und trotzdem auf die spezifischen Anforderungen der Betroffenen einzugehen.

Pro integrative Versorgung

- Keine Stigmatisierung
- Keine Umzüge
- Mehr Normalität
- Lernen von den Gesunden
- Fördernde Umgebung
- Präventive Wirkung auf die Gesunden

Kontra integrative Versorgung

- Überforderung im Alltag
- Hohes Konfliktpotenzial mit gesunden Bewohnern oder deren Angehörigen
- Disziplinarische Psychopharmakagabe oder auf Wunsch/Zwang anderer
- Zu wenig Berücksichtigung der Bedürfnisse demenzerkrankter Menschen
- Ausgrenzung, Beschimpfungen und Unverständnis durch Gesunde oder Angehörige
- Leben in zwei Welten bei Wechsel zwischen Wohnbereich und Betreuungsgruppe
- Ängste der nicht Erkrankten

- Integration erschwert bei Verhaltensänderungen
- Ziel und Prioritätenkonflikt des Pflegepersonals
- Integratives Konzept als Testumgebung, bei Misslingen Wechsel in segregative Einrichtung
- Hoher Anteil demenzerkrankter Bewohner in heutigen Pflegeheimen und verschwindend geringer Anteil Gesunder stellt das Integrationskonzept infrage

Segregatives (trennendes) Konzept

Auch als Domus-Modell bezeichnet.

Pro segregative Versorgung

- Spezialisierung
- Therapeutisches Milieu
- Stressreduktion
- Reduktion von Psychopharmaka
- Überschaubarkeit der Gruppe
- Professionalisierung
- Weniger Überforderung von demenzkranken Personen
- Weniger Konfrontation mit eigenen Defiziten
- Keine Konfrontation mit Gesunden
- Kein Schlichten des Pflegepersonals zwischen Angehörigen/nicht demenzerkrankten Menschen und Betroffenen nötig
- Kein Rechtfertigungszwang für Pflegende bei Verhaltensauffälligkeiten

Kontra segregative Versorgung

- Gefahr der Abschiebung
- Förderung der Demenz
- Steigerung der Verhaltensstörungen
- Überlastung der Mitarbeiter
- Angstauslösend für demenzerkrankte Menschen im leichteren Stadium
- Leicht erkrankte und bettlägerige Menschen profitieren wenig
- Hohe psychische Belastung
- Notwendigkeit zur psychiatrischen Weiterbildung des Personals

Studienergebnisse Weyerer (2004) „Evaluation der besonderen stationären Dementenbetreuung in Hamburg"

Hinsichtlich der Versorgung demenzerkrankter Menschen scheinen spezielle Versorgungskonzepte der traditionellen Versorgung überlegen. Bei den (teil-)integrativen und segregativen Modellen bestanden dabei sowohl Vor- als auch Nachteile; die Unterschiede innerhalb dieser beiden Gruppen waren dabei gering, dagegen deutlicher die Überlegenheit beider Konzepte gegenüber der traditionellen Versorgung (📖 [7]).

Die Bewohner im Domus-Modell im Vergleich zu Bewohnern traditioneller Einrichtungen:

- Wurden häufiger psychiatrisch behandelt.
- Erhielten deutlich häufiger psychotrope Substanzen.
- Dabei zeigte sich, dass die Bewohner und Bewohnerinnen der Domus-Einrichtungen signifikant mehr Antidementiva erhielten und signifikant weniger Neuroleptika.
- Angehörige und Ehrenamtliche/Freiwillige sind signifikant häufiger in die Pflege und Betreuung eingebunden.
- Die Sozialkontakte Betroffener zum Personal sind wesentlich häufiger.
- Im Gefühlsausdruck der Betroffenen sind häufiger Interesse und positive Gefühle festzustellen.
- Die Aktivitäten innerhalb und außerhalb der Einrichtungen sind signifikant erhöht.
- Freiheitseinschränkende Maßnahmen sind wesentlich seltener.

- Die Inanspruchnahme von Psychiatern ist deutlich erhöht.

Im Vergleich zwischen integrativem und segregativem Konzept:

- War im integrativen Konzept die Aktivitätsrate höher.
- Waren im integrativen Konzept die Besuchshäufigkeit und die Einbindung im Alltag/Pflege von Angehörigen höher.
- Wurden im segregativen Bereich mehr Informationen zur Biografie erhoben.
- Erhielten Bewohner im integrativen Bereich weniger Psychopharmaka, dafür anteilsweise mehr Neuroleptika und weniger Antidementiva/Antidepressiva.

10.3.2 Haus-/Wohngemeinschaften

Hauswohngemeinschaften für Menschen mit Demenz, insbesondere Alzheimer, etablierten sich in den letzten Jahren als Alternative zur traditionellen Altenheimversorgung. Gerade der Wunsch der Betroffenen und deren Angehörigen nach einer wohnlichen, geborgenen Versorgung führten zum großen Erfolg dieser Wohnform (📖 [3]).

Grundsätzlich lassen sich drei verschiedene Typen von Haus-/Wohngemeinschaften kategorisieren.

Wohngemeinschaft im stationären Bereich

Im klassischen Pflegeheim erfolgt die Gründung neuer teilautonomer Bereiche, die familienähnlichen Charakter haben (sollen) und sich weitgehend selbst versorgen. In Gruppenstärken von 10–20 Bewohnern spielt die eigene hauswirtschaftliche Versorgung mit eigener Küche und Wohnbereich eine zentrale Rolle. Die klassischen Rollenverteilungen von Pflege, Hauswirtschaft und Sozialdienst verschwimmen. Vorbilder finden sich im europäischen Ausland (➤ Kap. 10.3.4, Cantou), aber auch in verschiedenen Bundesländern (Kuratorium Deutsche Altenhilfe, www.kda.de).

Hausgemeinschaft mit zentraler Bezugsperson

Wohngruppen von Menschen mit Demenz oder anderen hilfsbedürftigen älteren Menschen stellen gemeinsam eine Haushälterin an, die die Versorgung der Bewohner am Tag übernimmt. Je nach Hilfebedürfnis kann diese Rolle auch durch eine/n Sozialarbeiter/in oder Hauswirtschaftlerin ausgefüllt werden. Die pflegerische Versorgung erfolgt dann durch hinzugezogene ambulante Pflegedienste. Als Vorbild diente wiederum das Ausland, hier vor allem der Anton-Piek-Hofje in Romolen (➤ Kap. 10.3.3, „Warme Zorg“).

Pflegewohngemeinschaften

Berechnet nach dem Pflegebedarf der gesamten Gruppe, wird ein ambulanter Dienst beschäftigt, der die Versorgung der in der Gemeinschaft lebenden Bewohner übernimmt. Die Personalstärke bemisst sich dann nach dem Schweregrad der Pflegebedürftigkeit. Um nicht als Heim zu gelten, ist der ambulante Pflegedienst nicht der Betreiber der Einrichtung bzw. tritt nicht als Vermieter auf. Dies wird durch Vereine oder Privatpersonen gewährleistet.

Vor- und Nachteile von Hausgemeinschaften im stationären Milieu

modifiziert nach 📖 [3]

Vorteile

- Bessere Planungssicherheit durch Personalsteuerung, Ersatz im Krankheitsfall, Urlaub

10

- Bewohnerauswahl aus zumeist bestehender Klientel der Gesamteinrichtung
- Gruppen durch weniger Umbaumaßnahmen erreichbar, Suche nach Wohnraum entfällt
- Nutzung der Infrastruktur
- Nutzung bestehender Kontakte zu Ärzten, Physiotherapeuten, Ergotherapeuten

Nachteile

- Konflikt mit Brandschutzverordnungen oder der Heimmindestbauverordnung.
- Die gemeinschaftliche genutzte (Wohn-)Küche stößt auf Barrieren mit Hygienebestimmungen.
- Der bestehende Pflegesatz erlaubt in der Regel keine ausreichende Personaldecke.
- Wenig ausgeprägte Bereitschaft vieler Träger/Betreiber.
- Geschultes Personal notwendig.
- Änderung der klassischen Dienstzeiten hin zu einem flexiblen, der Wohngruppe angepassten Arbeitszeitmodell.
- Veränderung der klassischen Rollen im Pflegeheim, hauswirtschaftliche Versorgung durch Pflegende, pflegerische Versorgung durch Sozialdienst.
- Angehörige sind deutlich schwieriger zur Mitarbeit zu motivieren.

Vor- und Nachteile der ambulanten Organisationsform

modifiziert nach 📖 [5]

Vorteile

- Integration in ein ganz normales Wohnumfeld – kein „Verstecken" der Pflegebedürftigen/demenzkranken Personen
- Ausstattung und Tagesabläufe wie in jedem anderen Privathaushalt – bei Bedarf mit entsprechender Wohnraumanpassung
- Möglichkeit der Beteiligung von pflegebereiten und -fähigen Angehörigen am „Dienstplan" (und damit Kostenreduktion)
- Beteiligung der Krankenkassen als Kostenträger behandlungspflegerischer Maßnahmen, da sozialrechtlich „eigener Haushalt"
- Beteiligung der Bewohner an allen relevanten Haushaltstätigkeiten (Kochen, Einkaufen, Reinigung etc.)
- Und vor allem: deutliche Stärkung der Rolle des Kunden in Hinsicht auf Gestaltung der Personalauswahl, der Pflegeabläufe und -prioritäten und des Alltags

Nachteile

- Abhängigkeit vom Vorhandensein engagierter Bewohner bzw. Angehöriger und gesetzlicher Betreuer
- Umsetzung des Wahlrechts hinsichtlich des Pflegeanbieters
- Pflegerische Leistungen von ausschließlich einem Anbieter führen zum Verlust dessen Status als ambulanter Dienst und Rollenwechsel zum Betreiber, damit auch mögliche Einschränkungen im Rahmen des Heimgesetzes
- Suche nach geeignetem Wohnraum für 6–10 Pflegebedürftige
- Organisation der Bewohnergruppe
- Feststellung des individuellen Pflegebedarfs
- Klärung, wer die Verhandlungen führt
- Klärung, wer die Organisation des Personaleinsatzes, damit auch Verantwortung bei Krankheit, Personalausfall übernimmt
- Notwendigkeit zur kontinuierlichen Begleitung des Projekts

Effekte der ambulant betreuten Wohngemeinschaften

Ambulant betreute Wohngemeinschaften haben Auswirkungen auf Bewohner, Mitarbeiter und die Solidargemeinschaft

- Vermeidung von Heimunterbringungen
- Prävention durch optimalen Erhalt alltagsweltlicher Kompetenzen
- Vermeidung von Psychopharmaka
- Vermeidung von Burn-out-Symptomen beim eingesetzten Pflegepersonal
- Vermeidung von Überforderung der pflegenden Angehörigen

Weitere Informationen zu Wohngemeinschaften unter anderem beim Bundesministerium für Familie, Senioren, Frauen und Jugend (www.wegweiser-demenz.de), „Freiburger Modell" (www.freiburger-modell.de), Kuratorium Deutsche Altershilfe (www.kda.de) und Freunde alter Menschen e. V. (www.famev.de).

10.3.3 Weitere Organisationsformen

Group-living (Schweden)

Als „Group-living" werden in Schweden Wohngemeinschaften mit 6–9 demenzerkrankten Bewohnern bezeichnet, die in normalen Wohnhäusern von Fachpersonal versorgt werden. Grundgedanke ist die Vermittlung von Privatsphäre und Geborgenheit „rund um die Uhr". Das Versorgungskonzept stößt an seine Grenzen, wenn Verhaltensstörungen auftreten oder aber die Kommunikationsfähigkeit des Betroffenen zu stark eingeschränkt ist.

Cantou (Frankreich)

Seit den 1960er-Jahren hat sich in Frankreich das „Cantou"-Konzept (*franz.* cantou = Feuerstelle) entwickelt. In wohngruppenähnlichen Einrichtungen erfolgt die Betreuung unter starker Mitwirkung der Angehörigen. Zentrale Rolle spielt in diesem System die „Hausfrau", die sowohl für die Pflege als auch für die hauswirtschaftliche Versorgung zuständig ist. Die Gruppenstärke beträgt in der Regel 12 Personen. Die Grundhaltung ist eine bewusst „nichtmedizinische". Jeder Bewohner erhält nur so viel Hilfe, wie er tatsächlich benötigt. Die Angehörigen sind z. T. mehrere Stunden am Tag in der Einrichtung und gestalten den Alltag wesentlich mit. Vergleichbare Einrichtungen existieren in Deutschland bisher nicht, vor allem auch wegen der schwierigen Einordnung, da es sich weder um ein ambulantes noch um ein stationäres Angebot handelt.

Domus (Großbritannien)

In Großbritannien werden als „Domus" Spezialeinrichtungen bezeichnet, die vor allem demenzerkrankte Menschen mit deutlicheren Verhaltensstörungen versorgen. Der Personalschlüssel ist entsprechend hoch (1:1). Mit 12–32 Erkrankten ist die Gruppenstärke ähnlich wie bei vergleichbaren Spezialangeboten für Betroffene in Deutschland. Die Domus-Einrichtungen eint jedoch eine einheitliche Philosophie:

- Domus bietet den Kranken ein Zuhause bis zum Lebensende.
- Die Bedürfnisse der Betreuenden sind genauso wichtig wie die der Betreuten.
- Domus hilft, die Defizite der Menschen mit Demenz auszugleichen und die Fähigkeiten zu fördern.

- Die Erfüllung der psychischen und emotionalen Bedürfnisse ist wichtiger als die der physischen Aspekte der Pflege.

Warme Zorg (Niederlande)

Im Anton-Pieck-Hofje in Romolen hat man das betreute Wohnmodell für verwirrte, altersdemente Personen weiterentwickelt und ermöglicht solchen Menschen und deren selbstständig lebenden Partnern ein Zusammenleben in überschaubarer häuslicher Atmosphäre, aber in getrennten Wohnbereichen. Betreuer und Angehörige verfolgen das Grundprinzip „Warme Zorg“ – worunter man nichts anderes versteht als einen „gelassenen Umgang“ mit der Altersdemenz. Initiator des Projektes war ein privater Wohnbauverein, der auch als Vermieter und Hausbesitzer fungiert. Die Betreuung wird durch eine Heimträgerorganisation gewährleistet, die auch die notwendigen Kooperationsverträge abschließt.

Special Care Units (USA)

„Special Care Units“ sind vor allem in den USA ein verbreitetes Pflegekonzept innerhalb klassischer Pflegeeinrichtungen, vor allem für Menschen mit Alzheimer-Demenz. Wie in den USA findet sich auch in Deutschland eine Vielzahl an Einrichtungen, die nach einem ähnlichen Konzept arbeiten, aber in unterschiedlichster Form und mit mannigfachen Schwerpunkten (📖 [2]). Eine Aussage zu der Wirksamkeit oder möglichen Problemen über die gesamte Gruppe hinweg ist daher kaum möglich.

Merkmale von Special Care Units

- Besondere Architektur:
  - Verhindern von unbeobachtetem Weglaufen (Alarmanlagen an allen Türen, Verschließen von Fenstern)
  - Markierung von Laufwegen, Nutzung von Piktogrammen
  - Nähe der Zimmer zum Aufenthaltsbereich (um das Verlaufen zu minimieren)
- Schulung des Pflegepersonals zu folgenden Themen:
  - Kommunikationstechniken
  - Umgang mit Verhaltensstörungen oder Aggressivität
  - Techniken zum Baden, Waschen oder Anziehen
  - Inkontinenzpflege
  - Sexualität und Demenz
  - Kontrolle von Umherwandern
  - Unterstützung beim Essen
  - Gedächtnisverlust und Orientierung
  - Erinnerungstraining
  - Unterstützung der Mobilität
- Personalschlüssel 6:1
- Nahrungsaufnahme unterstützend durch das Personal, das auf Diät o. Ä. achtet, „Fingerfood“ als Erleichterung
- Allgemeine Aktivitäten, angepasst an den Schweregrad der Bewohner, Musik, Kreativtherapie, Tiere, taktile Erfahrungen
- Versorgung durch spezialisierte Ärzte (Neurologen, Psychiater, Geriater)
- Sichere Umwelt: Achten auf mögliche Gefährdungen, wie Kontakt zu Reinigungsmitteln, giftige Pflanzen, Medikamente
- Einbeziehung der Angehörigen

10.4 Technische Hilfsmittel und Assistenzsysteme

Technische Systeme

Ambient Assisted Living *(AAL-Systeme)* = Systeme zur Unterstützung von älteren Menschen im Alltag, mit dem Ziel eines selbstbestimmten Lebens im eigenen Zuhause (➤ Abb. 10.1)

Monitoring-Systeme = technische Systeme zur Überwachung und Bereitstellen von Informationen als Entscheidungshilfe für Helfer oder Angehörige im ambulanten (eigenes Zuhause) oder stationären Bereich (Pflegeeinrichtung, Krankenhaus u. ä.) (📖 [1])

Kategorien

AAL-Systeme umfassen die Kategorien

- Mobilität
  - Ortungssysteme per GPS, Desorientierungsschutz
  - Apotheken-, Lebensmittellieferungen
- Sicherheit
  - Notruf, telemedizinische Überwachung, Sturzerkennung
  - Lichtsteuerung, Abschaltsysteme (z. B. Herd)
- Kommunikation
  - Soziales Netzwerke, Hauskommunikation, Video-Kommunikation
  - Bildung
  - Unterhaltung
- Dokumentation
  - Pflegedokumentation, Tagesplaner

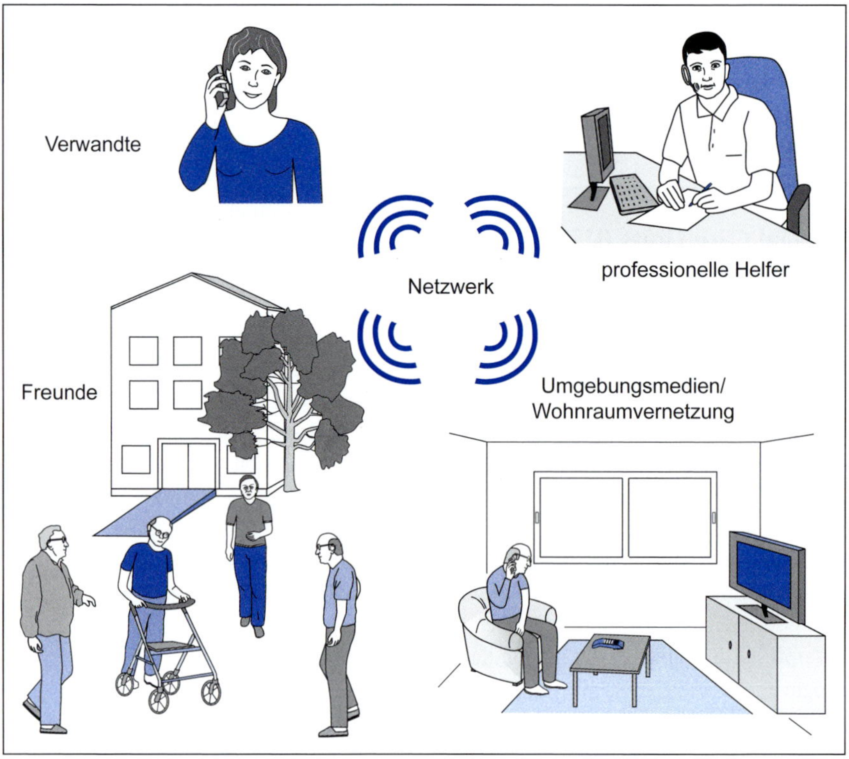

Abb. 10.1 Ambient Assisted Living (AAL-Systeme) zur Unterstützung im eigenen Heim [L143]

10

- Diagnose- bzw. Therapieunterstützung
  - Telemetrie, Rehabilitation, kognitives Training, Bewegungstraining, Aktivitätserfassung (Schlaf, Bewegung), Robotherapie

Bewertung und Ausblick

Die Hauptkritik an AAL-Systemen fußt auf der Befürchtung, dass der Einsatz bei Monitoring oder Kommunikation zu einem Ersatz oder Rückgang personengebundener Fürsorge führen wird. Ungeklärte Sicherheitsaspekte, fragliche Anwenderfreundlichkeit und die Gerechtigkeitsfragen stellen aktuell noch weitere Hemmnisse für einen allgemeinen Einsatz dar. Letztendlich wird wohl das Bedürfnis älterer Menschen und Angehöriger in den nächsten Jahren die Entwicklung an entsprechenden Systemen bestimmen.

Im Bereich der Demenz scheinen aktuell vor allem Ortungssysteme, Notrufsysteme und Monitorsysteme zur Sturzerkennung am weitesten in der Entwicklung und Akzeptanz fortgeschritten.

Erste Leitlinien zu ethischen Fragen, die zukünftig wichtige Anhalte geben können (📖 [4]):

- AAL-Systeme sollen helfen, ein selbstbestimmtes Leben zu führen.
- Der mutmaßliche Wille des Betroffenen entscheidet.
- Ziel ist die Teilhabe am gesellschaftlichen Leben und eine soziale Integration, nicht Isolation.
- Der Zugang sollte gerecht (finanziell) und diskriminierungsfrei gestaltet werden.
- Wichtig ist die Sicherheit gegenüber Fehlern oder Ausfällen der Technik.
- Privatheit und Datenschutz soll gewahrt bleiben.
- Haftung und Verantwortungsübernahme müssen geregelt werden.
- Zulassen von vielseitigen Bildern vom Altern (Normierung).
- Anwenderfreundlichkeit.

LITERATUR

1. Bundesministerium für Bildung und Forschung. Assistenzsysteme im Dienste des älteren Menschen. 2013. Aus: www.aal-deutschland.de (letzter Zugriff: 24.10.2017).
2. Hirsch RD, Kastner U. Heimbewohner mit psychischen Störungen – Expertise. Köln: Kuratorium Deutsche Altershilfe, 2004.
3. Maciejewski B, Sowinski C, Besselmann K, Rückert W. Qualitätshandbuch Leben mit Demenz. Köln: Kuratorium Deutsche Altershilfe, 2001.
4. Manzeschke A, Weber K, Rother E, Fangerau H. Ethische Fragen im Bereich Altersgerechter Assistenz-Systeme. Abschlussbericht der ethischen Begleitstudie im Rahmen der BMBF-Fördermaßnahme „Altersgerechte Assistenzsystem für ein gesundes und unabhängiges Leben". 2013. Aus: https://www.technik-zum-menschen-bringen.de/service/publikationen/ethische-fragen-im-bereich-altersgerechter-assistenzsysteme (letzter Zugriff: 24.10.2017).
5. Pawletko W. Betreute Wohngemeinschaften. Entwicklung und Perspektiven für pflegebedürftige und/oder demenzkranke alte Menschen. Aus: www.famev.de/demenz-wgs/aktuelle-entwicklung (letzter Zugriff: 24.10.2017).
6. Rutenkröger A, Kuhn C. Qualitätskriterien und Handlungsempfehlungen zur Implementierung einer Pflegeoase. In: Brandenburg H, Adam-Paffrath R (Hrsg.). Pflegeoasen in Deutschland – Wissenschaftliche Perspektiven zu einem Wohn- und Pflegekonzept für Menschen mit schwerer Demenz. Hannover: Schlütersche, 2012.
7. Weyerer S, Schäufele M, Hendlmeier I. Besondere und traditionelle stationäre Betreuung demenzkranker Menschen im Vergleich. Zeitschrift für Gerontologie und Geriatrie 2005; 38 (4): 85–94.

KAPITEL

11

Ulrich Kastner

Juristische Fragen

Im Folgenden werden die wichtigsten juristischen Fragestellungen bezogen auf die Versorgung von Menschen mit Demenz erläutert, unter anderem Fragen der Geschäftsfähigkeit, Aufgabenkreise durch Betreuer und Bevollmächtigte oder Entscheidungsfindung am Lebensende.

Neben den wichtigsten Begrifflichkeiten werden auch spezielle praktische Themengebiete dargestellt.

11.1 Gesetzliche Betreuung

11.1.1 Voraussetzungen der Betreuung

Das Bürgerliche Gesetzbuch regelt in den §§ 1896 ff. die Einrichtung und Ausgestaltung einer gesetzlichen Betreuung. Die wichtigsten Punkte sind dabei:

- Der zu Betreuende muss über 18 Jahre alt sein.
- Der zu Betreuende kann aufgrund einer psychischen Krankheit oder einer körperlichen, geistigen oder seelischen Behinderung seine Angelegenheiten nicht oder nur teilweise erledigen.
- Betreuung kann nicht gegen den freien Willen eingerichtet werden.
- Betreuer dürfen nur für die Aufgabenkreise bestellt werden, in denen die Betreuung erforderlich ist.
- Stehen andere Mittel zu Verfügung, die ebenso gut wie ein Betreuer die Angelegenheiten regeln können, darf keine Betreuung eingerichtet werden.
- Ein Aufgabenkreis kann auch die Geltendmachung von Rechten gegenüber Bevollmächtigten sein.
- Die Einrichtung einer Betreuung erfolgt auf Antrag beim zuständigen Betreuungsgericht.

11.1.2 Aufgaben eines gesetzlichen Betreuers

Zu den Aufgabenkreisen des gesetzlichen Betreuers zählen:

- Vertretung in den zugeordneten Aufgabenkreisen
- Besorgung der Angelegenheiten zum Wohle des Betreuten
- Sorge dafür, dass den Wünschen des Betreuten entsprochen wird; diese Wünsche können auch vor der Betreuungseinrichtung geäußert worden sein
- Sorge dafür, dass die Folgen der Krankheit oder Behinderung gemildert werden oder eine Verschlimmerung verhütet wird
- Mitteilung an das Gericht, wenn Umstände bekannt werden, die eine Aufhebung der Betreuung ermöglichen

Ärztliche Maßnahmen, die zum Tod des Betreuten führen könnten oder durch die er einen schweren und länger dauernden Schaden erleiden könnte, bedürfen der Genehmigung des Betreuungsgerichts und können nicht alleine vom gesetzlichen Betreuer genehmigt werden.

11.1.3 Unterbringung nach Betreuung

- Eine Unterbringung des Betreuten, die mit Freiheitsentziehung verbunden ist, ist dann zulässig, wenn
  - aufgrund der Erkrankung die Gefahr besteht, dass er sich selbst tötet oder erheblichen gesundheitlichen Schaden zufügt, oder
  - wenn eine Untersuchung des Gesundheitszustands, eine Heilbehandlung oder ein ärztlicher Eingriff notwendig ist und der Betroffene aus Krankheitsgründen die Notwendigkeit dieser Maßnahme nicht erkennen kann.
- Die Unterbringung ist richterlich genehmigungspflichtig.
- Der Betreuer hat die Unterbringung zu beenden, wenn ihre Voraussetzungen entfallen.
- Eine Unterbringung kann auch durch einen Bevollmächtigten erteilt werden, wenn die obigen Punkte entsprechend in der Vollmacht schriftlich niedergelegt sind.

11.2 Vollmachten und Verfügungen

11.2.1 Vollmacht

Eine Vollmacht ermöglicht die Übertragung von Aufgabenkreisen auf eine oder mehrere Vertrauenspersonen. Die Vollmachterstellung setzt Geschäftsfähigkeit voraus. Ab dem Zeitpunkt der Unterzeichnung ist eine Vollmacht gültig. Im Alltag werden vor allem sog. Generalvollmachten ausgestellt. Diese ermöglichen dem Bevollmächtigten eine weitreichende Handlungsfähigkeit, bis auf wenige Ausnahmen. Vollmachten können mündlich erteilt werden, in den meisten Fällen wird jedoch auf die Vorlage einer schriftlichen Abfassung bestanden. Nur für bestimmte Bereiche (Darlehnserteilung) benötigt man notariell beglaubigte Vollmachten. Eine Vollmacht ist bei bestehender Geschäftsfähigkeit jederzeit widerrufbar und veränderbar, auch können mehrere Vollmachten gleichzeitig ausgestellt werden. Bei Eintritt der Geschäftsunfähigkeit ist eine Veränderung der Vollmacht nicht mehr möglich. Aufgabenbereiche, die nicht explizit in der Vollmacht beschrieben werden, müssen ggf. bei Bedarf später durch das Einrichten einer Betreuung geregelt werden. Eine Vollmacht macht in der Regel die Einrichtung einer Betreuung überflüssig.

11.2.2 Vorsorgevollmacht

Vorsorgevollmachten werden für den Fall des Eintritts einer Behinderung oder Krankheit in der Zukunft verfasst. Die Ausgestaltung entspricht der einer Vollmacht, mit der Einschränkung, dass die Gültigkeit erst mit Auftreten der beschriebenen Behinderung oder Krankheit und der daraus resultierenden Unfähigkeit, die eigenen Belange zu vertreten, beginnt. Zum Zeitpunkt der Vorsorgevollmachterstellung muss der Betroffene geschäftsfähig sein. Schwierigkeiten macht vor allem die Bestimmung des Gültigkeitseintritts; deshalb raten viele Spezialisten dazu, direkt eine Vollmacht auszusprechen. Bei Vorbehalten gegen die Vollmacht und Ängsten vor Verlust der eigenen Autonomie kann die Vorsorgevollmacht aber ein gutes Instrument zur Vorsorge sein, jedoch sollten wesentliche Punkte nicht außer Acht gelassen werden (➤ Kap. 11.2.5).

11.2.3 Betreuungsverfügung

In der Betreuungsverfügung regelt der Betroffene, welche Person im Fall der Einrichtung einer gesetzlichen Betreuung die Rolle des Betreuers übernehmen soll. Dies kann zur Ergänzung einer Vollmacht schriftlich abgefasst werden. Die Betreuungsverfügung regelt alleine die einzusetzende Person, jedoch keine Aufgabenkreise oder andere Befugnisse oder Anforderungen. Hierfür ist die Vorsorgevollmacht gedacht. Voraussetzung der Betreuungsverfügung ist die Geschäftsfähigkeit.

11.2.4 Patientenverfügung

Patientenverfügungen geben den maßgeblichen Willen eines Betroffenen hinsichtlich medizinischer Maßnahmen wieder. Sie sind für konkrete Maßnahmen als verbindlich anzusehen und sollten aus diesem Grund möglichst detailliert und konkret ausgestaltet sein. Hilfreich ist es zudem, allgemeine Wertvorstellungen, religiöse Anschauungen und Lebenshaltungen zu formulieren, um dem Behandlungsteam die Entscheidungen zu erleichtern.

Broschüren und Hilfestellungen zur Formulierung sind beim Bundesministerium für Justiz und für Verbraucherschutz erhältlich (www.bmjv.de).

Inhalte einer Patientenverfügung

- Lebenserhaltende Maßnahmen
- Schmerz- und Symptombehandlung
- Künstliche Ernährung
- Künstliche Flüssigkeitszufuhr
- Wiederbelebung
- Künstliche Beatmung
- Dialyse
- Antibiotikagabe
- Verabreichung von Blut/Blutbestandteilen
- Organentnahme
- Ort der Behandlung
- Beistand beim Sterben
- Festlegung, wer den Willen durchsetzen soll

11.2.5 Vergleich Vollmacht vs. Betreuung

➤ Tab. 11.1

Pro Vollmacht

- Gilt über Tod des Betroffenen hinaus
- Entscheidung auch über Bestattung und Organspende
- Umgehung des gerichtlichen Verfahrens
- Für intakte Familien bessere Wahl
- Vorsorgevollmacht kann jederzeit verändert oder aufgehoben werden (nicht mehr nach Inkrafttreten)
- Selbstbestimmte Bevollmächtigung, verschiedenste Anweisungen und Bestimmung möglich
- Regelung kann ohne Druck und mit freiem Willen in „guten Zeiten" erstellt werden
- Wird nach Eintritt der Geschäftsunfähigkeit sofort gültig

Pro Betreuung

- Gesetzliche Kontrolle für alle Aufgabenbereiche
- Betreuerersatzerstattung und Betreuerhonorar
- Regelung für Kosten
- Aufhebung der Betreuung möglich
- Gericht entscheidet über die Notwendigkeit der Betreuung
- Bei fehlenden finanziellen Möglichkeiten entstehen für Betroffenen keine Kosten

Tab. 11.1 Unterschied zwischen Vorsorgevollmacht und gesetzlicher Betreuung

	Vorsorgevollmacht	Gesetzliche Betreuung
Rechtsform	Zwischen Privatpersonen	Per Gerichtsbeschluss
Voraussetzung	Geschäftsfähigkeit	Auch bei Geschäftsunfähigkeit
Gültigkeit	Gültigkeit ab Eintreten der Geschäftsunfähigkeit	Nicht bei vorhandener Vollmacht
Aufgabenbereiche	Können beschränkt werden Explizit erwähnt werden müssen: Gesundheitsfürsorge, freiheitsentziehende Maßnahmen	Bestimmte Bereiche auswählbar
Dauer	Unbefristet	Regelmäßige Überprüfungen
Änderungen	Widerrufbar	Aufhebung oder Veränderung bei Wegfall der bisherigen Voraussetzungen
Maßstab des Handels	Weisung des Vollmachtgebers	Wohl des Betroffenen
Handeln gegen den Willen des Betroffenen	Nicht möglich, kann Schadensansprüche auslösen	Bei Anordnung eines Einwilligungsvorbehaltes möglich
Vertretung des Bevollmächtigten/Betreuers	Nur durch Personen, die in der Vollmacht dazu ermächtigt wurden	Ablösung oder Vertretung durch das Gericht möglich
Überprüfung der Rechnungslegung	Nur nach Vereinbarung	Durch das Gericht
Richterliche Genehmigungen	Operationen und andere ärztliche Eingriffe mit erheblichen Risiken, Fixierungen, geschlossene Unterbringung	

Kontra Vollmacht

- Kein Wechsel des Bevollmächtigten möglich
- Bevollmächtigter kann keinen Vertreter benennen
- Wird erst mit Eintritt der Geschäftsunfähigkeit gültig
- Bei Grundstückübertragungen oder Darlehensaufnahme wird eine notarielle Beurkundung der Vollmacht verlangt
- Missbrauch der Vollmacht kann nur durch das Einsetzen von Kontrollpersonen oder Bestellung mehrerer Bevollmächtigter vermindert werden
- Bei mehreren Bevollmächtigten ist aber die Wahrnehmung der Interessen bei unterschiedlicher Meinung gefährdet
- Nur für bestimmte Personengruppen/Familien geeignet. Konfliktpotenzial z. B. um
  - Freiheitsentziehende Maßnahmen
  - Lebensverlängernde Maßnahmen
  - Finanzielle Angelegenheiten
  - Besitz und Erbfragen
- Generalvollmacht deckt nicht automatisch Aufgabenbereich der freiheitsentziehenden Maßnahmen, Organspende oder der schweren medizinischen Eingriffe ab; diese müssen explizit schriftlich in der Vollmacht niedergeschrieben werden
- Für nicht bevollmächtigte Bereiche muss später evtl. doch eine Betreuung eingerichtet werden

- Bei Vorsorgevollmacht Zeitpunkt des Eintretens der Vollmacht vereinzelt schwierig zu entscheiden
- Mehrere Ausfertigungen möglich, dabei auch konkurrierende Inhalte
- Bei gesetzlicher Betreuung ist zum Zeitpunkt der Einrichtung der Aufgabenkreis aufgrund der Hilfsbedürftigkeit ersichtlich, bei Vorsorgevollmachten muss allen Eventualitäten auf unbestimmte Zukunft vorgebeugt werden
- Falls ein Einwilligungsvorbehalt (➤ Kap. 11.3) notwendig wird, ist eine Vollmacht nicht mehr ausreichend

Kontra Betreuung

- Betreuer übernimmt in weiten Bereichen die Entscheidungen des Betroffenen, in vielen Bereichen ohne äußere Kontrolle
- Lange Verfahren, teilweise 3 Monate oder länger, nach Antrag beim Betreuungsgericht, Eintritt der Geschäftsunfähigkeit
- Durch finanziell engeren Rahmen (Pauschalierung) monatlicher Zeitaufwand begrenzt
- Professionelle Betreuer arbeiten mit einer Vielzahl an zu Betreuenden
- Bürokratie vs. Kontrolle: auch bei engen Familienangehörigen enge Kontrolle durch Betreuungsgericht, dann zu bürokratisch z. B. durch
  - Jährliche Vermögensaufstellung
  - Genehmigung bei Wohnungskündigung
  - Genehmigung bei größeren finanziellen Vermögensfragen
  - Genehmigung bei schweren medizinischen Eingriffen
- Betreuungsverfahren bei finanziellen Möglichkeiten kostenintensiv

11.3 Einwilligungs- und Geschäftsfähigkeit

Einwilligungsfähigkeit

Die Einwilligungsfähigkeit beschreibt die Fähigkeit eines Betroffenen, in die Verletzung eines ihm zuzurechnenden Rechtsguts einzuwilligen. Dies gilt vor allem für ärztliche Eingriffe, die ohne Einwilligung des Betroffenen als Körperverletzung gemäß § 223 StGB gelten. Geschäftsfähigkeit muss nicht bestehen. Hinzutreten muss die Fähigkeit, sich entsprechend der gefundenen Entscheidung verhalten zu können, die sog. Steuerungsfähigkeit.

Einwilligungsfähig ist nur der, der die Art, Folgen, Notwendigkeit und Risiken eines ärztlichen Eingriffs übersehen kann. Nichteinwilligungsfähige Betroffene benötigen einen rechtlichen Betreuer, sofern keine Vollmacht vorliegt.

Einwilligungsvorbehalt

Der Einwilligungsvorbehalt bedeutet, dass die betreute Person zur Rechtswirksamkeit einer Willenserklärung, die in den Aufgabenkreis des Betreuers fällt, dessen Einwilligung bedarf. Ein Einwilligungsvorbehalt wird der bestehenden Betreuung hinzugefügt. Damit werden einseitige Rechtsgeschäfte eines Betroffenen ohne Einwilligung des Betreuers unwirksam, die Geschäftsfähigkeit des Betroffenen ist eingeschränkt. Diese weitreichende Befugnis des Betreuers kommt in ihrer Auswirkung der alten Vormundschaft gleich, auch wenn der Einwilligungsvorbehalt nur für bestimmte Aufgabenbereiche angeordnet werden kann. Aus diesem Grund wird er nur in ca. 5 % der Betreuungen ausgesprochen.

Beispielhaft für einen Einwilligungsvorbehalt sind an einer Manie erkrankte Personen, die in der akuten Phase ihrer Erkrankung große Summen ausgeben; aber auch für demenzerkrankte Personen kann, vor allem falls es zu unkontrollierbaren Ausgaben kommt, ein Einwilligungsvorbehalt notwendig werden.

Geschäftsfähigkeit

Die Geschäftsfähigkeit bezeichnet die Fähigkeit, rechtlich bindende Willensbekundungen abzugeben. Beschränkt geschäftsfähig sind Minderjährige vom 7. bis zum 18. Lebensjahr. Die unbeschränkte Geschäftsfähigkeit wird mit dem 18. Lebensjahr erreicht.

Geschäftsunfähig sind Minderjährige unter 7 Jahren und Personen, die sich im Zustand einer krankhaften Störung der Geistestätigkeit befinden, die die freie Willensbekundung ausschließt.

Die partielle Geschäftsfähigkeit bezieht sich nur auf bestimmte Teilbereiche. Abgeschlossene Verträge sind auch dann unwirksam, wenn die Geschäftsfähigkeit des Vertragspartners nicht erkennbar war; jedoch obliegt demjenigen, der die Geschäftsunfähigkeit einwendet, die Beweispflicht. Ob nun zu einem bestimmten Zeitpunkt eine Geschäftsfähigkeit vorlag, ist dann häufig Gegenstand gutachterlicher Untersuchungen. Auswirkungen hat die Fragestellung der Geschäftsfähigkeit vor allem im Bereich von Schenkungen, Übertragungen oder aber im Erbrecht.

Testierfähigkeit

Die Testierfähigkeit wird von der allgemeinen Geschäftsfähigkeit unterschieden. Sie beginnt mit dem 16. Lebensjahr und ist bei Bewusstseinsstörung oder Geistesschwäche ausgeschlossen. Voraussetzung ist, dass der Betroffene die Tragweite nicht mehr erkennen und seinen Willen frei von den Einflüssen Dritter äußern kann. Fragen zur Testierfähigkeit stellen sich in der Regel erst nach Tod des Erblassers und sind damit gutachterlich schwierig zu beantworten. Vor allem der Einfluss Dritter spielt gewollt oder ungewollt in der engen Betreuungsbeziehung älterer Menschen eine erhebliche Rolle.

Für den Alltag werden deshalb bei Erstellung eines Testaments die zeitnahe psychiatrische Beurteilung der Testierfähigkeit und die schriftliche Dokumentation empfohlen, um spätere Streitigkeiten möglichst auszuräumen.

Die Diagnose einer Demenz stellt nicht automatisch die Testierfähigkeit infrage, sie ist aber in mittleren und schweren Erkrankungsstadien zumeist nicht mehr erhalten. Gerade aber in frühen Erkrankungsstadien bedarf es einer individuellen Begutachtung.

11.4 Freiheitsentziehende Maßnahmen

Das Bürgerliche Gesetzbuch regelt die Voraussetzungen zu freiheitsentziehenden Maßnahmen. Der Gesetzestext regelt dabei nur die Situation in Heimen oder anderen Einrichtungen. Der häusliche Bereich wurde zunächst ausgespart, um Familienangehörige durch die Genehmigungspflicht nicht von der Übernahme der Betreuung abzuschrecken. Mittlerweile liegen jedoch Urteile vor, die in Analogie zum stationären Bereich auch die Genehmigungspflicht für die häusliche Umgebung vorsehen. Die aktuell bekannten Urteile beziehen sich dabei sowohl auf die Befugnisse ambulanter Dienste als auch auf die familiäre Pflege (📖 [4]). Bislang haben die Rechtsurteile auf die Versorgungsrealität noch wenig

Auswirkung, dürften aber gerade für die ambulanten Pflegedienste erhebliche Auswirkungen auf die tägliche Arbeit haben. So ist die Rechtmäßigkeit des Abschließens der Wohnung und damit Einschließen des Betroffenen eine sicherlich fragwürdige Praxis.

Fixierung

Als Fixierung bzw. freiheitsentziehende Maßnahme gilt jede Maßnahme, die den natürlichen Willen eines Betroffenen auf (Fortbewegungs-)Freiheit beeinträchtigt.

Eine Fixierung kann mechanisch mittels Gurt, Bettgitter oder Tischbrett, durch Einsperren, durch Festhalten oder auf medikamentöse Art durch Sedierung erwirkt werden oder aber z. B. durch Anbringen von Türschließanlagen, die der Betroffene aufgrund seiner kognitiven Störung nicht richtig bedienen kann.

Freiheitsentziehende Maßnahmen

- Mechanische Fixierungen
  - Bettgitter
  - Sitzgurte, Bauchgurte, Hand- und Fußfesseln
  - Anlegen von Schutzdecken, Betttüchern oder Schlafsäcken
  - Therapie- oder Stecktische am (Roll-)Stuhl
  - Sicherheitsgurte am (Roll-)Stuhl
- Einsperren des Betroffenen
  - Absperren der Station oder des Zimmers
  - Verriegelung der dem Bewohner bekannten und benutzbaren Ausgänge
  - Komplizierte Schließmechanismen an Türen
  - Hoch angebrachte Türgriffe
  - Drehknaufe
  - Gesicherte Aufzüge
- Sedierende Medikamente, Schlafmittel, Psychopharmaka, wenn sie gegeben werden,
  - Um den Betreuten an der Fortbewegung im Heim oder am Verlassen des Heimes zu hindern
  - Um die Pflege zu erleichtern
  - Um Ruhe auf der Station oder im Heim herzustellen
- Andere Maßnahmen
  - Festhalten
  - Person mit (Roll-)Stuhl so gegen eine Wand oder einen Schrank etc. zu stellen, dass diese nicht mehr aufstehen kann

Freiheitsentziehende Maßnahmen (modifiziert nach 🕮 [2]) sind sämtlich durch das Betreuungsgericht genehmigungspflichtig. Während die Fixierungen im engeren Sinn gut im Bewusstsein von Angehörigen, Pflegenden oder Ärzten verwurzelt sind, fehlt häufig diese Wahrnehmung für die medikamentösen Maßnahmen oder die Alltagstricks, die ein Weglaufen o. ä. verhindern sollen.

Freiheitsentziehende Maßnahmen sind nur im Notfall auch ohne Genehmigung zulässig, wenn dadurch

- die krankheits- oder behinderungsbedingte Gefahr einer Selbsttötung oder erhebliche Gesundheitsschädigungen abgewendet werden oder
- wenn eine Untersuchung, eine Heilbehandlung oder ein ärztlicher Eingriff notwendig sind, deren Sinn und Zweck der Betreute infolge Krankheit oder Behinderung nicht einzusehen vermag.

Die Maßnahme darf dabei nicht von Dauer sein. Ab welchem Zeitraum ein Dauerzustand vorliegt, wird höchst unterschiedlich gewertet; im Allgemeinen ist jedoch davon auszugehen, dass bis zum darauffolgenden Tag eine Dauermaßnahme vorliegt und eine Genehmigung eingeholt werden müsste.

Ein richterliche Genehmigung ist nicht erforderlich bei

- einer wirksamen Einwilligung durch den Betroffenen,
- der Pflege außerhalb einer Anstalt, eines Heimes oder einer Einrichtung, d. h. z. B. im häuslichen Rahmen, oder
- völlig bewegungsunfähigen Bewohnern.

Bewohner, bei denen freiheitsentziehende Maßnahmen durchgeführt werden, müssen vermehrt durch das Pflegepersonal beobachtet werden. In psychiatrischen Kliniken führt dies dazu, dass fixierte Personen sich entweder in Sichtweite befinden müssen oder aber eine Sitzwache eingesetzt werden muss. Fixierungen, die aufgrund von Personalmangel und daraus resultierenden fehlenden Aufsichtsmöglichkeiten durchgeführt werden, sind unzulässig. Aufgrund der Schwere der Maßnahme muss diese in sorgfältiger Weise dokumentiert werden; die Maßnahme muss dabei nachvollziehbar sein. Entfällt der Grund für die Sicherung, ist die Fixierung wieder aufzuheben, unabhängig von einem eventuellen Fristablauf. Der Beschluss einer geschlossenen Unterbringung erlaubt nicht den Einsatz anderer Fixierungsmöglichkeiten.

11.5 Pflegegesetz

11.5.1 Anforderungen und Besonderheiten

Nach Einführung der sozialen Pflegeversicherung 1995 (SGB XI) können nach Feststellung der Pflegebedürftigkeit durch den Medizinischen Dienst der Krankenversicherung (MDK) Leistungen der Pflegekassen in Anspruch genommen werden. Die Höhe der Leistungen regelten bisher die Pflegestufen I bis III. Sie beruhen auf Zeitkorridoren in den Bereichen Körperpflege, Ernährung und Mobilität sowie im Bereich hauswirtschaftliche Versorgung.

Mit Inkrafttreten des 2. Pflegestärkungsgesetzes 2016 wurde der neue Pflegebedürftigkeitsbegriff entwickelt, der nun seit 1.1.2017 gültig ist. Die bisher drei Pflegestufen wurden durch fünf neue Pflegegrade ersetzt. Dabei erhalten alle Pflegebedürftigen gleiche Leistungen, unabhängig davon, ob sie von psychischen, körperlichen oder geistigen Beeinträchtigungen betroffen sind. Die bisherigen Pflegestufen werden bei körperlichen Einschränkungen mit der Regel „+1" in die neuen Pflegegrade umgewandelt; so wird aus der bisherigen Pflegestufe II der Pflegegrad 3. Bei Betroffenen mit erheblich eingeschränkter Alltagskompetenz erfolgt die Umwandlung nach der Regel „+2".

Die bisher bestehende Schlechterstellung Demenzkranker soll dadurch verbessert werden. Bisher erhielten demenzerkrankte Menschen meist erst in fortgeschritteneren Stadien Leistungen der Pflegekasse. Die Aufnahme in eine Tagespflegeeinrichtung oder die Wahrnehmung von Kurzzeitpflege war und ist aber für die meisten Familien finanziell nicht alleine tragbar, sodass die Pflegestufe I häufig Voraussetzung für den weiteren Verbleib im häuslichen Bereich war (📖 [3]).

Die Leistungen können als Sachleistungen, Geldleistungen oder Kombinationsleistungen in Anspruch genommen werden. Daneben besteht die Möglichkeit der Finanzierung von Pflegehilfsmitteln oder im Rahmen der sog. Verhinderungspflege. Alternativ übernimmt die Pflegekasse auch die Leistungen der Tagespflege oder Kurzzeitpflege.

Angehörigen wird geraten, vor Beantragung der Pflegestufe die Beratung bei der Pflegekasse oder eines Pflegedienstes zu suchen. Das Führen eines Pflegetagebuches (➤ Kap. 4.2.7) ist dabei hilfreich, den Anspruch gegenüber der Pflegekasse zu dokumentieren, aber auch überzogene Erwartungen der Angehörigen zu relativieren. Unbestritten ist in Fachkreisen, dass die Begutachtungsrichtlinien gerade den besonderen Bedürfnissen demenzerkrankter Menschen angepasst werden müssen.

11.5.2 Pflegestärkungsgesetz 2017

2002 trat als erster Schritt einer Verbesserung demenzerkrankter Menschen das Pflegeleistungsergänzungsgesetz in Kraft. Es regelte die Zahlungen von zusätzlichen Betreuungsleistungen zusätzlich zum Pflegegeld. Leistungsberechtigt waren aber nur Personen, die bereits in Pflegestufe I eingestuft waren und aufgrund ihrer demenziellen Erkrankung erheblichen Bedarf an Beaufsichtigung oder Betreuung hatten.

2013 trat als weiterer Fortschritt das Pflegeneuausrichtungsgesetz in Kraft, geltend für Pflegebedürftige im Sinne des SGB XI und für Personen mit erheblich eingeschränkter Alltagskompetenz (📖 [1]).

2017 erfolgten durch das Pflegestärkungsgesetz weitreichende Veränderungen, unter anderem der neue Begriff von Pflegegraden (➤ Tab. 11.2) und erweiterte Leistungen für Menschen mit psychischen Beeinträchtigungen.

Jeder Pflegebedürftige muss einen Eigenanteil für seine Pflege entrichten, der sich auf 580 € beläuft; in der stationären Pflege kommen z. B. noch Kosten für Verpflegung und Unterkunft hinzu.

Pflege-WG

Wer in einer Pflege-WG wohnt, muss keinen Eigenanteil entrichten, da es sich um eine ambulante Wohnform handelt.

Zusätzliche Betreuungskosten

- Alltagsbegleitung, die Hilfestellung gibt für Angelegenheiten, die der Pflegebedürftige noch selbst erledigen kann
- Sonstige Dienstleistungen
- Tätigkeiten, die Entlastung schaffen, wie Haushaltshilfen
- 125 € unabhängig vom Pflegegrad

Fällt eine private Pflegeperson kurzfristig aus, kann eine **Verhinderungspflege** für max. 42 Tage und 1 612 € im Jahr beantragt werden.

Für **Wohnraumanpassungen** erhalten Pflegebedürftige finanzielle Hilfen von max. 4 000 € pro Umbauphase. Bei **Gründung einer Wohngruppe** unterstützt die Pflegeversicherung mit 2 500 € pro Bewohner bis max. 10 000 €.

Beratung erhalten Betroffene kostenfrei durch die sog. Pflegestützpunkte.

Begutachtungsassessment

Mit dem Pflegestärkungsgesetz wurde ein neues System der Begutachtung eingeführt.

Das neue Kriterium ist nun die **Selbstständigkeit;** dabei sind nicht nur körperli-

Tab. 11.2 Veränderte Leistungen nach dem Pflegestärkungsgesetz 2017

Pflegegrad	Ambulante Pflege		Teilstationäre/stationäre Pflege	
	Geldleistung	Sachleistungen	Geldleistung	Sachleitung
Pflegegrad 1				125 €
Pflegegrad 2	316 €	689 €	689 €	770 €
Pflegegrad 3	545 €	1 298 €	1 298 €	1 262 €
Pflegegrad 4	728 €	1 612 €	1 612 €	1 775 €
Pflegegrad 5	901 €	1 995 €	1 995 €	2 005 €

che, sondern vor allem auch Voraussetzungen auf geistiger und psychischer Ebene wichtig. Für jeden Pflegegrad gibt es Richtwerte in 6 Bereichen:

Begutachtungsbereiche und deren Gewichtung

- Selbstversorgung (40 %)
- Umgang mit krankheits-/therapiebedingten Anforderungen (20 %)
- Gestaltung des Alltagslebens und soziale Kontakte (15 %)
- Mobilität (10 %)
- Kognitive und kommunikative Fähigkeiten (7,5 %)
- Verhaltensweisen und psychische Problemlagen (7,5 %)

Pflegende erhalten über das Pflegegeld hinaus weitere Leistungen:

Leistungen für Pflegende

- Rentenanspruch
- Unfallversicherung und Arbeitslosenversicherung
- Verhinderungspflege
- Kostenlose Pflegekurse
- Freistellung nach dem Familienpflegezeitgesetz
- Vorsorge- und Rehabilitationsaufenthalte

LITERATUR

1. Bundesministerium für Gesundheit. Das Pflegestärkungsgesetz. Aus: www.pflegestaerkungsgesetz.de (letzter Zugriff: 27.10.2017).
2. Der Hochsauerlandkreis (Hrsg.). Freiheitsentziehende Maßnahmen. Rechtliche Grundlagen und Hinweise für den stationären Heimbereich. 2010. Aus: www.hochsauerlandkreis.de/buergerinfo/formulare/Brosch-374re_Freiheitsentz._Ma-337nahmen2002.999_1.pdf (letzter Zugriff: 24.10.2017).
3. Sittler E, Kruft M. Handbuch Altenpflege. 4. A. München: Elsevier, 2011.
4. Urteile: Lg Hamburg, FamRZ 1994, 1619, AG Tempelhof-Kreuzberg in BtPrax 1998, 194 ff., AG Garmisch-Partenkirchen in BtPrax 1999, S. 207 f.

KAPITEL

12 Organisation der Pflege

Ulrich Kastner

12.1 Teamorganisation

12.1.1 Stationäre Organisation

Bislang konnte keines der nachfolgenden Teammodelle wissenschaftlich eine eindeutige Überlegenheit hinsichtlich der Versorgung von Menschen mit Demenz nachweisen. Die inhaltliche biografische Auseinandersetzung und der individuelle Zugang zu dem Betroffenen scheinen die wesentlicheren Schlüsselkonzepte für die Versorgung zu sein. In der aktuellen Literatur werden Bezugspflegesystemen häufig favorisiert, jedoch kann auch die Bereichspflege unter Umsetzung eines erprobten Pflegekonzepts (➤ Kap. 6) eine gute Pflege ermöglichen.

Alleine die Funktionspflege erscheint wenig tauglich in der Versorgung Betroffener, da sie häufige Wechsel von Bezugspersonen erzwingt, was zu deutlichen Irritationen oder Symptomverschlechterung führen kann.

Funktionspflege

Die Funktionspflege ist ein stationäres Pflegesystem, in dem alle direkten und indirekten Pflegearbeiten so zusammengefasst und verteilt werden, dass jeweils ein Pflegender gleiche oder sich ähnelnde Aufgaben bei allen infrage kommenden Klienten durchführt (➤ Abb. 12.1).

Bereichspflege und Gruppenpflege

Als Bereichs- oder Gruppenpflege wird ein stationäres Pflegesystem bezeichnet, bei dem jeweils eine Pflegende bei einer Gruppe von Klienten alle erforderlichen Pflegetätigkeiten durchführt (➤ Abb. 12.1). Die Verteilung der Klienten erfolgt in Einzelbereiche nach der Zusammenfassung einzelner Zimmer.

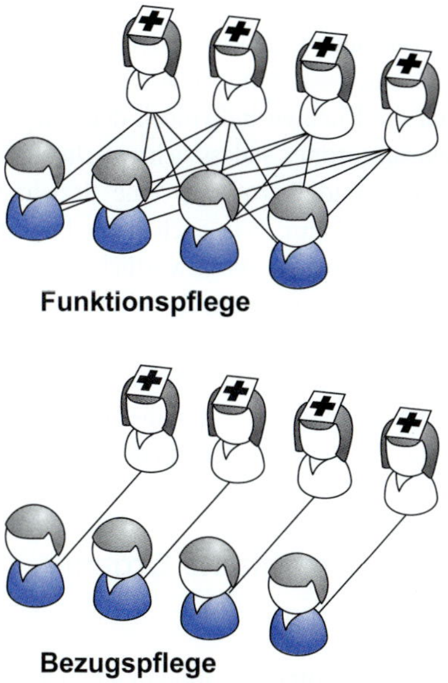

Abb. 12.1 Funktionspflege – Bezugspflege [V492]

Primary Nursing n. Manthey (1980)

> **Primary Nursing**
>
> = Jedem Patienten ist eine Pflegekraft, die Primary Nurse (PN), fest zugeordnet. Sie ist von der Aufnahme bis zur Entlassung für seine Pflege und Versorgung verantwortlich. In ihrer Abwesenheit halten sich alle anderen Pflegenden an den von der PN aufgestellten Pflegeplan (📖 [5]).

Kennzeichen des Primary Nursing sind:

- Zuteilung und Akzeptanz individueller Verantwortung für Entscheidungen einer Pflegeperson
- Arbeitszuweisung nach der Fallmethode
- Direkte Kommunikation
- Eine Person trägt die Verantwortung für die Pflegequalität bestimmter Klienten einer Station 24 Stunden pro Tag 7 Tage pro Woche

Im deutschen Sprachraum wird häufig – trotz diskutierter Unterschiede – der Begriff **Bezugspflege** verwendet.

Ähnlich wie beim Primary Nursing werden die Klienten individuell den Pflegenden zugeordnet, sodass sich zwischen Pflegenden und Betroffenen eine Beziehung aufbauen kann. Wie auch beim Primary Nursing wird die verantwortliche Pflegende öffentlich gemacht. Bewohner und das übrige therapeutische Team wissen stets, wer ihre Ansprechperson ist. Eng gefasst ist das Primary Nursing daher im eigentlichen Sinne eine Einpersonenbezugspflege.

12.1.2 Ambulante Organisation

Was bereits für den stationären Bereich erprobt ist, gilt in gleicher Weise auch für die ambulante Pflege. Wesentliches Merkmal der Demenzversorgung ist die Bezugspersonenstabilität. Auch für nur kurze pflegerische Handlungen oder die Verabreichung von Medikamenten sollte dieses Prinzip, wenn irgendwie möglich, gewahrt werden. Eine Umsetzung des Primary-Nursing-Modells ist dabei in der ambulanten Pflege genauso möglich wie im stationären Bereich (📖 [3]). In der Realität beklagen aber Klienten wie auch Angehörige den häufigen Personalwechsel, der dann teilweise zu aggressiver Abwehr durch den Betroffenen führen kann. Gerade in der ambulanten Pflege ist im Vergleich zum stationären Bereich immer zu beachten, dass die häusliche Umgebung besucht wird und eine erhebliche Verletzung der Privatsphäre des Betroffenen erfolgen kann.

12.2 Überleitungspflege und Entlassungsmanagement

Die Entlassung eines Betroffenen aus dem Krankenhaus in ein Pflegeheim bedeutet nicht nur für demenzerkrankte Menschen einen erheblichen Einschnitt in ihr bisheriges Leben. Häufig kehren die zukünftigen Bewohner nach dem Krankenhaus nicht mehr in die eigene Wohnung zurück, sondern werden direkt in die neue Lebensumgebung entlassen. Aber auch die Entlassung in die bisherige Wohnung kann – bedingt durch noch nicht ausgeheilte Krankheitsfolgen oder neue Behinderungen – eine übermäßige Anforderung an den älteren Menschen darstellen. In der besonderen Situation demenzerkrankter Menschen kommt die Einstellung auf eine neue Umgebung hinzu, die zu einer Verstärkung von Orientierungsstörungen oder demenziellen Symptomen führen kann.

Bereits mit Aufnahme eines Betroffenen beginnt daher die Aufgabe der Entlassungsplanung. Um eine Pflegekontinuität zu erreichen, ist die rechtzeitige Kommunikation mit Angehörigen, Ärzten, ambulantem Pflegedienst oder Pflegeeinrichtungen notwendig. Bei der schwierigen Konstellation von körperlicher Erkrankung und psychischen Veränderungen gelingt dies im Fall einer Demenzerkrankung nicht alleine durch die schriftliche Pflegeüberleitung, sondern häufig nur mit dem besonderen Instrument der Überleitungspflege anhand von Fallbesprechungen in der Klinik und in der häuslichen Umgebung. Hierdurch kann die Problematik einer „Drehtürpsychiatrie" verringert werden.

Das Deutsche Netzwerk für Qualitätsentwicklung in der Pflege hat 2002 zu dieser Fragestellung den Expertenstandard „Entlassungsmanagement in der Pflege" erstellt, der nun in der ersten Aktualisierung (2009) vorliegt.

Anforderungen an das Entlassungsmanagement

- Einbeziehung von Informationen aus der aufnehmenden Einheit
- Systematische Einschätzung des Entlassungsbedarfs
- Angebot gemeinsamer Pflegevisiten oder Fallbesprechungen
- Rechtzeitige Information der nachbetreuenden Einrichtung
- Abschließende Kontaktaufnahme mit dem nachfolgenden Pflegeteam; vor allem auch bei verhaltensauffälligen Personen mit Demenz oder bei einem hohen Risiko der Wiederaufnahme stellen sich zusätzliche Anforderungen
- Regelmäßige Einbeziehung von Betreuern/Angehörigen
- Eignung der nachbetreuenden Einrichtung hinsichtlich Konzepten und Vorerfahrungen
- Klärung wesentlicher Fragen zu
  - Freiheitsentziehenden Maßnahmen
  - Bedarfsmedikation
  - Regelmedikation (Dosisanpassungen, Reduktionsnotwendigkeit, Nebenwirkungen)
  - Sturzgefährdung
  - Gefahr des ziellosen Umherlaufens oder ungerichteten Verlassens der Einrichtung
- Juristische Fragen
  - Betreuung nach Betreuungsgesetz mit Aktenzeichen, zuständigem Amtsgericht, Betreuer und Aufgabenkreisen
  - (Vorsorge-)Vollmachten
  - Bestehen Patientenverfügung hinsichtlich lebensverlängernder Maßnahmen, Ernährung, Medikamente u. Ä.
- Mögliche Planung einer fachärztlichen Nachbetreuung
- Risiko hinsichtlich Suizidalität, aggressivem oder süchtigem Verhalten
- Wichtige biografische Daten
- Erfahrungen zu Kommunikation und individueller Umgang mit dem zukünftigen Bewohner

12.3 Versorgung im Akutkrankenhaus

➤ Kap. 6.8 Pflege von Personen mit Demenz im Allgemeinkrankenhaus

Entsprechend der demografischen Entwicklung steigt der Anteil älterer Patienten in den meisten Fachbereichen. Diesem Anstieg kann alleine durch die Schaffung geriatrischer Spezialstationen, gerade in kleineren Versorgungskrankenhäusern, nicht begegnet werden.

Daneben resultiert der steigende finanzielle Druck, auch nach Einführung diagnosespezifischer Vergütungssysteme, in einer zunehmenden Verkürzung der durchschnittlichen Liegedauer. Dies führt zu gestiegenen Anforderungen an das medizinische Fachpersonal, aber auch an den einzelnen Pflegebedürftigen in seiner veränderten Rolle als Patient.

Teile der Behandlung werden in den vor- oder nachstationären Zeitraum ambulant verlagert; während des Aufenthaltes kommt es zu einer Komprimierung von Untersuchungen und Therapien in wenigen Tagen. Patienten, die länger als durchschnittlich eine Woche verweilen, werden zum „Problemfall".

FALLBEISPIEL

Frau H. ist 69 Jahre alt. Sie wird bereits seit 7 Tagen auf der internistischen Aufnahmestation wegen einer Störung des Kreislaufs und unklarer Blutdruckerhöhungen behandelt. Nachts fällt eine zunehmende Unruhe auf, deshalb wird der psychiatrische Konsiliar bestellt. Es soll die Frage einer medikamentösen Behandlung abgeklärt werden. Im Gespräch mit dem anwesenden Ehemann findet der Konsilarzt heraus, dass auch früher schon bei Situationswechseln oder Besuchen wie auch im Urlaub vergleichbare Phasen aufgetreten sind. „Therapie der Wahl" sei dann das Wiederherstellen der vertrauten Umgebung, dann schlafe seine Frau wieder gut. Die Klinik wisse nichts von der beginnenden Demenzerkrankung seiner Frau, „warum auch, sie sei ja wegen dem Blutdruck in Behandlung". Auf die Frage warum er denn die Klinik dann nicht mit seiner Frau nach Hause verlassen würde, gab er an, die Ärzte meinten, seine Frau müsste noch „richtig eingestellt" werden.

Die behandelnden Internisten gaben an, mit der Unruhe könne man die Frau ja nicht entlassen. Den ersten Auftrag an die Klinik – Einstellung des Blutdrucks – habe man aber bereits am 4. Behandlungstag erreicht. Nach Aufklärung des „Missverständnisses" und Entlastung der Ärzte durch den die Verantwortung übernehmenden Ehemann konnte die Patientin entlassen werden. Zu Hause stellte sich der Schlafrhythmus wieder ein.

Tab. 12.1 Der demenzkranke Mensch im Krankenhaus

Problemfelder aus Sicht von Angehörigen, Pflegenden, Ärzten und Betroffener	
Aus Sicht Pflegender • Anpassungsfähigkeit vermindert • Alltagskompetenz vermindert • Konflikte mit Mitpatienten • Erhöhter Versorgungsaufwand • Verletzungsrisiko • Herausforderndes Verhalten	**Aus Arztsicht** • Fehlende Vorinformationen/Diagnosen • Behandlungsauftrag? • Fehlende Krankheitseinsicht • Reduziertes Schmerzempfinden • Veränderte Kommunikation • Delir-Risiko steigt • Therapiedauer höher – Kosten steigen • Einwilligungsfähigkeit in Diagnostik oder Therapie
Aus Angehörigensicht • Erster Kontakt zum Krankenhaussystem • Eigene körperlich und psychische Folgeerkrankungen • Aufnahme aus sozialer Indikation, Überlastung • Unkenntnis über Hilfen • Unkenntnis rechtlicher Anforderungen • Im Entscheidungsprozess Heimumzug	**Aus Betroffenensicht** • Erlebte Hilflosigkeit • Störung Schlaf-Wach-Rhythmus • Desorientiertheit • Verunsicherung und Angst • Abwehr erster Symptome/Tabuisierung

12.3.1 Demenzkranke Menschen in stationärer Behandlung

Neue Herausforderungen für Kliniken

- Zunahme des Anteils demenzerkrankter Patienten
- Notwendige Versorgungsberatung, Begleitung
- Offene juristische Fragen
- Medikamentöse Herausforderungen
- Erschwerte Rehabilitation
- Neue Anforderungen an das Klinikpersonal
- Veränderungen und Anpassungen von Architektur und Raumgestaltung (➤ Kap. 12.3.3)

Je nach Blickwinkel ergeben sich unterschiedliche Problemfelder (➤ Tab. 12.1).

Auslöser für Verunsicherung

- Unbekannte, unüberschaubare Umgebung
- Eingeschränkte Bewegungs- und Beschäftigungsmöglichkeiten
- Veränderte Tagesabläufe
- Veränderte Umgangsformen
- Eine andere Form der Betreuung
- Beängstigende Handlungen
- Das Fehlen vertrauter Personen
- Allgemeine Hektik, chaotische Geräuschkulisse, schlechte Beleuchtung (📖 [6])

12.3.2 Empfehlungen für Krankenhäuser

- Mitarbeiter qualifizieren
- Erweiterte (biografische und pflegerische) Anamnese
- Angehörige einbinden und unterstützen
- Bei Verdacht auf Demenz: abgestufte Diagnostik
- Tagesstrukturierung
- Pflegeexperten einsetzen
- Schwerpunktstationen bilden (📖 [1])

12.3.3 Architektur und Raumgestaltung

Raumgestaltung, Ausstattung und Materialien sollten demenzkranken Menschen Sicherheit bieten und Vertrautheit vermitteln. Im Sinne einer „prothetischen Umwelt" kann die Architektur zudem mit den Bausteinen Farbe, Akustik, Orientierungssysteme und Bedienelemente ausgleichend auf die kognitiven Einbußen einwirken (📖 [2]).

- Böden als dunkelste Flächen zum Erkennen von Raumgrenzen
- Wände mit warmer heller Farbe, Zimmerdecke als hellste Raumfläche
- Nichtspiegelnde Flächen, keine Muster
- Schutzengelsysteme zur Überwachung der Zu- und Ausgänge
- Flure ohne Sackgassen, Richtungswechsel mit Orientierungshilfen („Leuchttürme")
- Türen, die erkennbar sein sollen, betonen, andere „tarnen" (Tapetentüren, Vorhänge etc.)
- Zugang zur Nasszelle vom Zimmer und, wenn möglich, vom Bett aus erkennbar
- Bedienelemente (wie Lichtschalter, WC-Spülung) mit Kontrast zur Wand
- Möbel kontrastierend zu Boden und Wand, Schränke den Betten verständlich zugeordnet

12.4 Netzwerkarbeit

Durch die Kombination aus psychischer und körperlicher Symptomatik und der unaufhaltsamen Progredienz benötigt der demenzerkrankte Mensch wie kaum ein

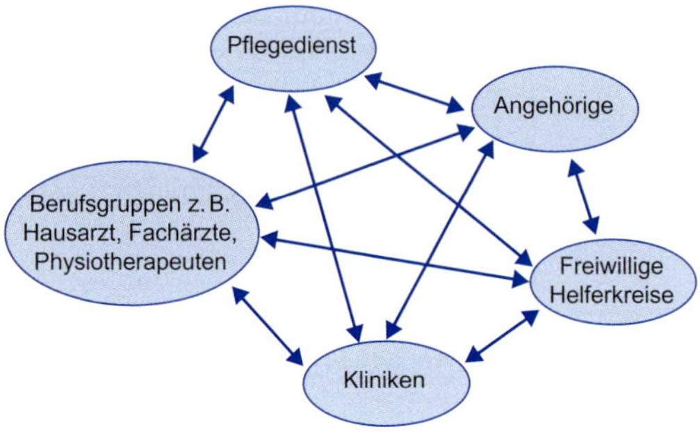

Abb. 12.2 Vernetzung in der Versorgung demenzerkrankter Menschen [V492]

anderer einen ganzheitlichen Therapie- und Versorgungsansatz. Kein Anbieter kann die notwendigen Leistungen alleine zur Verfügung stellen; professionelle Angebote müssen um die der Nachbarschaftshilfe, freiwilliger Helfer und anderer Initiativen ergänzt werden. Vernetzung dient aber auch dem informativen Austausch zwischen verschiedenen Berufsgruppen und Institutionen, zur Vermeidung von Doppeluntersuchungen und unnötigen Umwegen für Angehörige und Betroffene in der Diagnosestellung und Therapie (➤ Abb. 12.2). Wer letztlich in einer Versorgungsregion die „Führung" in der Vernetzung übernimmt, ist zweitrangig; bedeutsam ist vielmehr der Wille aller Beteiligten, das Konkurrenzdenken beiseite zu legen und sich offen für Kooperationen zu zeigen.

Schwerpunkte der Vernetzung

- Informationsaustausch
- Qualitätssicherung der Beratung und Weiterbildung
- Verschiedene Zugangswege zu Diagnostik und Versorgung
- Übersektorale Versorgung
- Kooperation von Laienhelfern und Professionellen
- Institutionelle Versorgung
- Konsilarbeit in Kliniken
- Freiwillige Helferkreise

12.5 Fort- und Weiterbildung

Der Umgang mit demenzerkrankten Personen in der ambulanten und stationären Altenhilfe, aber auch in den Krankenhäusern und anderen Sektoren der medizinischen Versorgung erfordert in der Regel besondere Qualifikationen und Schlüsselkompetenzen der Pflegenden und anderer Professionen.

Der stetige Wissenszuwachs und neue Techniken und Erfahrungen führen zu der Notwendigkeit der verbesserten Aus-, Fort und Weiterbildung aller Beteiligten.

Weiterbildung

= Fortsetzung oder Wiederaufnahme organisierten Lernens nach Abschluss einer ersten Bildungsphase und nach Aufnahme einer Erwerbstätigkeit oder nach einer Familienphase

Die Versorgung von Menschen mit Demenz erfordert dabei die **Einbindung aller Berufsgruppen in die Fort- und Weiterbildung,** ausgehend vom betreuenden Kernteam:

- Pflege
  - Pflegedienstleitung
  - Gruppen-/Wohnbereichsleitungen
  - Pflegende
  - Pflegehelfer
- Andere Berufsgruppen
  - Betreuungskräfte (nach § 53c SGB XI) (📖 [4])
  - Hauswirtschaft, Hausmeister
  - Soziokultureller Dienst
  - Interne und externe Ergo-, Physio-, Kunst-, Musik- oder Altentherapeuten
  - Kooperierende Ärzte
  - Verwaltung
  - Küchenpersonal
  - Reinigungspersonal

12.5.1 Schlüsselqualifikationen von Pflegenden

Fachkompetenz

- Kenntnis und Akzeptanz des zugewiesenen Handlungsbereichs in der Pflege alter Menschen und in Alten- und Pflegeheimen
- Kenntnis von Betriebszielen, Träger- und Pflegeleitbild, Stationskonzept der Regelung der Weisungsbefugnisse
- Gestaltung der eigenen Arbeitsabläufe unter Wahrung der Würde, Selbstbestimmung, Privatsphäre und Rechtssicherheit der Bewohnerinnen und Bewohner
- Steuerung des Pflegeprozesses entsprechend der vorgegebenen Standards und des aktuellen Befindens der Bewohnerinnen und Bewohner
- Delegation und Kontrolle von Aufgaben an Hilfskräfte, Schülerinnen und Schüler, Praktikantinnen und Praktikanten sowie deren Anleitung
- Mitwirkung an der Sicherstellung und Weiterentwicklung von Pflegequalität und pflegerischen Standards
- Kenntnis und Einhalten gesetzlicher hygienischer und arbeitsschutzrechtlicher Vorgaben auf der Station
- Verhaltenssicherheit in Notfällen
- Fähigkeit zu Beratung, Anleitung und Begleitung

Methodenkompetenz

- Fähigkeit zu Empathie
- Mitgestalten des Stationsablaufs entsprechend den aktuellen Bedürfnissen und Fähigkeiten der Heimbewohnerinnen und Heimbewohner
- Situativ angepasstes Verhalten
- Fähigkeit zu Kooperation und Offenheit
- Fähigkeit zu prozesshaftem und zielorientiertem Denken und Handeln
- Problemlösungsfähigkeit
- Auswahl und Anpassung von Arbeitsmethoden, Pflegemethoden und geeigneten Pflege-, Pflegehilfs- und Sachmitteln
- Fähigkeit zur Gesprächsführung
- Fähigkeit, verschiedene Kommunikationsformen anzuwenden
- Analyse- und Entscheidungskompetenz

Sozialkompetenz

- Förderung des individuellen Lebensstils der Heimbewohnerin und des Heimbewohners, einschließlich Sterbebegleitung und Umgang mit Tod und Trauer
- Zusammenarbeit mit anderen aus akzeptierender Wertschätzung
- Team- und Kooperationsfähigkeit
- Fähigkeit zu konstruktiver Kritik
- Unterstützung der Beziehung zwischen Bewohnerinnen und Bewohnern, deren Bezugspersonen und sozialem Umfeld
- Fähigkeit zur verbalen und schriftlichen Weitergabe von Informationen in deutscher Sprache

Persönlichkeitskompetenz

- Fähigkeit, das eigene Handeln und Verhalten zu reflektieren
- Toleranz, Offenheit und Verlässlichkeit im Umgang mit Menschen im beruflichen Alltag
- Fähigkeit, Grenzen zu erkennen und damit umzugehen
- Bereitschaft zur persönlichen und beruflichen Weiterentwicklung
- Höflichkeit, Umgangsformen
- Konfliktfähigkeit
- Fähigkeit, die Folgen des eigenen Handelns einschätzen zu können, sowie die Bereitschaft, Verantwortung für das eigene Tun zu übernehmen

Ökologisch-systemische Kompetenz

- Bewusstsein zur Auseinandersetzung mit ethischen und moralischen Werten
- Fähigkeit und Bereitschaft zur Zuwendung und Abgrenzung
- Bereitschaft und Fähigkeit, sich mit Sinnfragen auseinanderzusetzen
- Integrations- und Vernetzungsfähigkeit von Fach-, Methoden-, Sozial- und Persönlichkeitskompetenz
- Kulturelle und ethnische Aufgeschlossenheit
- Einhalten des Wirtschaftlichkeitsgebotes bei Personal- und Materialeinsatz
- Ressourcenschonendes und Vorbild gebendes Verhalten bei der Gestaltung von Arbeitsabläufen und bei Materialeinsatz und -entsorgung

12.5.2 Besondere inhaltliche Schwerpunkte im kompetenten Umgang

- Kommunikation mit dem Betroffenen
- Kriseninterventions- und Deeskalationstechniken
- Krankheitslehre
- Umgang mit Medikamenten
- Erkennen von unerwünschten Wirkungen und Nebenwirkungen von Psychopharmaka
- Umgang mit herausforderndem Verhalten

LITERATUR

1. Angerhausen S. Projekt „Blickwechsel – Nebendiagnose Demenz, Demenzkranke Patienten im Krankenhaus". Der Paritätische, Gesellschaft für soziale Projekte. Aus: www.blickwechseldemenz.de/content/e964/e6403/index_ger.html (letzter Zugriff: 24.10.2017).
2. Dietz B. Demenzgerechte Planung für Akutkrankenhäuser. In: Barrierefreie Bau- und Wohnkonzepte. Merching: Forum Verlag, 2011/2012/2013.
3. Josuks H. Primary Nursing: Ein Konzept für die ambulante Pflege. Hannover: Schlütersche, 2003.
4. GKV Spitzenverband. Richtlinien nach § 53c SGB XI zur Qualifikation und zu den Aufgaben von zusätzlichen Betreuungskräften in stationären Pflegeeinrichtungen, 2016. Aus: https://www.gkv-spitzenverband.de/media/dokumente/pflegeversicherung/beratung_und_betreuung/betreuungskraefte/2016_11_23_Pflege_Betreuungskraefte-RL__53c_SGB_XI.pdf (letzter Zugriff: 29.10.2017).
5. Menche N (Hrsg.). Pflege Heute. 6. A. München: Elsevier, 2014.
6. Stiftung Wohlfahrtspflege NRW (Hrsg.). Demenzkranke Patienten im Krankenhaus. Ein Handbuch für Mitarbeiter in der Pflege. Hannover: Schlütersche, 2009.

KAPITEL

13 Angehörigenarbeit

Ulrich Kastner

Die Versorgung demenzerkrankter Menschen stellt im Vergleich zur Pflege nicht demenziell Erkrankter eine besondere Herausforderung für den Angehörigen dar. Durch das Fortschreiten der Erkrankung steigt die Belastung mit Dauer der Pflege. Beinahe zwangsläufig geraten Angehörige in psychische Konfliktsituationen, auf die sie in der Regel nur schlecht vorbereitet sind (➤ Abb. 13.1).

Belastungen für den pflegenden Angehörigen

- Gefühl des Ekels bei Inkontinenz
- Hilflosigkeit bei Konfrontation mit Aggressivität oder Affektschwankungen
- Zunehmende Entfremdung bei Wesensänderung
- Gefühl des verpassten Abschieds
- Zunehmende intrafamiliäre Konflikte
- Erzwungener Rollenwechsel
- Notwendigkeit, bestimmte Aufgaben (z. B. im Haushalt) übernehmen zu müssen
- Zunehmende Abhängigkeit
- Ungleichgewicht zwischen Geben und Nehmen in einer Partnerschaft
- Weniger eigene Aktivitäten oder Freiheiten (modifiziert nach 🕮 [3])

Je nach Erkrankungsstadium stehen verschiedene Probleme im Vordergrund – angelehnt an Demenzstadien nach Reisberg (➤ Kap. 4.2.7 und ➤ Tab. 13.1).

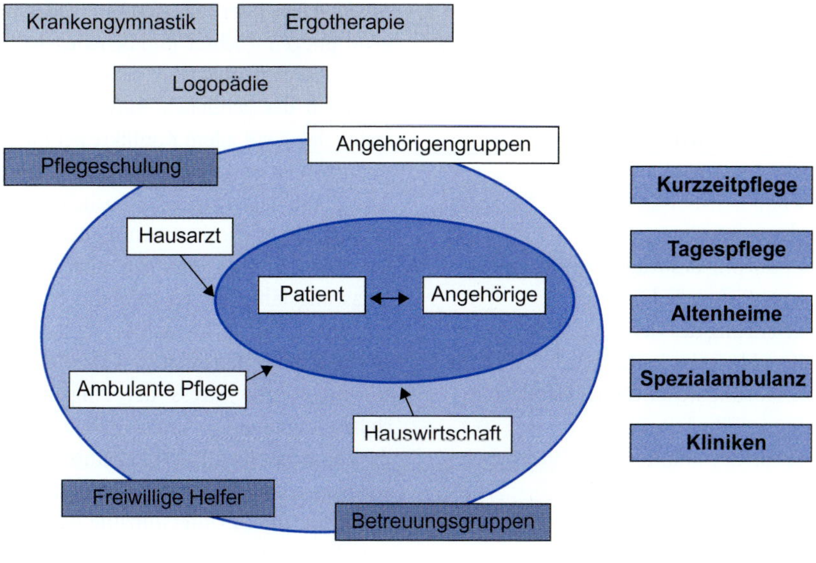

Abb. 13.1 Angehörigenarbeit – Grundlagen der Vernetzung/Hilfssystem [V492]

Tab. 13.1 Stadien der Demenz und damit verbundene Herausforderung an die Angehörigen

	Stadien	Herausforderung an Angehörigen
1	Kein kognitiver Abbau	Gewohnter Umgang mit dem Familienmitglied
2	Sehr leichter kognitiver Abbau	Idealbild des Betroffenen kommt ins Wanken, Zweifel an eigener Kompetenz, häufiger familiärer Streit
3	Leichter kognitiver Abbau	Die Hilfe erfordert zunehmend Zeit; die eigene Lebensplanung muss überdacht werden
4	Mäßiger kognitiver Abbau	Hilfe bei komplexen Aufgaben erforderlich, Finanzen müssen überwacht werden, dauernde Übernahme der Pflege
5	Mäßig schwerer kognitiver Abbau	Eltern-Kinder-Verhältnis dreht sich um, Tagesablauf muss organisiert und strukturiert werden, jetzt erst Erkenntnis der Demenzdiagnose, Aufgabe der Appelle ans Rationale
6	Schwerer kognitiver Abbau	Professionelle Pflegetechnik wird notwendig bzw. erforderlich, Pflegestufe muss beantragt werden, Kommunikation nur noch emotional
7	Sehr schwerer kognitiver Abbau	Bewusste oder unbewusste Erwartung des Todes, Schuldgefühle und Aggressionen

Das Wissen um das Entstehen von Symptomen und der neue Umgang mit Verhaltensänderungen bieten dem Angehörigen auch die Chance, neue Aspekte in der Partnerschaft zu erfahren. Das Erleben, dass viele Kränkungen oder Konflikte nicht willentlich durch den Betroffenen provoziert wurden, sondern Symptome einer Erkrankung darstellen, entlastet viele Angehörige.

Positiv erfahrene Aspekte in der Partnerschaft

- Krankheitsbewältigung und Begleitung als gemeinsames Ziel
- Erfahrung des Angenommen-Seins trotz Einschränkungen
- Erfahrung des Gebens trotz schwerer Krankheit des Partners
- Erfahrung neuer Gemeinsamkeiten (neue Tätigkeiten)
- Erfahrung emotionaler Nähe trotz Konflikte
- Erleben der gemeinsamen Biografie durch Erinnerungsarbeit
- Möglichkeit, Gefühl der Trauer auszudrücken
- Gemeinsame Beschäftigung mit Sterben, Tod (modifiziert nach 🕮 [3])

80–90 % aller demenzerkrankter Personen werden im frühen Stadium in der häuslichen Umgebung versorgt. In schwerem Stadium verbleiben noch 50 % zu Hause. Die Hauptlast der Versorgung tragen dabei Angehörige oder Ehepartner. Überwiegend pflegen Töchter und Schwiegertöchter den Betroffenen.

Neben der zeitlichen Aufwendung belasten dabei vor allem Konflikte bei Pflegemaßnahmen und finanzielle Probleme den Alltag. Die Sicherung der häuslichen Umgebung hängt damit neben den finanziellen Möglichkeiten vor allem auch von der Belastungsfähigkeit der pflegenden Angehörigen und dem Ausmaß der Verhaltensstörungen des Betroffenen ab. Verhaltensstörungen und Stress der Angehörigen stehen dabei in so enger Abhängigkeit, dass eine therapeutisch-medizinische Versorgung eines demenzerkrankten Menschen nur durch Unterstützung der direkten pflegenden Angehörigen gewährleistet werden kann.

Wissenschaftlich untersuchte Interventionen in der Angehörigenarbeit

- Psychoedukation (Schulungen)
- Unterstützungsangebote
- Psychotherapeutische Angebote
- Multimodale Angebote (Mischung aus Einzelangeboten, also Edukation, Psychotherapie, Beratung und Entspannung)
- Pflegeentlastende Angebote

Aus Sicht der Angehörigen sind die Konfrontation mit Verhaltensstörungen oder eine eigene körperliche/psychische Erkrankung die wesentlichen Gründe für eine Heimaufnahme des demenzerkrankten Menschen. Ziel von Angehörigeninterventionen ist daher neben der Steigerung des subjektiven Wohlbefindens (von Angehörigen und Betroffenen) auch die Reduktion von Verhaltensstörungen, um damit letztlich vermeidbare Heimaufnahmen zu verhindern oder zu verzögern.

Faktoren, die die Heimaufnahme beschleunigen

- Niedrigere Bildung/soziale Schicht der Familie
- Hoher Pflegeaufwand des Betroffenen
- Niedriger MMST des Betroffenen (➤ Kap. 4.2.1)
- Verhaltensstörungen
- Komorbidität (Mehrfacherkrankungen)
- Niedrige allgemeine Lebenszufriedenheit
- Fehlende ambulante Unterstützung
- Psychische/körperliche Erkrankung des Angehörigen

Die Kombination aus Schulung, konkreter Entlastung und Zurverfügungstellung von Ansprechpartnern in Krisenzeiten konnte in verschiedenen Studien zu einer Verzögerung bzw. Verhinderung der Heimaufnahme führen. Die Erfahrung zeigt dabei aber auch, dass in Einzelfällen eine frühzeitige Heimaufnahme das familiäre System entlastet und dann wieder eine konfliktreduzierte Beziehung möglich wird.

Nach einer Heimaufnahme endet die professionelle Angehörigenbetreuung nicht. Viele Familienangehörige entwickeln Schuldgefühle oder Versagensängste, die sich im ungünstigsten Fall auf das zukünftige Pflegeteam projizieren können.

So gehört auch im stationären Bereich eine professionelle Angehörigenarbeit mit zur Versorgung.

Angehörigeninterventionen im stationären Bereich

- Aufnahmegespräche
- Hausbesuch
- Angehörigencafé
- Beteiligung der Angehörigen am Alltag
- Angehöriger als Pflegeexperte
- Offene Kommunikation über Probleme und herausforderndes Verhalten
- Angehörige zu Fallbesprechungen einladen

Empfehlenswert ist ein konsequentes vorstationäres Aufnahmemanagement, das neben frühen ambulanten Kontakten zur Einrichtung (Café, Tagespflege) auch einen vorherigen Hausbesuch beinhaltet. Das „Mehr an Zeit" vor der eigentlichen Aufnahme spart im weiteren Verlauf den höheren Aufwand in der Auseinandersetzung mit etwaigen herausfordernden Verhaltensweisen des demenzerkrankten Menschen oder Konflikten mit den Angehörigen.

Viele Altenpflegeeinrichtungen sind darüber hinaus dazu übergegangen, eine umfassendere Beratung anzubieten, die auch schon weit vor dem eigentlichen Einzug ansetzt. Durch komplexe Angebote der Einrichtung wie Tagespflege, Kurzzeitpflege, Wohngruppen, vollstationäre Versorgung und ambulante Angebote (Betreuungsgruppen, Informationsveranstaltungen) gelingen eine höhere Akzeptanz und der „weichere“ Übergang in die Einrichtung.

Schulung pflegender Angehöriger

Vielfach resultieren Konflikte in der Pflege aus einem fehlenden Wissen der Angehörigen um Erkrankungssymptome und Kommunikationsregeln mit dem Betroffenen. In Schulungsreihen erhalten die Angehörigen Informationen zum Krankheitsbild und Hilfemöglichkeiten. Verschiedene Schulungsreihen konnten eine positive Auswirkung auf das Wohlbefinden der Angehörigen und Betroffenen oder eine verzögerte Heimaufnahme nachweisen. Daher gehören sie mittlerweile zu den Standards der ambulanten Betreuung (➤ Abb. 13.2).

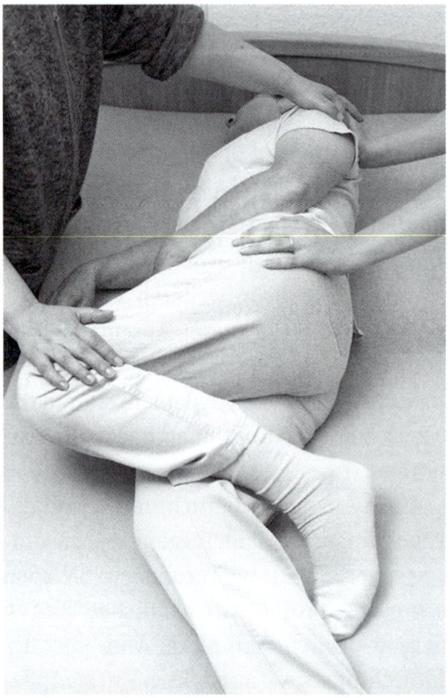

Abb. 13.2 Schulung pflegender Angehöriger [K313]

Schulungsinhalte

- Erkrankungsspezifische Informationen, z. B.
  - Zum Krankheitsbild, zu Symptomen und wie man diese erkennt, zu Therapiemöglichkeiten
  - Umgang mit Unruhe, Aggressivität und Schlafstörungen
  - Ernährung
  - Kommunikation im Alltag
- Potenzielle Belastung der Angehörigen, z. B.
  - Körperliche Erkrankung des pflegenden Angehörigen
  - Psychische Belastungsreaktion des pflegenden Angehörigen
  - Suchterkrankungen bei Pflegenden und Betroffenen
- Rahmenbedingungen und Organisatorisches, z. B.
  - Vorüberlegungen zur Heimaufnahme: Zeitpunkt und Gründe
  - Heimplatzsuche und Finanzierung, Tagespflege und Kurzzeitpflege
  - Beantragung von Pflegestufen
  - Leistungen des Versorgungsamtes
  - Unterstützungsmöglichkeiten und Betreuungsgruppen sowie freiwillige Helferkreise
  - Juristische Vorsorge

13.1 Einbeziehung von Angehörigen

Durch die Notwendigkeit, professionelle Pflege hinzuzuziehen oder eine Heimaufnahme zu veranlassen, geraten viele pflegende Angehörige in eine krisenhafte Situation. Vergegenwärtigt man sich, dass dem letztendlichen Loslassen ein teilweise jahrelanger Prozess vorausging, werden späteres Verhalten oder Konflikte verständlich. Selbst bei intakten familiären Beziehungen bedeutet die Heimaufnahme eine erhebliche Belastung für den bislang pflegenden Angehörigen. Insuffizienzgedanken, das Gefühl des „gebrochenen Versprechens“ oder Schuldgefühle prägen die erste Phase der Heimübersiedlung. Hier wird es immens wichtig, den Angehörigen zu „entschulden“, ihn in seiner Entscheidung zu bestärken, aber auch gleichzeitig die Grenzen der stationären Pflege zu erläutern. Niemand kann sich zeitlich in dem Umfang um einen erkrankten Menschen kümmern, wie dies zuvor durch einen Angehörigen in 24-Stunden-Versorgung gewährleistet wurde.

Daneben ergeben sich im Alltag aber auch wiederholt krisenhafte Angehörigenkontakte. Psychodynamisch entstehen Konflikte mit pflegenden Angehörigen zumeist aus deren Beziehungskonflikten zu dem demenzerkrankten Menschen. Pathologische Familienbeziehungen entladen sich dann projektiv auf das Pflegeteam, das entwertet oder kontrolliert wird.

Das Einbeziehen der ehemals pflegenden Angehörigen gehört daher zu einem sachgerechten Umgang. Obwohl individuell sehr unterschiedlich, haben sich einige wesentliche Punkte bewährt:

- Gemeinsame Aufnahmegespräche
- Hinzuziehen zu Fallkonferenzen
- Vermitteln von Arztkontakten durch das Pflegeteam
- Gemeinsame Pflegevisiten
- Gemeinsame Biografiearbeit
- Unterstützung in der Zimmergestaltung
- Hilfe bei den Mahlzeiten
- Wertschätzung durch pflegeunterstützende Tätigkeiten
- Angehörige als Ratgeber und Spezialisten im Umgang mit herausforderndem Verhalten
- Schutz des Angehörigen durch Entbindung von zu häufigen Besuchen

13.2 Unterstützungsarbeit und Betreuungsgruppen

Die Entlastung pflegender Angehöriger ist das Hauptziel der ambulanten Angehörigenarbeit. Ziel ist dabei neben der Heimverzögerung auch die Stärkung des individuellen Wohlbefindens von Angehörigen und Betroffenen. Keine Einzelmaßnahme kann dabei für sich eine Verbesserung erbringen; erst die Kombination von verschiedenen Beratungs- und Betreuungsangeboten zeigt einen nachweisbaren Effekt. Zu den integralen Bestandteilen gehört dabei neben der Beratung und Angehörigenschulung auch die Bereitstellung oder Vermittlung eines Ansprechpartners in Krisen und die zeitliche Entlastung in der Pflege durch Betreuungsgruppen oder professionelle Helfer. Zu diesem Zweck existiert in Deutschland mittlerweile eine Vielzahl an freiwilligen Helferkreisen und stundenweise Betreuungsgruppen.

Betreuungsgruppen

In regelmäßigem Turnus werden im kleinen Kreis Alltagsfertigkeiten, wie Backen oder Kochen, bzw. leichtere Beschäftigungsmaßnahmen angeboten. Schwerpunkt liegt nicht in der Therapie, sondern vielmehr in den Sozialkontakten und in der Wertschätzung des Betroffenen. Aus diesem Grund ist es häufig notwendig, die Angehörigen von einer Teilnahme zu „befreien“. Die Angehörigen erfahren dadurch erstmals einen nicht mehr gekannten Freiraum, viele Betroffenen „blühen“ durch Wegfall der bisherigen Kontrolle häufig auf. Eigene Erfahrungen zeigen, dass viele Angehörige dann aber Schwierigkeiten haben, mit der neu gewonnenen Freiheit umzugehen. Statt die Zeit für sich zu nutzen, wird der „Freiraum“ nur für neue Arbeiten gebraucht. Hier bewährt es sich, mit den Angehörigen im Vorfeld bereits mögliche Gestaltungsideen zu besprechen.

Finanziert werden viele Betreuungsgruppen im Rahmen des Pflegeleistungsergänzungsgesetzes (➤ Kap. 11.5.2).

Urlaub von pflegenden Angehörigen mit dem Betroffenen

Seit einigen Jahren haben sich vermehrt Anbieter dazu entschlossen, zeitlich begrenzte Urlaubsmaßnahmen mit professioneller Unterstützung anzubieten (➤ Abb. 13.3). Neben der Tagesbetreuung der Betroffenen bieten sie gemeinschaftliche Unternehmungen mit und ohne die erkrankte Person an. Dem Alltagsstress entrissen, zeigen viele demenzerkrankte Menschen plötzlich wieder eine „neue" Seite mit verloren geglaubten Kompetenzen. Vermittelt durch die regionalen Alzheimer-Gesellschaften oder Demenz-Service-Zentren (NRW), werden diese Angebote sowohl Individualreisenden angeboten, aber auch in Form von organisierten Gruppenreisen.

Die Reise- und Zusatzkosten müssen in der Regel selbst bezahlt werden. Zusätzliche Kosten für Pflege und Betreuung können auch mit der Pflegekasse im Rahmen der sog. Verhinderungspflege abgerechnet werden.

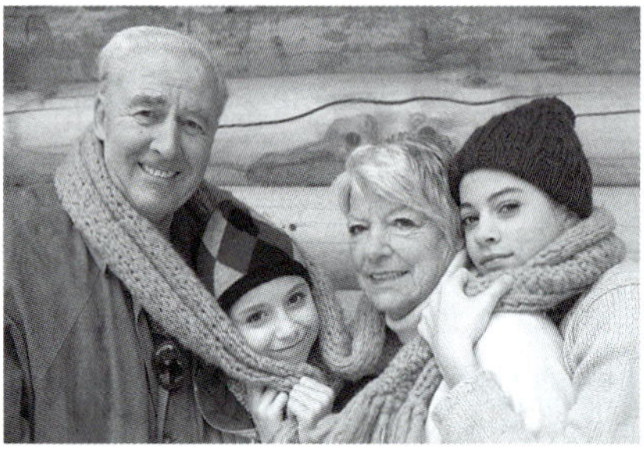

Abb. 13.3 Ein gemeinsamer Urlaub lässt den Alltag vergessen. [J787]

Voraussetzungen

- Gruppenzusammensetzung
  - Überschaubare Gruppen, empfehlenswert 10 Paare, höchstens 15 Betroffene und 15 Angehörige
  - Ausreichende Zahl von Betreuern, mindestens ein Betreuer pro erkrankter Person
  - Vorherige Treffen zum Kennenlernen
  - Betreuer, darunter Laienhelfer, Pflegende in der Ausbildung, Altenpfleger/innen und Altentherapeuten mit spezieller Ausbildung
  - Tagesbetreuung für jeden Kranken
  - Notbereitschaftsdienst für nachts
- Auswahl des Urlaubsortes
  - Eher kurze Strecken
  - Rückkehr im Notfall für Angehörige wichtig
  - Lange Fahrten stellen eine starke Belastung dar
  - Rollstuhltauglichkeit
  - Einkaufsmöglichkeiten in der Nähe auch zum Bummel
- Auswahl des Hotels
  - Hotel muss sich auf Gruppe mit ihren Besonderheiten einstellen
  - Zimmer behindertengerecht/barrierefrei
  - Wenn möglich, getrennte Zimmer zum Schlafen für Ehepaare
  - Sozialstation vor Ort
  - Separater Raum für die Mahlzeiten, Vollpension
  - Betreuer müssen schon vorher in den Speisesaal, um die Tische vorzubereiten
  - Mittagsmenü und Abendessen, Frühstück als Buffet

Kontakt und Informationen

Die Deutsche Alzheimer-Gesellschaft stellt eine Liste mit entsprechenden Reiseanbietern zur Verfügung: www.deutsche-alzheimer.de, Stichwort „Urlaub"

Eine Übersicht über Angebote bietet die Landesinitiative Demenz-Service NRW: www.demenz-service-nrw.de/Urlaub.html

13.3 Angehörigenabende und Gesprächskreise

Die Versorgung und Pflege eines demenzerkrankten Menschen zu Hause oder in der Familie führt zu einer erheblichen Belastung der pflegenden Angehörigen. Durch Gesprächskreise und Angehörigenabende erfahren sie psychische Stütze und erhalten zusätzliche Informationen für den Umgang. In den letzten Jahren hat es sich gezeigt, dass die einzelnen Angehörigen von unterschiedlichen Angeboten profitieren. Nicht jeder fühlt sich in einer Selbsterfahrungsgruppe wohl, ein anderer ist eher auf der Suche nach Verständnis und Halt durch andere in ähnlicher Situation. Allen Modellen gemeinsam ist aber die gute Entlastungsmöglichkeit für den Angehörigen. Daraus resultiert in der Regel eine Verbesserung der häuslichen Pflegesituation und damit des Wohlbefindens des demenzerkrankten Menschen.

Viele Angehörige scheuen aber den Kontakt zu Gesprächskreisen.

Gründe, nicht an einer Angehörigengruppe teilzunehmen

- Scham
- Ängste vor Gruppen
- Abendveranstaltung
- Angst vor Dunkelheit
- Eigene körperliche Beeinträchtigung
- Themen der fortgeschrittenen Erkrankung, die lieber verdrängt werden
- Anreise nicht möglich oder zu weit
- Keine Versorgung des Betroffenen in der Zeit der Veranstaltung

Hier empfiehlt sich die Beratung im Einzelgespräch, der häuslichen Umgebung oder aber der telefonische Kontakt.

Für eine Stabilisierung der häuslichen Situation und damit die Verzögerung einer Heimaufnahme sind im Wesentlichen drei Bausteine notwendig:

- Informationsvermittlung und Schulung im Umgang/in der Kommunikation
- Psychische Entlastung und Wertschätzung
- Möglichkeiten des Kontakts im Notfall

Für sich alleine zeigt keine dieser Maßnahmen eine Wirksamkeit hinsichtlich der Heimvermeidung.

Angehörigenabend

An den Angehörigenabenden treffen sich professionell geleitete Angehörigengruppen mit zumeist 10–30 Teilnehmern. Dies sind offene Gruppen, in denen entweder feste Themen behandelt oder Fragen, die die Teilnehmer mitbringen, beantwortet werden. Die Gruppenleitung sollte konstant sein; wenn möglich, sollte eine zweite Berufsgruppe an dem Abend teilnehmen. Empfohlen werden Zweierkombinationen aus den Berufsgruppen Pflege-Sozialarbeit-Arzt.

Die Gruppen werden überwiegend von Kindern demenzerkrankter Personen besucht; auf deren Initiative nehmen auch Ehepartner an der Gruppe teil. Der Schwerpunkt liegt in der Informationsvermittlung und der ersten Gewöhnung der Teilnehmer an Gruppenarbeit.

Angehörigenselbsthilfegruppen und Gesprächskreise

Die Angehörigenselbsthilfegruppen sind von selbst betroffenen Angehörigen geleitete Gruppen von zumeist 5–15 Teilnehmern. Sie stehen in der Regel jedem offen, haben aber einen deutlich kontinuierlicheren Anspruch als die offenen Angehörigenabende. Der Schwerpunkt liegt auf dem gegenseitigen Austausch und der Stützung durch andere Gruppenteilnehmer. Aus den Gruppen entstehen auch Hilfesysteme, die über die Gruppe hinaus Bestand haben. Die überwiegende Anzahl an regionalen Alzheimer-Gesellschaften entstand aus diesen Angehörigen- oder Selbsthilfegruppen oder aber bieten eben diese Gruppen an. Bei Informationsbedarf ziehen die Angehörigengruppen Spezialisten zu einem bestimmten Thema hinzu.

Alzheimer-Gesellschaften

Deutsche Alzheimer Gesellschaft

Die Deutsche Alzheimer Gesellschaft (DAG) ist der Bundesverband von Alzheimer Landesverbänden sowie von regionalen und örtlichen Gesellschaften. Sie wurde 1989 als gemeinnütziger Verein gegründet. Die Arbeit wird überwiegend ehrenamtlich geleistet.

Ziele (zitiert aus dem Internetangebot der DAG, 🕮 [2]):

- Verständnis und Hilfsbereitschaft in der Bevölkerung für die Alzheimer-Krankheit und andere Demenzerkrankungen fördern
- Gesundheits- und sozialpolitische Initiativen anregen
- Die Krankheitsbewältigung der Betroffenen und die Selbsthilfefähigkeit der Angehörigen verbessern
- Entlastung für die Betreuenden schaffen durch Aufklärung, emotionale Unterstützung und örtliche Hilfe
- Zusammenarbeit und fachlicher Austausch mit den regionalen Alzheimer-Gesellschaften
- Unterstützung wissenschaftlicher Forschung über Demenzerkrankungen und Versorgungsmöglichkeiten
- Neue Betreuungs- und Pflegeformen entwickeln und erproben

Die Deutsche Alzheimer Gesellschaft veranstaltet regelmäßige Jahrestagungen und diverse Fachveranstaltungen, sie unterstützt Forschungsvorhaben und stellt Informationsmaterial zur Verfügung. Zudem hat sie im Januar 2002 das bundesweite „Alzheimer-Telefon" eröffnet. Unter der Rufnummer **01803–171017** werden Angehörige, Betroffene und alle Ratsuchenden montags bis donnerstags von 9:00–18:00 Uhr und freitags von 9:00–15:00 Uhr beraten. Die Telefongebühren betragen 9 Cent pro Minute.

Regionale Alzheimer-Gesellschaften

Die Alzheimer-Gesellschaften der Region bieten wohnortnahe Beratungsmöglichkeiten, veranstalten Gesprächskreise und Schulungsreihen und setzen sich in politischen Gremien für die Belange von Betroffenen und deren Angehörige ein. Über die Deutsche Alzheimer Gesellschaft bzw. über Landesverbände erhält man die regionalen Kontaktdaten.

Deutsche Alzheimer Gesellschaft Berlin: www.deutsche-alzheimer.de

Schulungsreihen für pflegende Angehörige

Die bekannteste Schulungsreihe für pflegende Angehörige wurde von der Deutschen Alzheimer Gesellschaft entwickelt und wird mittlerweile an vielen Spezialzentren, durch regionale Alzheimer-Gesellschaften oder durch andere Träger durchgeführt. Die Schulung **„Hilfe beim Helfen"** beinhaltet insgesamt 7 Treffen in 2-wöchigem Abstand mit einer 2-stündigen Dauer. Die Gruppen werden professionell geleitet und haben, anders als Gesprächskreise oder Angehörigenabende, einen schulischen Charakter, wobei auch hier das gegenseitige Stützen und der Erfahrungsaustausch nicht zu kurz kommen. Ziel ist aber vorrangig die Wissensvermittlung zum Krankheitsbild, zum Umgang und in der Kommunikation sowie zu sozialrechtlichen Fragen.

Häuslicher Besuchsdienst

Häusliche Besuchsdienste werden in der Regel in zwei verschiedenen Formen angeboten:

- Professionelle Pflegedienste oder selbstständige Betreuer für demenzerkrankte Menschen bieten häusliche Entlastungen für Selbstzahler an. Der Dienst wird im Normalfall nicht durch die Pflegekasse übernommen. In Einzelfällen wurde aber eine Zertifizierung bei dem Landesversorgungsamt angestrebt, sodass Leistungen über das Pflegeleistungsergänzungsgesetz z. T. erstattet werden können (➤ Kap. 11.5.2).
- Eine Alternative stellen freiwillige Helferkreise dar. Ausgebildet in einem Umfang von ca. 30 Stunden, können sie die Angehörigen in der häuslichen Umgebung unterstützen. Die Freiwilligen sind daneben noch in Betreuungsgruppen oder Alzheimer Cafés tätig. Informationen hierzu bieten die Deutsche Alzheimer Gesellschaft, die Demenz-Service-Zentren oder lokale Angehörigengruppen oder Beratungsstellen der Altenhilfe.

Alzheimer Cafés

Unter dem Begriff Alzheimer Café werden aktuell zwei verschiedene Einrichtungen verstanden.

- In Deutschland entwickelten sich die Alzheimer Cafés zumeist als Tanzcafé oder in Begegnungsstätten als Ort der Geselligkeit und zum gemeinschaftlichen Austausch zwischen Angehörigen und Betroffenen. Veranstalter sind dabei lokale Alzheimer-Gesellschaften, Betreuungsgruppen, Begegnungsstätten oder Altenhilfeeinrichtungen.
- In Holland begründeten sich auf die Initiative des Psychologen Bére Miesen Alzheimer Cafés als ein Treffen von Betroffenen, Angehörige oder anderen Spezialisten in entspannter Umgebung, um über die Erkrankung sprechen, miteinander zu diskutieren und Informationen zum Krankheitsbild auszutauschen. Ziel war die Enttabuisierung der Erkrankung und Unterstützung in der Trauerarbeit oder in der Belastung als Betroffener oder Pflegender.

Das erste derartige Alzheimer Café wurde 1997 eröffnet und fand zunächst an der Universität Leiden statt, schnell mit steigender Teilnehmerzahl von bis zu 80 Personen. Mittlerweilen begründet sich vor allem in Holland, Belgien und England eine Vielzahl ähnlicher Treffen.

Schwerpunkte und Ziele der Alzheimer Cafés n. Miesen

- Informationsvermittlung von medizinischen und psychosozialen Aspekten demenzieller Erkrankungen
- Offenes Sprechen über eigene Probleme und Erfahrungen
- Emanzipation von Betroffenen und deren Familien
- Heraustreten aus der Isolation (📖 [4])

13.4 Spezialzentren

Gerontopsychiatrische Zentren

Entsprechend der Definition der Expertenkommission (📖 [1]) und dem „Leitfaden für die ambulante und stationäre gerontopsychiatrische Versorgung" des Bundesministeriums für Gesundheit von 1988 spricht man von einem gerontopsychiatrischen Zentrum, wenn in seinem Kernbestand eine teilstationäre Behandlungs- und Rehabilitationseinrichtung (Tagesklinik), ein ambulanter Dienst und eine Seniorenberatung einbezogen oder in der Entwicklungsphase sind. Die Arbeitsweise des gerontopsychiatrischen Zentrums soll treibende Kraft der gerontopsychiatrischen Versorgung in einer Region sein.

Daher stehen nicht nur demenzerkrankte Betroffene im Fokus des Zentrums, sondern alle älteren Menschen mit psychischen Erkrankungen wie Depression, Suchterkrankungen, Belastungsstörungen oder neurotischen Erkrankungsbildern.

Das gerontopsychiatrische Zentrum soll in einer Versorgungsregion die Prävention, Behandlung, Rehabilitation und Pflege von psychisch kranken alten Menschen im teilstationären klinischen Bereich so fördern, dass eine adäquate, effiziente, qualifizierte und dabei patientenorientierte Versorgung möglich ist. Es soll ein Bindeglied zwischen stationären und nichtstationären Einrichtungen sein. Zudem soll es die Zusammenarbeit zwischen allen Einrichtungen und Dienstleistungsbetrieben, die für psychisch kranke alte Menschen in einer Versorgungseinrichtung vorhanden sind, optimieren.

Das gerontopsychiatrische Zentrum soll nach Möglichkeit bei jedem psychisch kranken alten Menschen ein gerontopsychiatrisches Assessment durchführen, damit in einer Versorgungsregion die vorhandenen Kapazitäten optimal ausgenützt werden können.

Daneben bilden Fort- und Weiterbildungen sowie der Vernetzungsgedanke eine gewichtige Rolle im Selbstverständnis der Zentren. Im Vergleich zu geriatrischen Zentren sind die Zentren in der Regel psychiatrischen Krankenhäusern angegliedert, zumeist im Rahmen einer Institutsambulanz. In einem gerontopsychiatrischen Zentrum arbeiten neben Ärzten auch Pflegende, Sozialarbeiter oder auch andere Berufsgruppen wie Ergotherapeuten oder Physiotherapeuten. Regional ist die personelle Ausstattung dabei sehr unterschiedlich und im Wesentlichen abhängig von der jeweiligen Finanzierung.

Memory Clinics und Gedächtnisambulanzen

Die ersten Gedächtnisambulanzen und Memory Clinics entstanden nach 1980 zunächst in England und den USA, 1986 auch in München und Basel.

Das Ziel von Gedächtnisambulanzen und Memory Clinics (MC) ist die Verbesserung der Diagnostik und Therapie von Hirnleistungserkrankungen. An erster Stelle steht dabei zunächst die Frühdiagnostik von primären Demenzformen und die Abgrenzung von sekundären Demenzerkrankungen bzw. das Erkennen von normalem Altern, depressiven Störungsbildern oder Verwirrtheitszuständen (➤ Abb. 13.4).

Neben der Diagnostik werden soziale und psychologische Maßnahmen eingeleitet; daher stehen in den meisten Einrichtungen multiprofessionelle Teams zur Umsetzung dieses Ziels zur Verfügung. Neben Ärzten und Psychologen sind dies unter anderem Sozialarbeiter oder Pflegende.

Die Einweisung in eine MC erfolgt in der Regel über den Haus- oder Facharzt. Die Zentren sind zumeist an psychiatrische oder neurologische Kliniken angebunden. Einige MC sind Teil eines gerontopsychiatrischen oder geriatrischen Zentrums.

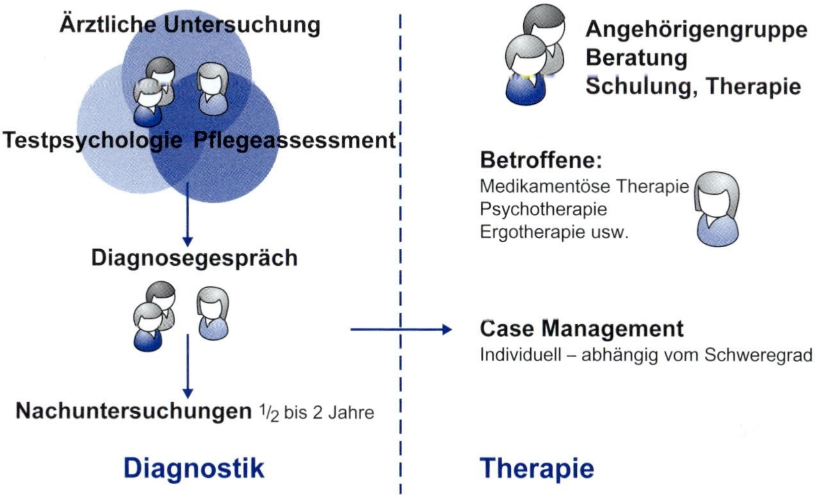

Abb. 13.4 Untersuchung in einer Memory Clinic bei Demenzverdacht [V492]

Untersuchungsablauf in einer Memory Clinic

- Anamnese (Fremd- und Eigenanamnese)
- Körperliche Untersuchung
- Blutlaboruntersuchungen
- Neuropsychologische Untersuchung
- Angehörigengespräch
- Assessment hinsichtlich Alltagskompetenz

LITERATUR

1. Bundesministerium für Jugend, Familie, Frauen und Gesundheit. Empfehlungen der Expertenkommission der Bundesregierung zur Reform der Versorgung im psychiatrischen und psychotherapeutisch/psychosomatischen Bereich. Bonn, 1988.
2. Deutsche Alzheimer Gesellschaft: Satzung und Ziele. Aus: www.deutsche-alzheimer.de (letzter Zugriff: 24.10.2017).
3. Janssen PL. Leitfaden Psychosomatische Medizin und Psychotherapie. Köln: Deutscher Ärzte-Verlag, 2006.
4. Miesen B, Blom M. The Alzheimer Café. A Guideline Manual for setting one up. Übersetzung aus „Handleiding Alzheimer Café". Aus: www.alzheimercafe.co.uk (letzter Zugriff: 24.10.2017).

Register